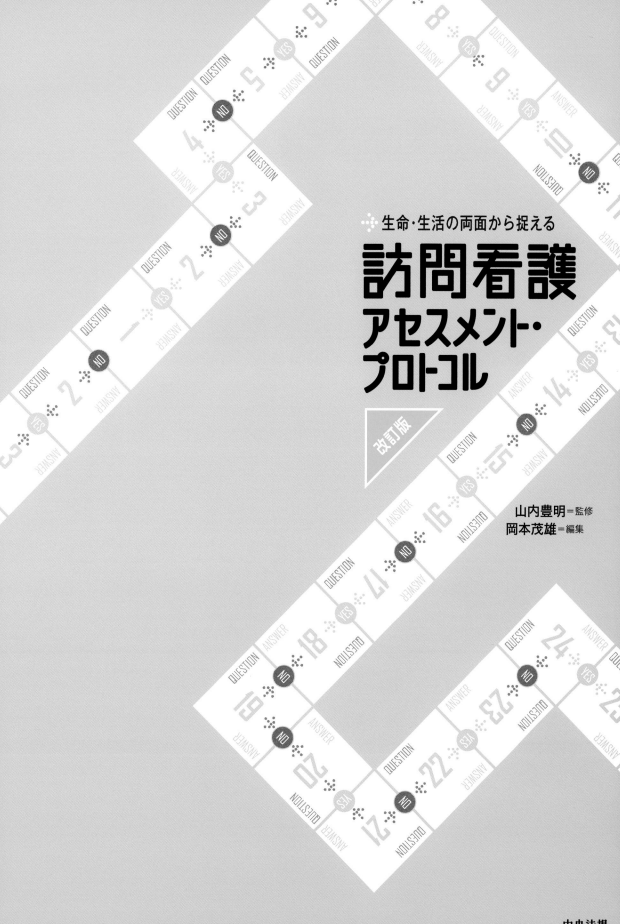

生命・生活の両面から捉える

訪問看護
アセスメント・プロトコル
改訂版

山内豊明=監修
岡本茂雄=編集

中央法規

監修のことば

　Linux（リナックス）というOS（オペレーティング・システム）がある。OSとは，パソコンでワープロや表計算，メールソフトなどを使うために必要不可欠な基盤ソフトである。OSの代表的なものにマイクロソフトのウィンドウズやアップルのマックOSなどがある。

　リナックスはOSという意味ではウィンドウズなどと同類であるが，決定的な違いがある。それは「オープンソース」という思想である。OSは本来非常に知的財産価値の高いものである。OSはパソコン1台につき1つずつインストールしていなければパソコンを動かせないので，世界中の利用台数を考えるとウィンドウズなどは莫大な利益を得ているのである。そのOSの中身を無償で完全に公開しているのが，ソースコードの公開，すなわちオープンソースという方法論である。

　オープンソース化することによって，誰もが無償で使うことができるだけでなく，より良いものにするための改良に誰もが参画できる。そして改良されたものを，誰もが使うことができるという改善サイクルが自発的に動くことになる。一人ひとりの工夫はほんの少しばかりのものかもしれないが，ある者のちょっとした工夫が別の者にとっては最後の障壁を取り除くことになることだってある。小さな営みも繋がることにより大きなうねりになり得るのである。

　「風が吹けば桶屋が儲かる」，とは多数の関数変換の連鎖というドミノ理論でもあり，経済学においては，ある主体の支出が様々なプロセスを経て何倍もの支出になる乗数効果や，投資が投資を生む波及効果ともいえよう。「池に小石を投げ込むと，その波紋が大きく広がる」というようなものである（ただし，この現象は凍りついた池では見られない）。

　訪問看護師は普通の生活と医療とを繋ぐ基盤機能の具現者である。パソコンでいうなればOSの役目を担う。訪問看護師一人ひとりの工夫や努力は繋がることでさらに大きな価値を作り出し得る。そのためには，それらを繋ぐ方法論をオープンソース化することがポイントになるであろう。オープンソース化をするためにはそのコードを誰もが共有できなければならず，これを叶えることこそが「標準化」の真骨頂である。

　本書はその「標準化」を追求した書籍である。誰もが簡単に利用可能なフローチャート式のアセスメントを用いて，答え（問題領域）を即座に導き出し，そしてそこから標準看護計画に繋ぐ。そこに訪問看護師一人ひとりの工夫や努力が加わることで，より完成度の高い訪問看護計画となる。さらに，そこでの判断や結果のデータが集積されれば，もっと精度の高いアセスメントとなり得るであろう。

　人知の集積と体系化，そしてその還元とそこからの成長のために，本書を世に送り出したい。本書を叩き台にしてより良い訪問看護を，是非とも皆で成長させ続けていきたいと願うものである。

2015年6月
名古屋大学大学院医学系研究科
教授　山内豊明

はじめに

　2015年は，いよいよ本格的に地域包括ケアシステムが始動した年です。地域包括ケアシステムにおける三本柱は，介護の充実であり，医療と介護の連携であり，街づくりです。ここにおいて，ますます重要になってくるのが訪問看護ステーションです。地域包括ケアシステムが機能するためには，訪問看護だけ，訪問介護だけ，あるいは医療だけの中で，それぞれ情報が共有されているのでは，機能しません。多職種間での情報共有ができてこそ，質の高いサービスが担保されるのです。

　本書の最初の版の「はじめに」において述べましたが，訪問看護分野において，地域の多くの訪問看護ステーションで情報の共有化ができるアセスメントはありませんでした。もちろん，アセスメントを画一的にひとつの手法に統一しようと言うものではありません。しかし，病院をベースに開発された看護のアセスメントは，地域や生活のアセスメントや，標準化という点でまだ進化すべき余地を残しているものです。訪問看護の現場は，病院ではなく地域であり在宅なのです。これが，初版のときに本書を企画した理由です。その工夫を再度述べれば，例えば栄養状態のある判断において，①活動性の低下，②皮膚乾燥・点状出血・脆弱・創傷治癒遅延，③浮腫，④口腔粘膜異常，⑤爪／毛髪異常，⑥筋肉の減少，のすべてに「該当なし」で栄養不良と判断するなどです。もちろん，すべてに該当しない場合には，さらなるアセスメントを加えていくことになります。要するに，看護師個々の観察能力により判断が異なることにならないように，判断構造を計画化・標準化したのです。また，医学的な診断だけではなく，在宅で当然求められる生活における機能を重要な分野とし，しかも専門職たる看護師の高い観察力を元に行うものとしました。

　今，地域包括ケアシステム下における訪問看護ステーションでは，保助看法における診療補助行為と療養上の世話だけではなく，ソーシャル・コミュニティー・ナースとしての役割を期待されています。地域包括ケアシステム下では，従来，療養型病床や一般病院に入院していた重症の患者や，重度の介護が必要な方々までも在宅でのケアを求められます。いわゆる，在宅限界を高めることですが，ここにおいて訪問看護は従来以上に大きな役割を求められ，高い専門性を求められることになります。また，アセスメントした内容は多職種において共有化していかねばなりません。本書の初版である2009年時点と異なり，多くのところでさまざまな訪問看護用のアセスメントが開発されています。オランダではビュートゾルフ（Buurtzorg）という団体が2007年に訪問看護の画期的な事業を開始し，そこで優れた地域看護に適したアセスメント手法を使用し，進化させています。先に述べましたとおり，本書においてアセスメントをひとつの手法に画一的にするのではなく，さらなる進化を目指し多くの手法が出てくるべきだと考えています。進化のための適切な競争や，他のアセスメントの進化のヒン

トにもなるように，ここで改訂版を出すこととしました。本アセスメントは，標準化を目指したことから，多職種間でも情報の共有ツールとして優れていると考えます。

　さらに，2009年以降に本アセスメントを使用していただいた方のデータを基に，訪問看護のアセスメントの構造を明らかにした研究を行い，日本看護科学学会にも発表してきました。この研究から，本アセスメントにおける15.9％の項目が要観察者の選別をしていることが分かりました。常には医師や看護師がいない在宅では，要観察者の選別や，予後予測が訪問看護師にとって極めて重要なことが科学的にも証明されたのです。本アセスメントを，見かけの項目のみでその優劣を語ることは間違いです。全体として，この要観察者の選別や，予後予測も可能であることにこそ着目すべきであり，このことが地域包括ケアシステム下における訪問看護では重要なのです。このため，今回，中央法規出版の協力を得て，本書の改訂版を出すことにしたとともにハンドブックの出版にも着手してもらいました。

　改訂版の出版にあたっては，地域包括ケアシステムへの日本の地域ケア制度の流れの理解が重要であるため，西村周三先生には特に大きな改変をしていただきました。また，山内豊明先生には先に述べた研究を，共同研究者として実施・指導いただきました。超多忙中，山本則子先生にも加筆・修正をいただきました。また，編集作業に参加いただいたあい・ホームクリニックの看護師の長島愛さん，そして進化を取り入れるため加筆・修正いただいた看護師の方々，皆様に感謝いたします。最後に，新たな担当として改訂版の完成に多大な努力をいただいた中央法規出版の方々に感謝の言葉を捧げます。

2015年6月
セントケア・ホールディング株式会社
医療企画本部長　岡本茂雄

監修のことば
はじめに

第1章　地域包括ケアシステム　　7

1. 社会保障制度の大改革　8
    1）社会保障の動向と日本社会の未来　8
    2）医療・介護の現状と将来―マクロ的視点から―　13
    3）地域包括ケアと訪問看護　15
2. 地域包括ケアシステムにおける訪問看護　19
    1）在宅医療拡充の意義　19
    2）看護の役割や機能の変化　22
    3）地域包括ケアシステムにおける訪問看護の重要性　24
    4）訪問看護が果たすべき役割　26
3. 質の向上のための訪問看護事業経営のあり方　29
    1）訪問看護ステーションの経営状況　29
    2）訪問看護師の退職理由　30
    3）訪問看護師退職への対策　33
    4）訪問看護経営の分析―魅力ある職場とするために―　40

コラム　笑いあふれる訪問看護　42

第2章 訪問看護における生活視点でのフィジカルアセスメント …… 45

1. 生活視点でのフィジカルアセスメント　46
    1) フィジカルアセスメントを「看護」につなげる　46
    2) 看護は「何を」するのか　46
    3) 看護は「だれに」するのか　50
    4) 看護は「どこで」するのか：場に「集まる」のか，場に「集める」のか　53
    5) 看護は「どの順に」行うのか　54
    6) 看護を「どう」進めるのか　55
2. 訪問看護におけるフィジカルアセスメント　60
    1) 前提として押さえておくべきこと　60
    2) フィジカルアセスメント　62

コラム　たくさんの人に支えられて　67

第3章 訪問看護アセスメント・プロトコル …… 69

1. 訪問看護におけるアセスメント体系・構造　70
    1) 新たな訪問看護アセスメントの体系　70
    2) 新たな訪問看護アセスメントの構造　73

コラム　訪問看護師にとってのアセスメント—プロトコルを活用して—　80

2. 生命を維持するためのしくみ　82
    1) 呼吸　82
    2) 水分　94
    3) 代謝　102
    4) 循環　112

3. 生活をするためのしくみ　120
　　1）食事がしたい　120
　　2）排便したい　134
　　3）トイレに行きたい　146
　　4）入浴したい　156
　　5）外出したい　168
　　6）眠りたい　176
　　7）痛みのない生活をしたい（非がん性疼痛）　184
　　8）痛みのない生活をしたい（がん性疼痛）　194
4. サブアセスメント　206
　　1）浮腫　206
　　2）皮膚トラブル　216
　　3）認知症　228
コラム　日々是疾走　238

付録　新しいアセスメント手法をシステムで実現する　240

　　1）触れてみたくなるシステムを目指して　240
　　2）アセスメント手法と共に進化するシステム　243

索引
監修・編集・執筆者一覧

第1章
地域包括ケアシステム

1. 社会保障制度の大改革
2. 地域包括ケアシステムにおける訪問看護
3. 質の向上のための訪問看護事業経営のあり方

1. 社会保障制度の大改革

1) 社会保障の動向と日本社会の未来

①社会保障財源の確保

　この章では，「訪問看護」を視野に置きながら，世の中の動きを大きな視点からとらえ，訪問看護や，現在注目を浴びている「地域包括ケア」を取り巻く環境の現状を説明することにする。このためには，まず日本の社会保障の動向をとらえ，特に社会保障としての医療・介護の動向を知る必要がある。

（1）経済と社会保障

　ここ十数年，日本では「少子高齢化」が急速に進展してきた。高齢化は以前から予測されてきたことであるが，それに加えて，予想を超える急速な少子化が進展し，例えば介護を担う労働力の確保という観点からも，また年金制度の維持という観点からも，深刻な問題が生まれる兆しがある。また，日本経済自体がかつてのような高度な成長を維持できなくなったために，増大する社会保障費の財源を確保することも難しくなってきた。

　経済についての知識の少ない人びとは，「なぜ，経済が成長しなければ財源の確保が難しいのか」という疑問をもつかもしれない。「経済成長，経済成長と言わなくてもいいではないか，みんなが貧しくても平等な社会を実現するほうが，みんな幸せになれるのではないか」と考える人も少なくないであろう。

　また，大企業が得ている利益の税負担を大きくしたり，あるいはお金持ちからより多くの税金をとれば，社会保障の財源は確保できるのではないか，道路事業などの，ほかに使っているお金を回せば何とかなるのではないか？　という疑問は，ある程度はもっともな疑問である。

　しかしこういった議論をするときには，桁を間違えないという「算数」の理解を前提とすることが必要である。社会保障給付費はもはや100兆円を超えているので，そこに例えば100億円程度の額をほかから回してきても焼け石に水である。

　もちろん一つひとつ，わずかでも無駄をチェックして減らすことは重要であり，また所得の高いところから少しでも多くの税金を集めて社会保障に充てることも重要であるが，お金持ちの数は貧しい人の数よりはるかに少ないので，一気に財源を大幅に確保することは難しい。

　また格差が拡大している社会だから，富める者から税を多くとれば，財源の確保ができるという見解も，程度の問題であるとしか考えられない。お金持ちはかなりいることはいるが，その数は貧しい人と比べて圧倒的に少ないので，お金持ちに対して増税をしても，貧しい人に回すお金はそれほど多くにはならない。例えば3億円のお金を稼いでいる1000人からの税金を，それぞれ1億5000万円から2億円に増税しても，500億円にしかならず，所得税の払えない貧しい500万人に回せば，1人

当たりは年間で1万円にしかならない。

　ここでは現実的な数字を簡単な例で説明したが，この程度の数字は現実を考えるための例示であり，思ったほどはお金持ちからお金を回すことができないのである。

　大きな利益を上げている大企業から税を取り立てればなんとかなるという見解も，ひとつの考え方であるが，近年の資本主義は，社会的に話題になったピケティが指摘するように，企業活動がグローバル化しているので，税負担を増せばかなりの大企業が海外に流出する可能性が高い。こういったことも視野に置いた税のあり方を考える必要がある。

　土木事業など，他の用途に使っているお金を回すというのは，恐らく現実的な発想である。しかしながら，例えば人の生命を守るという仕事は，医療や看護だけでなく，道路の整備や洪水の防止などもある。財政支出のうちの無駄な支出を見直すことにより社会保障に回すことができても，長期的には今のままでは増大する費用の確保の手段としては限度があると考えるべきである。

　さらに，大部分の国民は税金を払いたがらない一方で，社会保障増額を求めるので，結果として，国や地方自治体は多額の借金をしてこれにこたえてきた。もちろんこの点の解釈は人により異なり，国防や公共事業のためのお金を減らせば借金をしないで済んだと言う人びともいるが，やはり桁から言って，社会保障の増額のウエイトはかなり多い。

　こういった状況を踏まえると，法人税収や所得税収が増えるための経済成長，すなわち賃金が上昇することや，企業の利益が増えることなどが大切になる。それでも多額の借金を抱えた国・地方自治体の危機を救うためには，それだけでも不十分であることも知っておきたい。

（2）超高齢化・超少子化の進展――二つの視点――

　以上の状況の背景には，もうひとつの難題がある。それは超高齢化と超少子化に伴う人口減である。「このまま進めば」という前提に注意してもらいたいが，「このまま進めば」労働力人口が今後急速に減少し，高齢者を支えていくことがかなり難しくなっていく。現在でも65歳以上の人口は，全人口の4分の1を占め，世界最高の高齢者人口比率になっているが，今後も高齢者はかなりの勢いで増加していく。

　ただこの点については注意を要する。一部のメディアの報道などでは，従属人口指数（65歳以上人口と15歳未満人口の合計の総人口に占める比率）が現在の64％程度，すなわち1人（34％）で2人（64％）を支える状態から，2060年ころには1人で1人を支える状態になる。この推計は，今後よほど出生率が上がらない限り大きくずれることはないと思われる。

　ただしこれは女性・高齢者，特に若年高齢者の労働力化，外国人労働力の受入れなどで，ある程度は事態が緩和する可能性がある。また個々人の「働き方」の改革によっても，事態が変わることが予想される。問題は高齢化のスピードと，こういったさまざまな工夫のどちらが先行するかである。少なくとも明らかなことは，こういった考慮を踏まえて，社会保障のあり方を設計しないと，事態がかなり深刻化することは確実である。

　それに加えて，超高齢化・超少子化のより深刻な影響は，これが日本全体で均一に進むというわけではないという点である。過疎地域や一部の地方都市では，すでに人口が減少しつつあるだけでなく，高齢者人口さえも減少を始めている。しかしこの減少の進み方は，ある場所で集中的に高齢者がいなくなるのではなく，「バラバラと」高齢者が減少していくのである。

他方で，東京を中心とする首都圏や一部の大都市圏では，ここ10年で急激に高齢者が増加する。例えば埼玉県では，国立社会保障・人口問題研究所によると，2015年からの10年間で，75歳以上人口が2倍近くになると推計されている。

　単純化して言えば，大都市部での超高齢化が急速に進むことへの対応と，地方都市や過疎地域での対応の，それぞれの医療・介護の対応のあり方が求められているという点である。

　大都市部では，このまま進めば，高齢者人口の急増に対し，福祉施設などの対応が難しいことが問題となる。特に首都圏では，2025年ころから75歳以上の高齢者が急増する。しかしこの地域の地価は高く，施設の用地を確保することは容易ではない。

（3）施設から地域へ

　もちろん，このように述べるからと言って，社会保障費を削減すべきであるというわけではない。今後も進む急速な高齢化に伴って社会保障費が拡大することは必至である。考えるべきなのは，いかに人々の満足感を低下させず，その伸びを「緩やかなものにするか」という課題である。ところが最近さまざまな場所で行われる議論は，必ずしもそのような発想が多いとは言えない。あるいは正確に言うと，今のライフスタイルを変えずに，いかに社会保障費の伸びを抑制するかという発想しかないのである。もしライフスタイルを変えずに社会保障費の増大を求めようとすれば，経済成長が不可欠である。

　実際には，ライフスタイルを変えることによって，満足感を低下させずに，費用の伸びを鈍化させる工夫はいろいろある。残念ながらそういった議論が広く社会で行われていないだけである。例えば後に詳しく述べるように，施設でのケアから在宅（居宅）でのケアへのスムーズな移行を工夫することによって費用の節約は可能である。しかしこの種の議論はほとんど検討されていない。また家族の負担のあり方をどのように考えるかという問題も，費用や満足度と絡めて議論することが必要である。

　いずれにせよ，本節後半では思い切ったライフスタイルの変化によって，より少ない費用で人びとの安心を高める工夫をいくつか提案する。そしてそのための手段のひとつが訪問看護であることも強調する。

　この種の発想の転換のために重要なのは，個々の小さな地域（例えば中学校区）で問題の所在を真剣に考えることを望み，それぞれの地域の創意工夫を生かすという地方主権の発想である。人びとのライフスタイルは，大都市部と地方都市，また過疎地域などで大きく異なる。それぞれの地域の特性に応じたライフスタイルを前提として，そこでのライフスタイルの変化を工夫することによって，満足度の高い医療・看護・介護などを，より安い費用で実現することが望まれる。

　また介護保険制度の地方ごとの独自の運用，いわゆる「上乗せ，横だし」のあり方の工夫も必要となろう。この点については，本節後半で現状と今後の課題を詳しく述べたい。

②年金制度の将来

　医療や介護のあり方を考える際，同時に考慮すべき課題は年金制度のあり方である。

　近年は，国によるずさんな年金制度の管理・運営が露呈し，国民の不信感を増している。過去の納めた保険料の記録が紛失したり改竄されたりしていることが明らかになってきたのである。

　特に政府が，「100年安心」などというスローガンを掲げて制度の改正を行ったものだから，かえっ

て国民の不信感に拍車をかけることになった。日本の100年前を振り返ればすぐ想像できるように，100年先の将来などは，いろいろな意味で予測できるわけがないのである。特に大切な点は，お金の値打ちが，現在と100年後とでどのような意味合いの違いをもつかさえ，想像が難しいという点である。しかし100年は誇張した表現であるとして，この議論を30年に狭めて考えて，あるべき姿を考えることは必要かもしれない。

仮に30年前と30年先のことを考えたとしても，とても予測できないことが多くある。例えば，2005年の勤労者の平均給与は，約30年前の1975年の勤労者の平均給与と比べて，物価を考慮したうえで約1.5倍になっている。もし，これから30年先の2035年ごろにも同じように1.5倍になるとすれば，その時点で高齢者にとっていくらくらいの年金額が支給されれば安心かを予測することは極めて難しい。

むしろ多くの国民にとっては，金額の多寡よりも，その時点で老後に安心して暮らせるかどうかのほうが，はるかに大切な関心事である。その意味では，年金の給付額より，医療や介護がどの程度の負担で得られるかのほうが重要である。もちろん，老後は長いので，その老後全体の期間のうち，医療や介護のお世話になるのは，比較的短期間の人が多い。つまり医療や介護だけが充実していれば，それだけで老後は安心というわけではない。経済面での生活水準も重要である。ただ，経済的な生活は，次に述べる家族との関係に大きく左右される。そこで医療・介護の話題に入る前に，いまひとつの重要な課題を検討しておくことにしよう。

③家族の変貌

過去30年程度を振り返ると，国民の平均的な所得水準は著しく上昇したにもかかわらず，人びとの生活に関する満足感はあまり上昇したようには思われない。その原因を「格差社会」の進展に求め

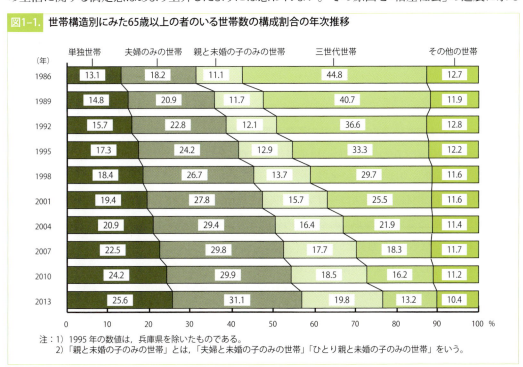

図1-1. 世帯構造別にみた65歳以上の者のいる世帯数の構成割合の年次推移

注：1）1995年の数値は，兵庫県を除いたものである。
　　2）「親と未婚の子のみの世帯」とは，「夫婦と未婚の子のみの世帯」「ひとり親と未婚の子のみの世帯」をいう。

る人びとがいる。確かに近年の所得格差の拡大は大きく，それが主として非正規雇用の拡大によって生じている。つまり働きたくても安定的な職業を見出せないという問題が，以前にも増して深刻化している。

しかしながらこれのみに原因を求めるのは適切ではない。以前から明らかになっていたこととして，人びとは高齢化に伴って格差が拡大するという現実があった。若いころの給与の格差と比べて，退職後の高齢者の所得格差は今も昔も著しく大きかった。このため，社会全体が高齢化することによって，全体としての所得格差がより顕在化してきたのである。

所得格差が，以前と比べてはるかに大きな社会問題となってきた背景には，もうひとつの重大な変化の現実がある。それは，三世代世帯を営む家計が多かったのが，近年急速に減少している点である（図1-1参照）。どこの社会でも，貧しい時代には，家族が人びととの間のひとつの相互扶助の手段として機能し，大家族が支配的となる。図1-1に示すように，30年ほど前には，高齢者で，単独世帯ないし夫婦のみで営む世帯の割合は，わずか20％強であったのに対し，2007年にはこの比率は50％を超えた。

三世代世帯においては，高齢者と若年者とが分離した世帯より，高齢者の貯蓄や所得が低くても，子や孫とともに共同して生計を維持できる分，高齢者の生活費は少なくて済む。具体的に言うと，独身世帯の食費，水道光熱費などは，二人暮らし世帯の食費の半分で済むわけではないし，三世代世帯のほうが，1人当たりの食費も水道光熱費も少なくて済む（ここでは詳述しないが，かつて三世代世帯が果たしていたさまざまな機能のメリット，デメリットを見直すことによって，新たな形の疑似家族を構築することが，これからの地域ケアのあり方を考えるうえで貴重なヒントを与えると思われる）。

さらに，三世代世帯の高齢者はわずかの年金給付しかなくても，孫にその一部を贈与することによって一定の権威を保つことができるし，何よりもわずかの資産―土地や家屋を含めて―を持っていれば，同居家族にとっては，将来の安心にもつながる。

ところが，近年の高齢者は，単独世帯か夫婦のみの世帯を営むことが増え，これが事態を深刻化している。ここで注意しておきたいのは，だからといって，家族の絆を強め，三世代世帯に戻れというのではないということである。これは時代錯誤的な考えである。世帯が独立することによって人びとが得る幸せは貴重なものである。嫁と姑の深刻な関係を回避できる。またここでは直接議論しないが，例えば夫の暴力に耐えかねて離婚し，母子世帯を営むことになった人びとにとっては，たとえ苦しくても，以前の暮らしよりはましなことが多い。

「三世代世帯に戻れ」というスローガンが意味をもたないもうひとつの理由は，雇用の状況がそういった希望を満たさないという点である。地方に居住する高齢者とその子どもである都会に居住する若年者とに，三世代世帯を営めというわけにはいかない。もちろん，地方都市で雇用を拡大することは，それ自体として重要な政策課題であるが，これは別の問題として，地域の産業構造のあり方と一体的に検討すべきであろう。

以上の予備作業を踏まえて，いよいよ医療・介護の現状とその将来についての議論に移る。

2）医療・介護の現状と将来—マクロ的視点から—

　まず，介護や医療にかかわる最近の状況をマクロ的な視点から振り返る。2000年に介護保険制度が実施されて以来，介護にかかわる費用は，順調に上昇してきた（図1-2）。2000年度には給付額が，総額約4兆円であったのが，2007年度には約6.7兆円となった。この間の65歳以上の高齢者数は，約2200万人から2746万人に増加したが（1.2倍），この間受給者数は図1-3に示すように，1.9倍になっている。さらに2014年度には10兆円に達すると見込まれている。したがって，1人当たりで見た介護費用の伸びは，1.4倍，さらに2014年度には2倍近くになる（図1-1）。高齢者数の伸びより

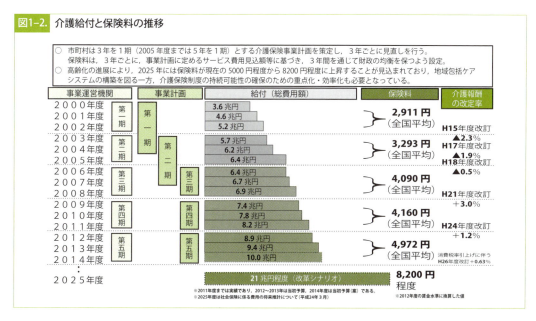

図1-2. 介護給付と保険料の推移

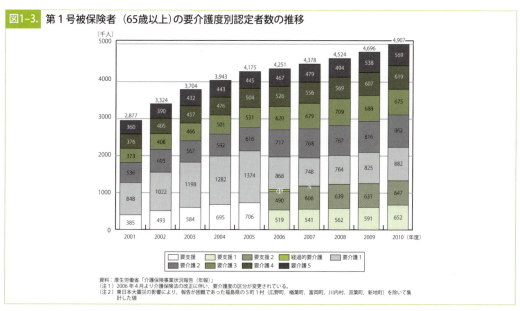

図1-3. 第1号被保険者（65歳以上）の要介護度別認定者数の推移

利用者数の伸びのほうがはるかに大きく，しかも図1-3から明らかなように居宅サービスの利用者数の伸びが著しい。

　以上，マクロでみた場合の介護にかかわる費用はかなり増加したと言えるであろう。ところが人びとの介護に関する満足感は，この間1.4倍ないし2倍も増したとはとても思えない。それどころか，費用の増加にもかかわらず，人びとの介護負担の意識は軽減したとは思えない。しかも，介護従事者の賃金は極めて低く，将来の生活の安定を望めない夢のない職業であるとさえ言われている。

　この背後にあるひとつの事情は，施設ケアが意外に伸びていない点にあると言われている。特に大都市部においては，特別養護老人ホームの収容数が慢性的に不足する状態にあり，入所の順番待ちが解消されていない。地方都市においては，かなり充足率は高いとはいえ，施設ケアの不足が人びとの不満感を高めている。

　他方で，居宅サービスが順調に伸びたため，居宅サービスを削って，施設サービスを充実すべきであるという見解もあるが，本当にこのような方向が望ましい方向であるかどうかは疑問も多い。これについては後に再述する。

　他方で，同じく2000年から2007年までで，国民医療費は約30兆円から約33兆円に約10％拡大した（2014年度には40兆円に達するものと思われる）。

　この間，高齢者数は前述のように20％程度増加しているので，スタート時点を前提とすれば，やはりこの間医療費はかなり抑制されたことになる。もっとも2000年直前までは，介護費用はわずかしか支出されていなかったので，医療費・介護費の合計でみれば，高齢者1人当たりでは，かなりの増額が達成されたとも言える。

　このように医療費と介護費を合計して支出額が増したかどうかを判断するか，医療費のみをとらえて支出額が伸びたかどうかを判断するか，は議論の分かれるところであるが，少なくともこの間，厳しい医療費抑制策がとられて，医師不足問題などの深刻な問題の発生の引き金になったことは間違いないであろう。

　1990年代に，介護保険制度を創設することの必要性が叫ばれたとき，次のような議論があった。1990年代までは，病気の治療という観点からは，必ずしも入院を必要としない人びとが多く病院に入院していることが問題視されてきた。これを「社会的入院」と呼ぶが，介護保険制度が創設されれば，この社会的入院を減らすことができるという宣伝がなされた。病気という観点からは，すでに治療を終え入院の必要性がなくなっているが，自宅で世話をする人がいなかったり，低所得のため退院する場所がなかったりするために，長期に入院を余儀なくされている人びとのことである。

　しかしながら結果としては，社会的入院者数はそれほど大幅には減少することはなかった。むしろこの減少以上に，入院を待機していた患者が新規に入院することになり，医療費の抑制が問題を引き起こしたと考えることができる。

　以上がここ最近のマクロ的な動向であるが，それでは大幅な医療費・介護費の増加なしで，医療および介護ケアの水準を高めることはできないのであろうか。これについて次項で検討したいが，この議論を進める前に，あらかじめ断っておきたいことがある。それは，「入院」対「外来」ないし「往診」という二分法の陥りがちな誤り，「在宅」対「施設」という二分法の陥りがちな誤りについてである。

　まず医療に関しては，これまで往診医療や在宅医療を推進することが，医療費の抑制につながる

という見解があった。確かに長期の入院を避けて，早期に患者を退院させることが，無駄な入院医療費を削減できる可能性が高い。また介護に関しても，施設ケアより，在宅ケアのほうが政府の負担すべき費用が少なくて済む可能性が高い。

おそらく2000年以降の介護保険の報酬体系は，なんとか在宅を推進しようとする意図が明白であったと言える。また医療に関しても，在院日数を削減する政策が一貫してとられてきた。大多数の疾病に関して，長期の入院を認めると病院の経営にとって不利に働くように報酬体系による誘導がなされてきた。

しかしながら以上のような二分法は，現実の生活の実像を的確にとらえていない。なぜならば，近年医療や介護を必要とする人びとの実態は，断続的に入退院を繰り返し，病院での暮らしと自宅での暮らしを交互に繰り返すことが多いからである。また介護を受ける人びとも，頻繁に施設ケアと在宅ケアを交互に利用することが多い。

したがってこういった実態のとらえ方は，病院と自宅の暮らしや，施設と在宅とを連続的にとらえて，いかにスムーズにこれらの移動を繰り返すかという発想でなければならない。このような発想の転換を行うと，例えば「社会的入院」という概念の見方も大きく変わる。従来の発想では，社会的入院を，無駄な入院が長期にわたって永続することととらえてきたが，こういった単純な発想が，全体としての医療提供のあり方を歪めてきたとさえ言える。

こういった発想の陥りがちな問題点は，次のような点にある。極めて単純なことであるが，入院日数を短縮しようとすれば，それを可能にする受け皿を整備しなければならない。医療や介護を必要とする一人の人を主人公として考えて，この人に対してどのようなケアを提供することが望ましいかという視点からではなく，施設や居宅サービスを提供する側の事情のみからサービスのあり方を考えるから，これまで述べた二分法的な発想が生まれ，居宅と施設との最適な組合せが発想されないのである。

以上の指摘は，言い換えれば地域ケアの必要性を意味する。ただし以下で述べる「地域ケア」の意味は，単純な地域でのケアという意味ではなく，地域全体で，医療や介護などを総合的に提供するケアという意味を込めている。次項ではこの点を説明することにする。

3) 地域包括ケアと訪問看護

①地域ケアと経営

今後の訪問看護の展開は，「地域包括ケア」という概念と切り離しては考えられない。そしてこれは，地域全体の中で，医療や介護のネットワークをどのように形成するかという課題であり，これには「経営」の発想が強く求められる。この具体的な意味を述べる前に，「経営」の意味を説明しておく必要がある。地域ケアが重要だということは，経営が重要だということにほかならないからである。

「経営」というと「お金儲け」と同じ意味にとる人が多いが，これは明らかに誤解であり，そんな単純な意味ではなく，かなり広い概念を含んでいる。英語では「management」というが，manageというのは辞書では「なんとかうまくやっていく」という意味である。この語源は「馬を，柵の中でうまく操る，

飼い慣らす」という意味からきている。マネジメントの意味は，まさに「放っておけばどこに行くか分からない，しかも下手をすれば，全く動いてくれない馬を御すること」に似ている。

　医療や介護の従事者は，ほとんどがいわゆる「専門職者」である。給与の多寡だけでは動かないし，プライドを損ねると給料が高くても転職してしまう可能性がある。一般のサラリーマンの場合，終身雇用を旨とすることが多いから，いったんある組織に入れば生活のために我慢して少々の嫌なことがあっても転職しない人が多い。しかし専門職者の多くは，転職してもほかの職場を見つけることが容易だから，心地よい職場環境を整備することが一般企業よりも重要となる。

　一般企業の場合には，利益をある程度優先しなければならないという宿命を負っている。しかし専門職者の集まる組織の場合は，利益よりも，自らの専門職としての使命を重視して仕事をすることが多い（ただし，医療・介護従事者が抱きがちな考えとして，企業人は利益のみを追求しているという偏見がある。すべての企業ではないとしても，大部分の企業は利益のみを追求しているわけではない。それぞれが社会に奉仕するといった理念をもち，従業員も給料のためのみに働くのではなく，生き甲斐を持って働いているのである）。

　このため，さまざまな専門職者が協働して，患者本位，利用者本位のサービスを提供しようとすれば，この間の調整の仕事が極めて重要となる。専門職ごとの患者や利用者に対する思い入れが影響して，全体としての理想的なケア体制を確立できないことが多いのである。

　例えば退院の近づいてきたある患者に対して，看護師やメディカルソーシャルワーカーは退院した場合の家族のケアが十分でないから，可能な限り長期に入院させたいと願うとしよう。しかし担当の医師は次に待機する患者のために，今の患者をできるだけ早く退院させたいと願っているとする。こういう場合，外部の介護福祉施設との連絡がスムーズにいくかどうかで結果が異なる。しかしそういった連絡調整業務は，医師や看護師の仕事ではないと思っていることが多いから，フラストレーションがたまるのである。

　この事例は，例えば医療機関が同一の組織ないし同一の経営母体に介護福祉施設をもつ場合とそうでない場合とで結果が異なる。これこそ「経営」があるかどうか，マネジメントがあるかないかによって左右されるのである。

②医療・介護の調整と地方主権

　地域ぐるみで，医療・介護の全体を調整すべき主体はだれか？　言うまでもなくだれもが期待するのは地方自治体である。残念ながら現状では，例外はあるがこれを実現している自治体を見出すことは難しい。

　近年地方分権，地方主権といったことが注目されているが，医療・介護のネットワーク展開は，日本中のわずかの地域で断片的に展開されたものを，厚生労働省が代表例として取り上げ宣伝する程度でしかない。例えば在宅医療と訪問看護とが組み合わさって連携しているものが模範例として示されるが，これと在宅介護システムとがセットにはなっていない例が多い。しかもこれはほとんど，医師会や特定の病院などが主導しており，地方自治体が主導して医療・福祉行政を一体的に進め，成功している例を見出すことは極めて難しい。この背景にはいくつかの原因がある。

　最も大きな原因は，医療に関する財源と介護に関する財源とで，地方自治体の負担のあり方が異

なる点である。介護給付の費用は，約半分を市町村が負担することになっているが，医療費，特に老人医療費の負担は，国の負担のウエイトが高い。したがって，介護費用を多くかけて在宅ケアを充実し，病院の入院の費用を削減しても，地方自治体にとっては財政的にはわずかしかプラスにならないのである。

社会全体としては，在宅ケアの充実は，ケアの質を維持したまま，費用削減を可能にすることが多いのに，制度的なインセンティブが働かないために，無駄が生じていると考えられる（正確には，これ以外に，間接的に国民健康保険特別会計への影響というルートを通じて，在宅ケアの充実が市町村財政に影響するのであるが，これは数量的には目に見えにくく，特別会計という特殊姓もあって，理解が難しい）。

医療は国の責任で，介護は市町村の責任という暗黙の了解が，国と地方とで，お互いの「もたれ合い」関係が全体としての費用を拡大している可能性が高い。もちろん，前項の議論に絡めて言えば，地方自治体に経営のセンスがないことも影響している。医療と介護との合計に同じ費用をかけて，より適切なサービスを提供するには，医療と介護とがどのように連携すればよいかという発想がないのである。

しかしながら，より責任の重いのは，やはり財政負担の複雑さである。このことが明確になる事例が訪問看護である。訪問看護は，介護保険制度が成立する2000年までは，医療保険制度の医療給付としてカバーされていたが，2000年以降は大部分が介護保険によってカバーされることになった。以前の制度が「出来高払い制」という報酬体系の下であるとはいえ，各種の制限が加えられていた。しかし介護保険制度の下にあって，報酬面でも評価が下げられ，より厳しい利用制限が加えられるようになり，著しくこの給付の伸びが止まった。

逆説的な表現であるが，これほど急速にサービス提供量が変化したのは，このサービスが本当は

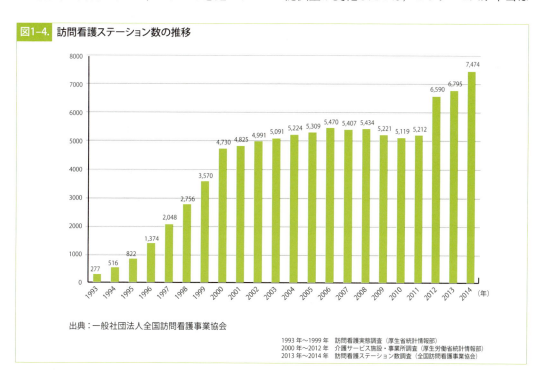

図1-4. 訪問看護ステーション数の推移

出典：一般社団法人全国訪問看護事業協会

1993年～1999年　訪問看護実態調査（厚生省統計情報部）
2000年～2012年　介護サービス施設・事業所調査（厚生労働省統計情報部）
2013年～2014年　訪問看護ステーション数調査（全国訪問看護事業協会）

それほど必要とされていなかったからではないかと疑問さえ抱かせる。図1-4に示すように，訪問看護ステーション数は，2000年以降最近に至るまで，ほとんど増加しなかった。

③結びに代えて―訪問看護への期待―

　ところがここ数年，訪問看護への注目が急速に高まっている。ステーション数も急速に増加してきた。訪問看護が，統合のとれた地域ケアを実現するための，もっとも重要な「結節点」であるという認識が高まってきたのである。先に述べた医療保険から介護保険への移行からも想像されるように，訪問看護は医療と介護の接点に位置する。訪問看護ステーションには，介護保険のケアマネジャーなどと連携して，適切な医療と介護との最適な組合せを提供しうる潜在力をもっているはずである。また看護師同士の連携を通じて，病院と在宅医療との連携も行いうる潜在力をもっている。

　例えば終末期医療に関しても，訪問看護ステーションは大きな可能性をもっている。先に述べたように，例えばがん患者の終末期には，近年は，病院やホスピスおよび在宅などのうちの1か所のみで長期間を過ごす事例は少なくなっている。治療は長期に及び，これらの施設を交互に利用する症例が多い。これらの間の診療を調整し，連続性のあるケアを提供することを訪問看護ステーションに期待することは極めて自然である。

　しかしながら，現実は訪問看護ステーションは期待されるほどには伸びていない。そしておそらくその原因は，報酬体系のあり方もさることながら，「各種サービスを調整する能力」という意味の「経営」感覚の欠如であると思われるのである。

2. 地域包括ケアシステムにおける訪問看護

1) 在宅医療拡充の意義

①高齢化の進展と慢性疾患の増加

　日本の急速な人口の高齢化と疾病構造の変化は，私たちに，医療のあり方についての再考を促している。わが国の65歳以上の人口は1980年の1065万人（9.1％）から2013年には3186万人（25.0％）に増加した[1]。さらに，2035年には3740万人（33.4％）と日本人の3人に1人が老年人口となることが推計されている[2]。高齢者がいつまでも日常生活機能を高く保ち，自立した生活を送ることが望ましい一方で，疾患などにより日常生活に支援を必要とする人が増えることは残念ながら事実である。2009年現在，65歳以上74歳以下の前期高齢者では46万人（3.0％）が要介護と認定された一方，75歳以上の後期高齢者で要介護と認定された人数は302万人（21.9％）にのぼる（表1-1）[3]。

　高齢化とともに，私たちは慢性疾患を抱えて生きる人びとの増加という課題に直面している。進歩した医療技術の恩恵を受けて，以前は死の転帰をとったであろう疾病が安定して慢性に経過し，長期に生存する人びとが増加した。がん・脳血管疾患・心疾患などに代表される生活習慣病は，疾病全体の中で大きな割合を占めている。2011年には，高血圧性疾患患者が約907万人，糖尿病患者が約270万人，悪性新生物の患者が約153万人，脳血管疾患の患者が約124万人と報告されている[4]。

　現代および近い将来の日本社会は，このように障害や疾病とともに長く生きる人が多くなることで特徴づけられる。このような社会においては，従来から提供されてきた医療とは違うスタイルの医療が求められるだろう。まず，これまでの主流は「治す」ことを主眼とする医療であったが，これからは「病気や障害，老化とともに生きることへの援助」としての医療が今まで以上に必要になると考えられる。例えば，急性期を過ぎた後にも病いと付き合い，再発や転移，病状悪化の可能性と向き合いながら生活を送らなければならない療養者には，退院して医療から切り離されるのではなく，在宅医療とい

表1-1. 前期高齢者と後期高齢者の要介護等認定の状況

	前期高齢者（65-74歳）		後期高齢者（75歳以上）	
	要支援	要介護	要支援	要介護
人口（千人）	184	459	1038	3015
割合（%）	1.2	3.0	7.5	21.9

資料：平成24年版 高齢社会白書（概要版），内閣府，2012.

う形で医療者が傍にあることが望ましい。

　また，生活習慣病に代表される慢性疾患の治療は病院内で完結するものではなく，療養者が生活状況全体を見直し，長期的に疾患管理をしていく必要がある。このような療養者を支えるためには，生活の中で可能な保健行動をともに考え，ともに実行していく生活密着型の医療が求められるだろう。このような意味からも，医療提供のパラダイムの転換が求められる時代と言えるのではないだろうか。

②医療費の高騰

　在宅医療が必要となったもうひとつの大きな背景は医療費の高騰である。1990年に20兆6000億円だった医療費は，2011年には38兆5850億円余りにまで膨らみ，国民所得の11.1％近くに達している[5]。

　このような医療費の高騰は，高度先進医療の発展や，先に述べた高齢者と慢性疾患の増加による医療ニーズの増大が直接的な原因と思われる。しかしそれとともに，以前であれば自宅療養者を介護していた家族の構造が変化し，在宅療養が困難になっていることも指摘できる。1世帯当たりの平均構成員数は1986年の3.22人から2013年の2.51人へ減少，三世代世帯も15.3％から6.6％と減っている[6]。さらに2012年の女性の就業率は46.2％と，半数近くが働いており[7]，在宅療養を支える人手を家族にのみ頼ることはもはや困難であることが分かる。

　こうした家族構造の変化によって，いわゆる社会的入院と呼ばれる入院形態が増えたと言われる[8]。老人保健法が施行された1982年以降は，不適切な社会的入院を抑制する様々な施策が展開されてきた。老人保健施設は1987年に新設され，入院施設から在宅への移行をスムーズに進めるための「中間施設」として位置づけられた。90年代以降もさらなる入院日数短縮のための施策が展開されている。1992年に訪問看護ステーションが制度化され，2006年には在宅療養支援診療所制度が始まり，在宅診療に対する診療報酬が手厚くなった[9]。このような流れの中で2014年には地域包括ケアシステムの構築がうたわれるようになった[10]。

　これらの政策により，入退院した患者の平均在院日数は1990年の47.4日から2011年の32.8日へと短縮された[11]。しかしこの数値は諸外国に比べるとまだ非常に長いものである。2006年の急性期医療の平均在院日数はドイツが7.9日，フランスが5.4日，イギリスが7.5日，アメリカが5.6日であるのに対し，日本は19.2日となっている[12]。さらなる入院日数の短縮を目指した施策は今後も継続されるだろう。

　このように高騰する医療費を前に，在宅医療は医療費抑制の方策のひとつとして注目されていることは否めない。今後ますます増加する高齢者，それに伴って増加する慢性疾患のケアをどのように日本社会が保証するかを考えるとき，医療費の効率的な使用法を考えることは国民全体の課題とも言える。しかし，今後在宅医療の拡充を計画するうえでは，医療費削減のための病院医療の代替策として在宅医療をとらえるよりも，病院医療の補完としての在宅医療を含むシステムの構築が求められているのだと考えるべきだろう。療養者の自立的な生活を尊重し，個々人に合わせたケアを提供するための方策として適切な在宅医療を推進するという観点で，社会の諸制度を整えていく姿勢が重要である。

③地域包括ケアシステムへ

　そのような中で，近年大きく打ち出されたのが，「地域包括ケアシステム」の概念である（図1-5）[13]。

　これは「2025年を目途に，高齢者の尊厳の保持と自律生活支援目的の下で，可能な限り住み慣れた地域で，自分らしい暮らしを人生の最後まで続けることができるよう，地域の包括的な支援・サービス提供体制（地域包括ケアシステム）の構築を推進」[13]するもので，「市町村や都道府県が，地域の自主性や主体性に基づき，地域の特性に応じて作り上げていくことが必要」[13]とされており，3年ごとの介護保険事業計画の策定・実施を通じて構築されるものとされている。図にあるように，元気な高齢者も，支援の必要になった高齢者も，それぞれの状況に合わせた支援を受けながら自宅等住み慣れた地域で暮らしてゆけるようにしようという考え方である。

　具体的な展開は各市町村がそれぞれの状況に応じて組み立てるものであり，今後の展開を待つところであるが，このような地域包括ケアシステムの中で，看護の果たすべき役割は大きく，多様な場面での活躍が期待される。これは看護が，健康障害の有無にかかわらず，人びとの望む生活を当事者とともにデザインし，その実現のために，生活を構成するさまざまな生活動作を単位として働きかけてゆくことを本来の目的とした職業だからである。病院・医療機関で働くことが看護の中心であった時代には，このような看護の本来の目的を脇に置いて，疾患からの回復を支援する看護の一側面が強調されてきたという経緯はある。しかし，慢性疾患・高齢者が増加した今日，生活を支援するという看護の本来的な役割を思い出し，その役割を十全に発揮することが，地域包括ケアシステム時代の看護には求められよう。

　その中でも，常に高齢者の住まいを拠点とし，高齢者と家族の望む生活をまさにその現場でデザインしてきた訪問看護は，地域包括ケアの要になることが期待されると言えよう。

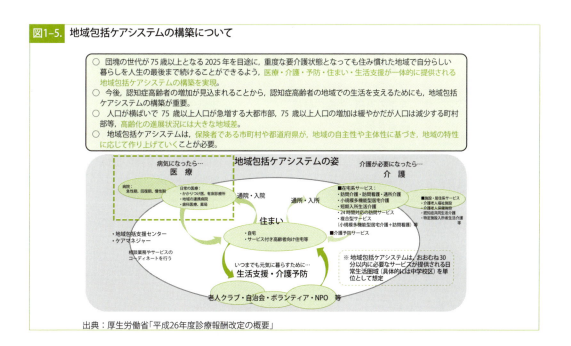

図1-5. 地域包括ケアシステムの構築について

出典：厚生労働省「平成26年度診療報酬改定の概要」

2）看護の役割や機能の変化

①病棟看護と訪問看護の比較

　地域包括ケアシステムとその下での在宅医療が拡充する中で，看護師の役割や機能にはどのような変化があるだろうか。表1-2に病棟看護と訪問看護の特徴的な違いをまとめた。初めに強調しておきたいのだが，以下に挙げる内容はあくまでも特徴的な差異であって，訪問看護の性質として挙げられた特徴を病棟看護が全くもっていないというわけではない。訪問看護の性質として挙げた特徴はすべて病棟看護も目指しているものである。しかし，病院に入院する基本的な目的は疾患の治療と病態の管理であり，それに伴う生活上の制限があることが訪問看護との大きな違いを生んでいることも事実である。今後，在宅医療が拡充され，医療の目的が全体としてシフトしていく中では，看護全体において訪問看護が特徴とする内容の重要性が増すだろう。

　第1に，病棟看護は治療の場である病院で行われ，医師・看護師をはじめ，理学療法士・栄養士などさまざまな専門職が療養者の治療生活を管理する。対して訪問看護は，生活の場であるそれぞれの家庭で提供されるため，あくまで主体は療養者である。訪問看護師などの専門職は自宅という療養者の領地に入れてもらって初めてサービスを提供できる。

　第2に，病棟看護の目的は疾患の治療や病態の管理であり，そのために療養者の生活上の好みやスタイルの変更が余儀なくされることが多く，また集団生活であることからも療養者個々人の自由や希望を制限せざるをえないことがある。例えば，病棟では9時に消灯することが一般的であるが，多くの一般成人にとっては9時はあまりにも早い消灯時刻で，うまく寝つけなかったり，寝ても夜中に目覚めて，その後眠れなくなってしまうなどということをよく聞く。日本の病院では，食事内容は疾患に

表1-2. 病棟看護と訪問看護の特性比較

特性	病棟看護	訪問看護
場	施設内（治療の場）：専門職主導	療養者の家庭（生活の場）：療養者主導
目的	疾患の治療・生命の維持	家庭生活の継続・維持
役割	患者を援助	家族・親族が患者を援助することを援助
契約	入院に付随	契約に基づく看護の提供
提供時間	24時間存在	訪問時間のみに存在
提供人員	チームで看護	1人で看護
多種職との関わり	主に医師・看護師	様々な職種と連携（ヘルパー・ケアマネジャーなど）
医師とのコミュニケーション	個別指示・随時の指示	包括的指示
経営	病院管理者の責任	看護師自身の責任

より一律に決められていることが多く，個々人の好みが反映できる範囲は非常に限られている。酒・タバコなどの嗜好品は認められず，音楽やテレビなどの視聴にも，他の療養者の迷惑にならないような配慮を常に必要とされる。検査・診察などのため1日の過ごし方も自分で決めることはできない。

　このような制限は，自宅ではほとんどない。健康状態に応じた食事制限などは守る必要があるにせよ，生活上のさまざまな選択を自分の責任で決定することができ，病院内での生活に比べ，いかにもその人らしい暮らしが可能である。短期間での回復を目指すことのできる急性疾患や手術が必要な疾患の場合には生活を制限される病院にも我慢してしばらくの間滞在すべきであろうが，慢性疾患や加齢による体調の変化に対しては，長期間にわたり自由な生活が阻害される病棟医療よりも，在宅医療のほうが療養者の生活の質が高く保てる可能性が高い。

　第3に，訪問看護の提供場所は療養者の家庭であるため，訪問看護師は療養者本人だけではなく，家族状況全般を理解しかかわる必要がある。多くの場合，看護師は，家族・親族が患者を援助することを支援する存在となる。療養者と家族の間で意見や希望が異なる場合もしばしばあるため，それぞれの思いや状況を把握し，配慮しながら訪問看護を行うことが大切である。

　第4に，さらに病院では，療養者が入院時に契約書にサインをするため，看護師が看護提供の基礎となる契約に立ち会うことは少ない。しかし，訪問看護では看護を提供するために看護師自身が契約書を埋め，療養者のサインをもらってこなければならない。このように，訪問看護師自らが契約の主体となるため，病棟看護以上に「契約に基づく関係」であることを意識しながらかかわることになる。つまり，療養者と看護師は契約のうえで対等であり，契約で述べたことは遵守されなければならない。

　第5に，病院では看護師が常駐しており，必要なときにはすぐに看護を提供することができる。しかし，訪問看護では週に数回，30分〜1時間半の滞在時しか自らの手を使ってケアを行うことができない場合がほとんどであり，訪問看護師の不在時間のほうが圧倒的に長い。このため訪問看護師が直接的に援助できない部分は，同居家族や近くに住む親族・友人などにケアを任せなければならない。訪問看護師の不在時に起こりうることに対処し，療養者・家族の両者に効果的に働きかけるためには，先の状況を予測し，説明を行い，保健行動を指導し，本人と家族がケアを行いやすいようにお膳立てをし，準備できる力が必要である。

　第6に，訪問看護は患家へ出向いて行うものであるので，ほとんどの場合は近くに同僚の看護師などはおらず，療養者とのやり取り，アセスメント，ケアの決定・実行に至るすべてを1人で行わなければならない。適切な判断力や看護ケアを提供できるだけの技術力とともに，自分だけでは判断しかねる療養者の状態を的確に観察し，他の専門職や同僚看護師に説明・相談できるだけの表現力も必要となる。

　第7に，在宅生活は訪問看護の支援だけで成り立つものではない。もちろん，入院生活においても多くの専門職が療養者を支えているが，在宅療養においてはそのような多職種の支援体制を，かかわる専門職自らが整えなくてはならない。必然的に訪問看護師にはケアマネジメントやコミュニケーションの能力が必要となる。

　第8に，医師との関係についても同様である。病棟看護であれば医師に細やかに報告を行い，そのたびに指示を得ることが可能である。しかし，訪問看護中に医師が同席することはほとんどなく，また，在宅で過ごすことができる程度に病状が安定した療養者へのかかわりであるので，訪問看護

では医師の指示は包括的であり，訪問看護師が指示に沿った具体的な対処をその場その場で考えていかねばならない。その場にいない医師へ療養者の状態を説明・表現する力や，指示に沿った適切な対応を判断する力が，病棟看護以上に必要となる。

最後に，病棟看護においては，病院経営は管理者の責任であり，看護師が責任をもつことはまずないが，訪問看護では経営者は往々にして看護師自身であり，スタッフナースであっても日々の仕事の中で訪問看護ステーション経営にかかわる業務に携わることも多い。新たな利用者の開拓，地域の諸サービスとの関係づくり，黒字経営のための工夫などは病棟で働いてきた看護師にとっては初めて直面するものばかりである。このように，訪問看護師はより直接的に患者との契約や経営にもかかわり，必然的にマーケティングやコストの視点が必要になると考えられる。

②自立した判断が求められる訪問看護

以上のような違いは，今後起こるであろう看護の変化を表しているものと思われる。要するに看護師は自立し，自己の責任において独自の判断を下し，それをもって他の多くの職種と効果的に交流していく者としてますます進化していく必要がある。訪問先では実に多くの判断が1人の看護師に求められ，事実，訪問看護師の多くがその点を訪問看護の特徴ととらえ，この新たな責任をストレスにも感じている[14]。一方で，自立した判断やコミュニケーションのための教育が整備されれば，このような自立した判断に基づく看護実践は，看護師のやりがいにもなる。在宅医療の拡充が求められる今日は，看護師にとっても新たな成長の好機とも思われる。

看護教育では，保健婦助産婦看護婦学校養成所指定規則において，老人看護学が平成元年に，在宅看護論が平成9年に独立して導入され，老人看護や在宅看護の特性が認識されている。一方，その教育内容をみると，中心は疾患や病態が安定した療養者に対する療養上の世話等の看護技術の提供といった内容が多く，これらの領域の教科書を概観しても，看護師が対象者をどのように観察，アセスメントし，どのような判断を下すべきかに関する教育は驚くほど見当たらない。これでは，従来的な医師の下での，チームによる病院医療を前提とした内容と言わざるをえない。上述したとおり，今後は，慢性疾患を抱える高齢者が医療機関以外の施設や自宅で生活し，個別の訪問を展開する看護師の支援を要するようになっていく。そのため，このような看護学教育の内容は，近い将来塗り替えられていく，あるいは塗り替えられてゆかなければならない。

3) 地域包括ケアシステムにおける訪問看護の重要性

このように，看護の役割は今後ますます変化・進化していくものと思われるが，そのような看護師を在宅医療が必要とするのはなぜか，訪問看護の重要性についてあらためて考える。

①「生活」と「医療」を結びつける：療養者・家族が望む在宅療養を可能にする医療の展開

在宅医療とは，病院で従来行われてきた「治す医療」ではなく，療養者の生活を第一に考え，医療の立場から在宅生活を支えていくことを目的としている。ここで主体となるのはあくまでも「療養者と家族の生活」と「生活上抱くさまざまな希望」であり，医療・看護は療養者の生活を過剰に管理するものではなく，療養者の生活を支え，生活上の希望を実現するために存在することになる。少しでも長く住みなれた場所で生活ができるように，思いどおりに活動したり心地よく休息したりできるように，その下支えをする役割である。

　ここでは，治癒を確約する医療の提供がゴールではない。むしろ，生活を障害しかねない厳格な治療的介入を慎み，医療の不足により人びとの在宅生活が破綻する事態に陥らないように防御する程度の役割が求められる。在宅生活が破綻しないよう防御するという意味では，療養者の生活におけるセーフティ・ネットと呼ぶこともできよう。例えば，訪問看護で定期的に服薬のチェックをして飲み忘れの防止を行う，などの役割である。このような形で療養者と家族を支援するのが在宅医療の真骨頂と言えるだろう。

②訪問看護がなすことの重要性

　そのような在宅医療の中で，訪問看護は何を担い，何をなすのだろうか。訪問看護について，日本看護協会訪問看護検討委員会では次のような定義をしている。「対象が在宅で主体性をもって健康の自己管理と必要な資源を活用し，生活の質を高めることができるようになることをめざし，訪問看護従事者によって，健康を阻害する因子を日常生活の中から見出し，健康の保持・増進・回復を図り，あるいは疾病や障害による影響を最小限にとどめる。また，安らかな終末を過ごすことができるように支援する。そのために具体的な看護を提供したり指導をしたりして，健康や療養生活上の種々の相談に応じ，必要な資源の導入・調整をする」[15]。

　この定義からは，訪問看護が価値を置く援助が，日々の生活における健康の維持・増進，疾病からの回復の過程，さらには死に向かう時期というあらゆる健康レベルにおいて，対象となる在宅生活者が自立的に自分の望む生活のための意思決定をして生きていくことを，支えることであることが分かる。このような援助姿勢と符合して，看護には，当事者の生活感覚を大切にして全人的に支援することで，当事者の自己治癒力を最大限に引き出すという大前提がある。このような看護の姿勢こそが，在宅医療において訪問看護が重要である理由を示しているように思う。

　すなわち，以下のようなことである。医療の実践はもともと病態の改善を目的とするがゆえに，しばしば療養者・家族の望む生活を阻害する方向に向かわざるをえないときがある。あるいは，阻害しなくとも，医療を生活の中に組み込むことが必ずしも容易ではないことがある。例えば，糖尿病で食事制限があって嗜好品が摂れない，胃ろうで栄養摂取をしていて自由に動けない，薬物療法のため脱毛が著明でショックを受けた，などである。このような医療と生活の折り合いをつけるためにこそ，看護が力を発揮するのである。いかに療養者の生活を阻害しないで医療を生活の中に位置づけ，必要な効果を引き出すか。これが看護師としての腕の見せどころであり，また訪問看護師が在宅ケアにかかわる意義であるとも言うことができるだろう。

4）訪問看護が果たすべき役割

　以上のまとめとして，訪問看護が果たすべき役割について考察する。介護保険制度下では，以下に挙げる役割のいくつかは介護支援専門員（ケアマネジャー）業務と分かちがたい部分もあり，効果的な協働が問われる部分である。看護職は，医療的な知識を元に日々の生活を具体的に想像・計画できることが特徴であり，その知識をもってケアマネジャーに協力・貢献することができる。医療保険制度下では，この役割は訪問看護師の責任範囲内になる。

①療養者と家族が望む在宅療養を，療養者・家族とともに思い描く

　何らかの健康問題をもち療養生活に入ったとき，一般的には，病気や各種の医療的処置に恐れをなして，与えられた状況の中で何ができるかを想像すらできないことが多いようである。各種の処置や不快な症状への対処に悩みつつ，うつうつと家に閉じこもって日々を過ごしてしまうことがままある。例えば，持続点滴をしたまま退院した療養者や四肢の筋力が低下したり在宅酸素療法を活用したりといった状態で療養をする高齢者が，入浴できるなどと思いもしていなかったり，人工呼吸器をつけた療養者が，室内での移動もできず，まして外出などできるはずがないと思い込んでしまっていたりする。旅行をしたり，さまざまなアクティビティに参加したりなどという積極的な行動を希望するのでなくとも，ただ痛みも痒みも呼吸苦もなく，食事を口から摂り，入浴し，単に心地よく穏やかに日々を過ごすということが，健康問題をもつと驚くほど難しくなる。

　看護師はそのような状態の療養者と家族に，何がどれだけ可能かを伝え，その可能性を踏まえて療養者と家族の希望を具体的な計画に描き出すことができる。それは単にすでにある希望を形にするだけではない。療養者と家族がとても無理だと諦めていることを掘り起こすこともある。療養者と家族の考え方を踏まえ，それに沿ったうえで「もっとこんなこともできますよ」と紹介してさらに大きな希望をかなえることもある[16]。このような活動は，療養者・家族を全人的に理解し，医療的な知識をもってその生活を支えることを業とする看護職だからこそできることである。

　療養者・家族の希望は，療養者の体調や家族の状況によって変わっていく場合もあるため，変化がないか適宜確認を続けていかなければならない。また，終末期の療養者・家族などがあまりにも実現困難な希望をもつ場合もある。その場合には，療養者・家族の気持ちをくみとりつつ彼らが納得できる形で限界を伝え，希望を修正しなければならない。その際にも，療養者・家族を絶望の淵に追いやるのではなく，少しでも前向きな姿勢で生活が送れるような気持ちを組み立てられるようにすることが，看護師の役割と言えよう。

②療養者・家族が望む在宅療養生活に役立つ医療・看護を調整する

　在宅生活を維持するためには，訪問看護の支援だけでは不十分な場合がほとんどである。訪問看護指示書を出す医師（在宅療養支援診療所・一般の診療所・病院など）やケアマネジャー，ホームヘルパーをはじめ，保健師，理学療法士，作業療法士や，病院の外来・病棟看護師などさまざまな専門職がかかわって在宅生活が成り立っており，多職種間の有効なコミュニケーションが必要なこと

は先に述べた。

　療養者・家族の生活形態と，地域における医療・介護の資源，さらに医療的な知識をもつ看護職は，その人の生活に必要な資源を効果的に動員・調整することができる。ただ資源を動員するだけではなく，療養者を定期的に訪問して状況を把握し，療養者・家族の健康状態や必要な医療処置等にとって何が必要かを，彼らの望む在宅療養生活に即して臨機応変に計画・修正できるところが看護職の強みであろう。

　また，療養者の価値観や希望を代弁して多職種間の役割調整を行う。介護保険の制度下では，実際の調整はケアマネジャーに依頼するが，医療保険を利用している療養者の場合はケアマネジャーにあたる存在がなく，このような調整能力は訪問看護において非常に重要なものである。

③健康状態の変化を把握しつつ必要な医療・看護を提供する

　外部の人的・物的資源を導入するだけではなく，看護職にとって，実際に支援を提供することは重要な役割のひとつである。日常生活の世話にあたる部分は介護職との協働となる場合が多いが，全身状態が安定しない終末期の療養者などは看護師でなければ直接手を触れ，ケアを提供することが難しいという場合も多く，この役割は軽視できない。訪問看護師がそのような具体的なケアを提供することによって，療養者の心身の状態に対する理解を深め，今後発生しうる危険を察知したり，療養者・家族の望む生活のさらなる発展を思い描いたりすることが可能になる。

　例えば，認知症で全身の筋力が低下した高齢者のシャワー浴の介助を行うとする。風呂場へと介助して歩くときには，療養者の歩行能力や歩行の際の危険，身体をどの程度どのように動かすことができるのかを理解でき，この人ならもう少し下肢筋力をアップすれば入浴も可能になるなどという見通しをもつことができる。シャワーの介助をしながら，療養者は本当は風呂が大好きで，できることなら風呂に入りたいが，この身体では無理だと諦めていることなどを聞き取ることができる。髪を乾かすときに家族と話しながら，この人が若いころから公衆浴場を営み，毎日の入浴をとても楽しんできたということも理解できる。そうであれば，この人にとって入浴は単なる身体の清潔確保という以上にアイデンティティにかかわる行為であり，その実現に非常に大きな意味があることが分かり，その実現に向けた計画を積極的に立てることができる[16]。このような支援は，看護職にこそ可能であり，期待されることだろう。

　特に，日常生活の世話に際してはケアに先立って療養者の健康状態に関する判断が不可欠である。今日は入浴が可能か，清拭にとどめておくか，外出するかしないか，などの判断のためには心身の健康状態を的確に把握する必要があるが，これは看護師による定期的な心身の査定がなくては不可能である。訪問看護の現場には医師は常駐していないため，その場での看護師の的確な判断が求められる。

④療養者を含む家族を支援する

　訪問看護師は，療養者を含む家族全体と一緒に働く職種である。家族は生活を営む共同体であり，1人の病いは他の家族にもさまざまな形で影響する。家族にはそれまで果たしてきたさまざまな役割があり，また，病む人・障害をもつ人を援助した体験も少ないため，「療養者の介護」という責任を

第1章　地域包括ケアシステム

負担に感じていることも多い。さらに，そのような影響に対する家族の反応が，療養者自身にもさまざまな形で影響を与える。療養者自身のみへの支援では，療養者自身の生活も成り立たないし，介護者として家族を理解し，医療・介護技術を教育するだけでも，家族全体の生活は成り立たない。訪問看護師にとっては，療養者を含む家族全体が看護の対象となる。

特に，個人の独立性の認識が薄く共同体として生活する意識の強い日本のような社会では，看護師は療養者・家族を別個にとらえるよりも，家族全体を対象とし，1人の病いや老いによって別の家族員が犠牲になるのではなく，家族みながその望む生活を実現できる支援をめざす視座が欠かせない。

具体的な支援としては，ただ話を聞く場合もあるだろうし，家族の健康問題に介入する場合もあるだろう。在宅サービス提供者の調整を行ったり，自らの訪問看護ケアを家族に合わせて変更したりする可能性もある。家族の支援は療養者の生活の質の向上につながり，在宅療養の継続の可否を決定づける要因ともなる。

以上，在宅ケア移行への流れ，その中での訪問看護の重要性と役割について述べてきた。在宅で医療を提供するためには，事業所から療養者宅まで出向かなければならず，サービス提供者は1人で療養者をアセスメントし，必要なケアを決定しなければならない。そのうえ，病院に比べて機材が整いにくいなど，医療者にとっては困難な側面も多い。しかし，人びとの生活の場は，療養者と家族が自分の望む生活を思いどおりに送ることができる，すばらしい実践の場でもある。在宅医療が療養者にとって安心して地域で暮らしていけるための枠組みとして普及するよう，制度を整備し，関係職種の知識と技術を積み重ねていくことが求められている。その中で，訪問看護に期待される役割は大きい。

引用文献
1) 総務省（2013）．統計トピックスNo.72 統計から見たわが国の高齢者（65歳以上）―敬老の日にちなんで．
2) 総務省統計局：日本の統計2004
3) 内閣府：平成24年版 高齢社会白書，内閣府，2008．
4) 厚生労働省：患者調査2011
5) 厚生労働省：平成23年度国民医療費の概況
6) 厚生労働省：平成25年度国民生活基礎調査
7) 総務省統計局：日本の統計2014
8) 田中明夫，溝口アツ子：社会的入院療養者の実態．厚生の指標36（7），3-15，1989．
9) 厚生労働省：平成18年度診療報酬改訂における主要改訂項目について
10) 厚生労働省：ホームページ「地域包括ケアシステム」
11) 厚生労働省：患者調査平成23年
12) 厚生労働省：中央社会保険医療協議会診療報酬基本問題小委員会（第146回）資料
13) 厚生労働省：平成24年度診療報酬改訂改訂の概要
14) 光本いづみ，松下年子，大浦ゆう子：訪問看護師の仕事負担感や就業継続意思と業務特性との関連．産業医科大学雑誌30（2），185-196，2008．
15) 日本訪問看護振興財団編：訪問看護管理マニュアル，日本看護協会出版会，2002．
16) 窪川真佐美：訪問看護における清潔ケアの実践過程，千葉大学看護学部修士論文，2007．

3. 質の向上のための訪問看護事業経営のあり方

1) 訪問看護ステーションの経営状況

　本節では，我が国において訪問看護サービスを提供する基盤となる訪問看護ステーションの経営について，少し考察してみよう。訪問看護は，1982年の老人保健法の制定により，退院患者への継続看護の点数化から制度化されたと見てよいのではないだろうか。もちろん，さまざまな地域で，さまざまなあり方で，在宅への看護は実施されていた。しかし，国の制度としては，この1982年をスタートと考えてもよいのではないだろうか。次に，1991年の老人保健法の改正により，高齢者を対象とした訪問看護制度が創設された。そして，2000年の介護保険制度のスタートにより，介護保険事業所としての訪問看護ステーションが制度化された。訪問看護ステーションの数は，図1-4（P.17）にあるように，介護保険制度の成立に向けて大きく伸びてきたが，介護保険で制度化されるとともに伸びがいったん止まったように見える。

　このことは，表1-3に示すとおり訪問看護ステーション数が必要数に達したからではなく，看護師を集めることが困難などの理由から供給数が不足し，需給に大きなギャップが生じたためと推測される。訪問看護ステーションの数は，2006年度には4300か所が不足，後述する2012年度からの伸びを鑑みたとして2015年度は仮に訪問看護ステーション数が8000に伸びたとしても5000か所が不足することが分かる。残念ながら，140万人もいる看護師のうち，訪問看護ステーションで働く看護

表1-3. 訪問看護ステーション数の需要数

	2008年	2015年	2025年
需要者数	554千人	731千人	973千人
必要ＳＴ数	9900か所	13000か所	17400か所
不足ＳＴ数	4300か所	5000か所	9000か所

出典：訪問看護需要に関する調査研究事業（老人保健事業推進費等補助金）報告書より作成

師は3万人にしか過ぎないのである。

　しかし，2012年の介護保険制度の改定により，地域包括ケアシステムへ日本のグランドデザインが大きく変化を求められ，その中でも訪問看護の重要性が声高に叫ばれるにあたり，再び大きく伸び始めた。一方で，訪問看護ステーションは，その経営が難しく，かなりの数のステーションが毎年，廃止もしくは休止にも追い込まれている。この最大の原因は，看護師の退職による人工基準未達によるのである。このことから，我々も看護師が退職しない職場，看護師の採用ができる職場を作り上げるプロジェクトを開始した。

2) 訪問看護師の退職理由

　以下は，主たる退職理由を整理したものである。

①燃え尽き退職

　まず，大きな理由としては「燃え尽き退職」がある。先にも述べたとおり，多くの地域で訪問看護ステーション数は不足しており，それゆえに多くの地域でニーズが，供給を上回っている。一方，看護師は人を助けたいとの思いから，頼まれれば嫌とは言えない傾向にある。しかも，頼まれるケースは，距離が遠い，急な退院，重症であるなど，対応が困難なケースであることも多い。このようなケースを看護師は，とにかくその優しさと使命感で引き受けてしまう。しかし，そこに今度は人手不足がある。人手不足のために他の看護師に任せることができない状態で，自分ですべてを受けてしまうのである。筆者は，訪問看護事業の責任者として，まず地域でのサービス供給継続の責任から，売上げや利益を下げてでも，無理なお客様を引き受けるなとの指示を出した。しかし，それでも看護師たちはその優しさから，また使命感から，その看護を任せる部下がいない場合，余裕がない場合でも，自分自身の時間を使い，引き受けてしまう。管理者は管理業務を行い，看護サービスの供給をこれもスタッフ以上に行い，さらにスタッフが行くことのできない早朝や夜間の時間帯，遠く離れた地域などへの看護を引き受けてしまうのである。リフレッシュ休暇という言葉があるとおり，人はリフレッシュする期

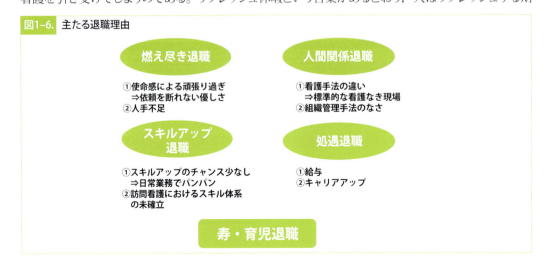

図1-6. 主たる退職理由

間が必要なのだ。しかし，看護師たちはその優しさから，たとえその制度が存在しても，会社や法人などの所属組織が売上げや利益を下げることを許しても，休まず寝る間も惜しんで，看護を引き受けてしまう。この状態も，3年間も続けば，もたなくなる。これが，燃え尽き退職である。これは，訪問看護師に限らず病棟でも同じで，患者のことを考えて，頑張りすぎても，結果としてだいたい3年間ぐらいで燃え尽きる。

②人間関係退職

次に「人間関係退職」がある。訪問看護ステーションには，医師というヒエラルキーの頂点がいない。しかし，ヒエラルキーがないわけではなく，管理者という名の責任者がいる。看護師は看護自体に興味を感じ，生きがいを感じ，国家試験を通ってきた人が大半である。組織や経営を行いたいから看護師になった人間はほとんどいないのが現状である。筆者は，このことから，かつて厚生労働省に，訪問看護ステーションの管理者には，看護師を条件にするのではなく，マネジメントのプロにも訪問看護ステーションの管理者への門戸を広げるべきだと提案したことがある。この際には，訪問看護ステーションを，看護管理については看護師に，ステーション全体の経営や労務管理については経営のプロにとの提案をしたのである。しかし，結果は却下だった。米国では，訪問看護ステーションは巨大化し，もはやそのステーションの管理は素人では不可能なため，MBAなどをもつ経営のプロが責任者になっている。一方，昨今人気のオランダのビュートゾルフ（Buurtzorg）では，いわゆる責任者を置かずフラットな体制としているが，その規模は最大で12人と言われている。秋田大学の中村順子教授は，「訪問看護ステーションの管理は，看護管理と経営・労務管理を分割せずに一緒に行う必要があり，管理者は優秀な看護師＝看護そのものにアドバイスできる人間でなければならない」と主張している。訪問看護ステーションの管理者は，看護の「実践者性」に基づき管理するのだと主張している。筆者も8年間，訪問看護事業の責任者を担っている立場から，全く同意するものである。しかし，このことは経営や労務管理のプロでない看護師が，そのことをなさねばならないということにもなる。

実態から言うと，小さな訪問看護ステーション，例えば3人の組織でも，そこに2つの派閥ができてしまう。看護の世界は，いわゆる標準化というものが進んでおらず，出た学校，教えてもらった先生ごとにアセスメント手法が異なったり，病院やはては同じ病院でも診療科ごとに看護のやり方が違う。しかし，それぞれのアセスメント手法ややり方には，それぞれその状況に応じた理由があり適切であるものだけに，それが同じ訪問看護ステーションにもってきてしまうと対立が生まれる。これは，それぞれに理由と経験があるだけに，致命的な対立になることも少なくない。これらの状況から生じてくるのが「人間関係退職」である。

③スキルアップ退職

次に，「スキルアップ退職」がある。看護師の世界では，「年収の3％を，自己啓発のために使え」との言葉がある。医学は日々進化し，治療方法も，そしてそれを支える看護方法もどんどん変わる。また，そもそも高い授業料（一般の大学よりも，実習などの費用もあり，看護コースの学校は年間の授業料が高い傾向にある）を払い，国家試験を受けて看護師になるのだ。一方，大学病院などの大

病院では，医師が新しい治療方法に挑戦したり，MRや医療機器メーカーが新たな薬や技術の勉強会を開いたりと，新しい知見を得る機会が豊富である。しかし，残念ながら訪問看護の現場では，そのようなチャンスがない。ひとつは，訪問看護ステーション一つひとつは規模が小さく，そのような時間の余裕をつくれないということである。平成24年の介護サービス施設・事業所調査によれば，訪問看護ステーション1か所あたりの看護・介護職員数は4.6人にしか過ぎない。4.6人の人間で24時間のサービスを行っているのだから，簡単に研修や実習などのスキルアップの時間をつくれないのも自明の理である。事業規模でも，308万円／月（平成23年度介護事業経営実態調査）に過ぎず，この規模から研修費用などを見出すのも困難なら，この規模でMRや医療機器メーカーの説明員が来ることも期待できない。訪問看護は，かつて5年の病棟経験があってはじめて入職するところと言われていたが，これは現場に新人を育てるしくみも余裕もないことを示している。すなわち，訪問看護の現場にいると，医学や看護学の進化にキャッチアップし，またさまざまなスキルアップを行うことが困難ということである。ここに，そもそもプロ意識をもち，向上心のある看護師の退職を生む原因のひとつがある。

④処遇退職

　次にあるのが，「処遇退職」である。筆者が訪問看護事業の責任者になり，多くの現場を回った際，「給料が低い」，「手当てがない」などの意見を聞いた。しかし，専門職の不満は，実は給料等にはあまりないことがあとで判明した。もちろん，同じ地域の他の看護職と比較して，給料が低くてはモラールが上がらない。ただし，これも対策と結果の報告のところで記載するが，専門職として合理的・科学的な思考回路をもつ看護師には，働いた内容の適切な評価は必要である。キャリアアップも重要なのだが，ただしこれも普通のサラリーマンのように考えてはならない。看護師にとっての最大の評価は，給料アップでも昇進でもなく，お客様・患者・家族がその看護に感謝し，喜ぶことにある。むしろ，どんな処遇をするにせよ，現場を離れない，もしくは実践者性を失わないような職務体制を考えることである。

⑤寿・育児退職

　そして，最後に残るのが「寿・育児退職」である。筆者の組織においては，訪問看護師中，女性が95％を超える。この看護師たちが中堅，すなわち最も訪問看護ステーションのかなめになり始めるころに，この問題が生じる。そして，夫の転勤とともに，あるいは夫の勤務時間に合わせるために退職することが生じる。さらに，妊娠と育児休業により現場から離れることによるダメージは，決して小さくない。妊娠と育児休業から，そのまま退職する事例も決して少なくない。もちろん，看護師が妊娠し，子どもを得ることは喜ぶべきことだ。しかし，これは退職の理由というよりも，女性が社会で働くための日本の大きな課題なのかもしれない。すなわち，ここで仕事が中断するだけでなく，いったんキャリアが停止ではなく後退してしまう問題は，まさに日本の社会の女性活用面での最大の課題であろう。

3）訪問看護師退職への対策

さて，ここからが筆者がこの4つの理由に対して，打ってきた対策である。図1-7がその対策である。

①燃え尽き退職への対策

まず，「燃え尽き退職」に対して打った手が，科学技術を活用した業務負担の低減である。図1-8にあるとおり，訪問看護師の業務全体の中で，移動時間は17.4％に当たる。この部分は，看護師が生きがいを感じる部分では，決してない。また，この移動時間の長さを決めるのは，訪問ルートの設計作業である。しかし，この作業については多くの問題がある。すなわち，慣れていないとこのルート設計自体に多くの時間を要するのである。

そこで，図1-9のプロジェクトが，それである。管理者が，各看護師たちがどの患者を担当し，ど

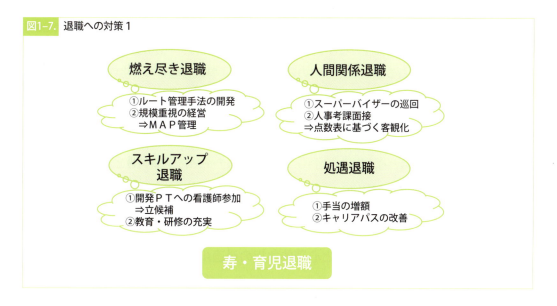

図1-7. 退職への対策1

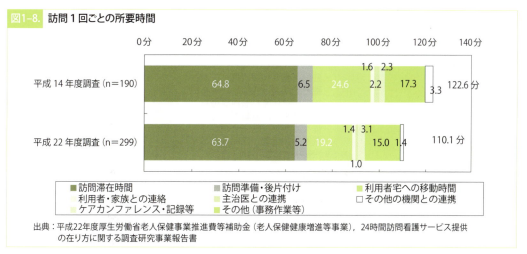

図1-8. 訪問1回ごとの所要時間

出典：平成22年度厚生労働省老人保健事業推進費等補助金（老人保健健康増進等事業），24時間訪問看護サービス提供の在り方に関する調査研究事業報告書

の順番で回るか，この善し悪しが実は訪問看護ステーションの安定に最も影響しているように感じた。新人の管理者は，毎日2時間くらいの時間をかけて全スタッフの訪問先と訪問の順番を決めていた。それだけの時間を費やしながら，スタッフたちに不満が生じたり，明らかに非効率な訪問ルートになっていたりした。ここで，このプロジェクトを立ち上げ，ベテランの管理者のルート設計を再現する方法を考えたのである。一般に管理者は，各看護師の訪問先を，訪問する先の場所だけで決めるのではなく，看護師のスキルレベル，患者の疾患の種類や重症度などを鑑み，決定している。しかも，ベテランで腕のよい看護師に，常に重症の患者を付けることなく，いわゆる緊張感に緩急をつけたり，負担感を平均化する工夫までしていた。そこで，現場の看護師を主たるメンバーに，OR工学の大家である早稲田大学の森戸晋教授を交えた開発チームをつくった。この結果分かったことは，ベテランの管理者は，新人の管理者よりも，看護師と患者の相性を強く意識し，訪問ルートを設計していたことである。新人は，相性による制限を加えず訪問ルート設計をしていた。単純に考えれば，相性という制限要素を加えないほうが，効率的なルートになるように思われる。しかし，実際は相性を考えたベテランの訪問ルート設計ロジックを使ったほうが効率的なルートになったのである。これらのロジックをプログラミングしたコンピュータで，実際の訪問ルートを設計したところ，訪問効率が30％ほど改善した。しかも，新人管理者なら1日1時間以上も要したルート設計の作業が，CPUの計算タイムで20〜120秒で済むことになった。この効率化により，特に管理者の業務負担の軽減により，燃え尽き退職を予防，とくに新人管理者の燃え尽きに有効かと考えている。

　さらなる対策としては，基本だが大規模化を図った。ただし，単純に規模を拡大しようと唱えても，それこそ営業しろと言っているようにしか聞こえない。訪問看護ステーションの経営には，適切な規模と利益の率があるのではと考えた。すなわち，訪問看護ステーションの継続性と成長性を維持する

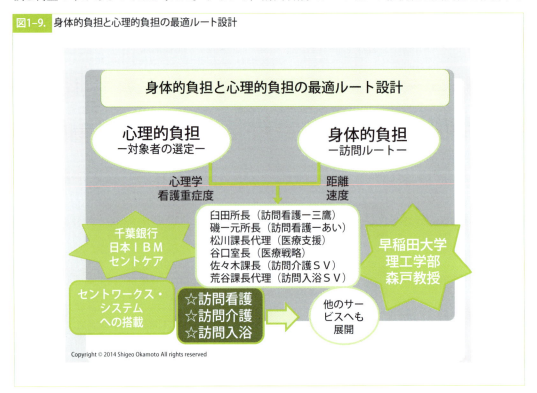

図1-9. 身体的負担と心理的負担の最適ルート設計

ためには，規模ごとに適切な利益率があると考え分析したのが，図1-10である。

　さらなる分析により，訪問看護ステーションでは，規模と利益率の関係（成長）に2つのグループがあることが分かった。図1-10の上の線に集まった訪問看護ステーションは，規模が小さい段階から利益を出したが，残念ながら一定以上に規模が伸びず，日々何かの問題，退職理由となる問題を生じさせ，下手をすると縮小さえした。このグループの訪問看護ステーションは，その後，新たな成長性を確保するのに大きなテコ入れを要した。一方，下の線に集まった訪問看護ステーションであるが，これは上の線のグループよりも利益率の小さいグループである。このグループは，利益率は当初は低かったが，成長を長い間続けるグループだった。新人を採用した際には，サービスの質を上げるために十分な教育を行い，ベテランに対してもスキルアップの研修などを奨励していた。この結果，規模の小さなときには大きな利益率は出ないのだが，一方，各々の看護師が成長することにより，長期的な成長へとつながっていった。この分析を通じて得たものを，組織の戦略とすべく作成したのが，図1-11である。

　図1-11は，売上げと規模の関係によって，各ステーションの評価をしたものである。もちろん，Aが良く，そのAの中でもAAAがベスト，AAが次，Aがその次となる。すなわち，規模が小さい段階では，利益が出すぎる状態よりも，出ない状態をベターな状態として評価したのである。ちなみに，図1-10，図1-11ともに，我々の経営ノウハウの最大のポイントであり，利益率の数字はあえて外すことを，ご容赦願いたい。実は，訪問看護ステーション自体は，その経営主体によっても介護報酬や診療報酬の単価は変わらず，また看護師たちの給与やかかる経費もそう大きく変わるものではない。筆者において，九州から東京まで，この傾向にそれほど大きな差がないため，全国の訪問看護ステーションの経営の基準として使えたのである。この構造こそが重要であり，読者の皆様には，この方程式を見出されることをお勧めする。

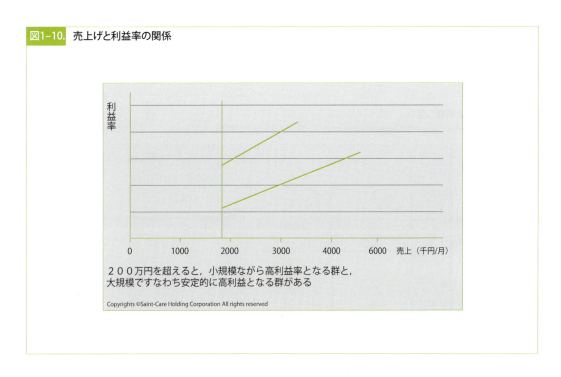

図1-10. 売上げと利益率の関係

これを，どう活用するか，どう現場と目標設定を共有化するか，これが最も重要なところである。筆者は，これをボーナス査定の基準とした。直接的に，教育研修などの時間を増やすことを管理者に要求せず，この表でAAAやBBBを得るための工夫は各管理者に任せたのである。そのことにより，各管理者は自分のところの訪問看護ステーションの状況や時期を考え，それに対して投資すべき分野が教育なのか採用なのかを自主的に考えるようになったのである。

一方，この評価はボーナス査定，すなわち組織が明確に個人を評価するシステムに反映させた。ボーナス査定は，当然ながら看護師ばかりでなく，経営サイドも査定の実施者なので，この査定基準を経営サイドもよく理解することになる。経営者自身に幹部自身に目先の利益にとらわれず，長期的な成長性を目指すことを，いわば部下への査定制度が啓発することになる。ボーナス査定という，部下への経営方針のアピールの場が，長期の成長性こそ大事だとアピールし，その実現を評価する場にもなったのである。これにより，管理者である看護師と経営幹部が方針を共有することができることになった。これは，現場の看護師，特に管理者たちから大いに評価されることになった。

②人間関係退職への対策

次に「人間関係退職」への対策であるが，これは組織変更を行った。まず，最初の目標を，訪問看護ステーションの内部の人間関係を直接改善することではなく，キーマンたる管理者のストレスを減らすことを考えた。ストレスがたまるから，他人の価値観を認めることができず，またコミュニケーション不足になり，結果として人間関係が悪化するのである。この改善には，キーマンたる管理者が当たる以外には方法はない。よく「仲良くしなさい」と学校の先生は言うが，いい大人同士の関係ではこんな言葉はナンセンスである。仲良くなるには，相手を理解する余裕が必要である。管理者は，看護師の中で一人だけ経営責任をもち，稼働を管理したりして，孤立しがちである。ここに共感してくれる人間が現場にいれば，それがベストだが，なかなかそうもうまくいかない。よって，管理者経験のある看護師をスーパーバイザーとした。このスーパーバイザーは，月に1回程度は担当の訪問看護ステーションを訪れ，管理者と直接フェース・トゥ・フェースで顔を突き合わせて話し合う。話し合うというよりは，まず管理者の悩みを徹底的に聞き，共感する。このときに，同じような悩みをもっ

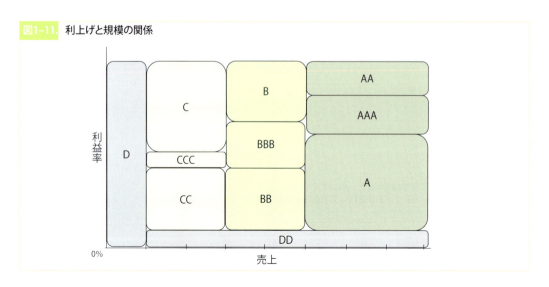

図1-11. 利上げと規模の関係

たことのある看護師がスーパーバイザーであることが重要である。スーパーバイザーに期待されるのは、優れた問題解決能力ではなく、共感する力である。これは、看護師が最も得意な分野ではないだろうか。しかも、この共感と一緒に課題解決を考える過程で、スーパーバイザーも大きく成長することになる。一挙両得、読者の皆様の組織でも早速採用すべきだと、筆者は考える。また、このことに共感される人がいれば、訪問看護サービスの世の中へのさらなる普及のため、管理者のストレスを減らし、管理者になりたい看護師に増えていただくため、一緒にスーパーバイザー・サービスを立ち上げたいほどの思いである。

ちなみに、Buurtzorgの言葉を借りれば、これはスーパーバイザーではなく、コーチだそうである。すなわち、管理指導するのがスーパーバイズで、訪問看護には共感をベースとしたコーチが良いことになる。

しかし、スーパーバイザーがいても、なかなか心を開いてくれない方がいるのも事実。また、現場でスーパーバイザーと話す時間をつくれないのも事実。筆者の経験でも、スーパーバイザー制度を発足させた最初の2か月は、スーパーバイザーが邪魔者扱いされたケースもままあった。もっとも、これらも3か月を経るころには、スーパーバイザーの訪問を待ち望んでくれるようになったが。ここでさらなるアシストだが、管理者の人事考課をスーパーバイザーに担当させ、面接を必須としたのである。なおかつ、好き嫌いなどに評価が影響されたと思われないために、評価基準を完全に公開、点数化した。これは、スーパーバイザーと管理者だけでなく、管理者がスタッフの看護師の評価を行う際にも同じように面接の義務化と、評価基準の公開・共有化を図った。結果は、公開は決してマイナスになることはなく、組織や人同士の信頼を高めることになった。

③スキルアップ退職への対策

さて、次に「スキルアップ退職」への対策である。ここは、実は最も力を注いだ分野でもある。図1-12が、その方法である。

筆者は、地域ケア分野に、科学的な発明や進化が必要だと考えていた。さらに、訪問看護という

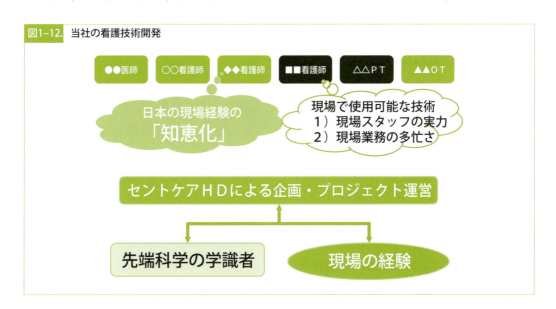

図1-12. 当社の看護技術開発

分野は，ナイチンゲールの「看護覚え書き」から150年以上もたつ近代看護の歴史の中では全くの新規分野であり，新たな看護科学が必要だと考えていた。一方，看護師のモラールは，スキルアップにも大きな源泉があるのではと考えていた。この二つの思いが，自分の中で融合し，現場の看護師たちと新たな訪問看護分野の科学や技術を開発することとしたのだ。すなわち，現場のスタッフを中心とした新たな看護技術の開発や研究のプロジェクトを立ち上げたのである。しかし，残念ながら現場の看護師に開発や研究の経験がないのも事実である。一方，スキルアップ欲求にこたえるためには，この開発や研究に一流，いな超一流の学識者の参加を求めることとした。幸いにも，筆者は今までの経歴から学識者の世界にそれなりのチャネルをもっていた。これを活用し，まず最初に立ち上げたのが，訪問看護専用のアセスメントの開発である。まさに，この本書がそのプロジェクトの成果である。看護分野では，ヘンダーソンなどの研究に従い，多くのアセスメント手法があった。日本ではそれこそ教育者ごとにアセスメント手法があり，それが情報の共有化を阻害する要因になることもあった。そこで，ベテランの看護師のアセスメントの過程，すなわち思考の過程を見える化しつつ，高い学識に従ったアセスメント手法を開発することにしたのである。学識者としては，この本の共同執筆者である名古屋大学医学部の山内豊明教授にお願いした。この開発は，まさに参加した看護師たちの知見を大いに上げ，スキルアップに貢献した。また，開発したものを自分たちの訪問看護ステーションで使用するためにプロジェクトに参加した看護師たちは，そのスタッフへの説明，他のステーションへの説明を自分の産んだ子どもの良さを伝えるがごとく教育していった。皆様もお分かりのとおり，教育を受けることではなく，教育を行うことこそがスキルアップへの最大の道である。このプロジェクトに参画した看護師たちは，開発を，研究を行うことができる看護師として，さらなる新たなプロジェクトを生み，追随する多くの看護師たちを創造することになった。これらにかかわった超一流の学識者たちは，その後，我々の日々の研修にも協力してくれることになった。現場スタッフの参加型スキルアップ対策は，超一流の講師による研修体制をも実現することになったのである。しかも，これは本社にいる筆者が企画し指導するのではなく，現場の看護師たちが自分たちの中でニーズを感じ，自らが超一流の学者たちと話し，その研修の中身をすら話し合うことができるようになったのである。すなわち，自律的に研修を行えるようになったのだ。

④処遇退職への対策

「処遇退職」については，まず大きな要素は先に述べたとおり，ボーナス査定の方法を変えたことである。かっては，訪問数の多さのみを評価していたものから，適正な規模になってこそ高く評価する方式に変えた。さらに，100点満点で評価する方式として，そのうち40点を質や，あるいはステーションの経営などへの貢献に振ったのである。

さらに，訪問看護の宿命である24時間対応に対して，夜間早朝の手当てを大幅に増額した。実は，腕の良い訪問看護師は，患者の生活リズム，サーカディアン・リズムを整えることができ，結果として夜間や早朝の呼び出しは減らすことができる。腕の良い看護師は，患者や家族への説明や教育も的確であり，その結果として電話がかかってきても訪問するに至らないことが普通である。しかしながら，どうしても緊急訪問の必要がある場合が発生する。そこで，筆者はすでに制度化されていた夜間早朝手当の額を一気に5倍とした。その結果が，図1-13である。看護師たちは，患者本人や家

族への教育の重要さを，手当てを上げることによりあらためて意識した。その結果，夜間早朝の訪問が圧倒的に減ったのだ。これは，患者や家族にとっての福音であることは言うまでもない。すなわち，生活リズムを整えるという看護が重視され，患者や家族の生活リズムも良くなったからだ。もちろん，看護師にとってもサービスの質を上げつつ，負担を減らすことが可能になったのである。

⑤寿・育児退職への対策

そして，図1-14である。寿・育児退職への対策としたが，根本的に訪問看護を魅力ある職場とする究極の対策である。先に述べたオランダのBuurtzorgは，オランダの中で看護師を問わず一般の求職上，最も魅力ある職場になっている。いわば，日本における東京海上日動のように就職での人気を誇っているのである。訪問看護が，このようになれば，もはや退職を気にする必要はない。そ

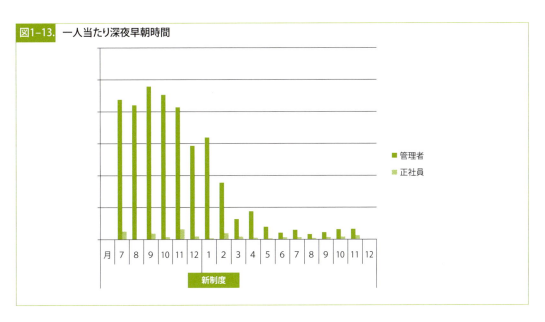

のためには，訪問看護の現場を，魅力ある職場とする根治療法こそが重要になる。これは，専門職全般にとって，普遍的に魅力ある職場として創造することにほかならない。一つ目としては，看護の未来の創造に参加できる職場とすることである。人はだれしも，お金や条件だけで働くのではない。筆者としては，そのために看護の未来を創造する開発・研究の場を，次々と創造した。さらに，本を出す，学会発表をするなど，看護師たちが看護の世界に貢献していることを，実感できることを多く手がけた。次には，やはり専門職である看護師に対して，スキルレベルの向上が期待できる職場とすることである。命を救う仕事をする人間にとって，今助けられない人を助けることができるように進化をすること，これが生きがいで自己効力感を得ることとなるのである。そして，組織がそのサービスの質を評価するものにすることである。看護師自らが最も大事だと思っている看護サービスそれ自体を，組織が評価することである。営業マンにとっては営業実績に当たるものが，看護師にとっては看護サービスの質それ自体なのだ。これを評価する職場は，看護師にとって働きやすい職場なのである。そして，最後に休職制度の充実である。女性の多い職場であるがゆえに，産休や育児，あるいは介護については十分な対策を打つべきである。これらが実現すれば，その職場は魅力ある職場となり，看護師は必然的に退職しなくなるのである。

4) 訪問看護経営の分析
―魅力ある職場とするために―

あとは，おまけだが，せっかく，我々が分析した訪問看護経営である。皆様が，看護師にとって魅力ある職場を創造いただくために，我々の分析を示すこととする。これらもヒントにして，訪問看護を魅力ある職場としていただければ幸いである。日本の高齢問題解決のためには，地域包括ケアシステムを進化させ，そのコアとなる訪問看護を魅力ある職場としなければならない。そこには，所属組織の差はなく，日本への貢献だけがある。本資料に興味をいただければ，遠慮なく当方にご連絡をいただきたい。

図1-15は，各経費間の距離間を示した分析である。例えば，賃借料は利益率とは距離が大きい。利益率とは，効率と考えてみよう。正職員の人件費は，ある意味からは利益率＝効率と近い関係にあり，パート人件費は離れた位置にあるというものだ。図1-16は，正職員とパート人件費の比率が，効率に及ぼす影響である。すなわち，最も高い効率を示すのは，全体の人件費に対してパート人件費が30％程度のところにあったのだ。それ以上でも，それ以下でも効率は下がってしまう。このことは，訪問看護がある程度の緊急性に対応する必要のあるサービスであることから，パートよりも正職員を増やしたほうが効率的になることを示している。なおかつ，訪問看護では患者の重症度も異なるため，そこへの緊急訪問は訪問看護ステーションの多くの利用者の状態を知っている正職員のほうが効率的になることをも示しているのではないだろうか。

これら以外にも，多くの分析を行った。しかしながら，我々の実力では分析しきれず，訪問看護を魅力ある職場にするために利用できていないものも数多くある。先ほども述べたとおり，日本の訪問看護の現場を魅力ある職場とするために，皆様との協働ができれば幸いである。

図1-15. 経費間の関係

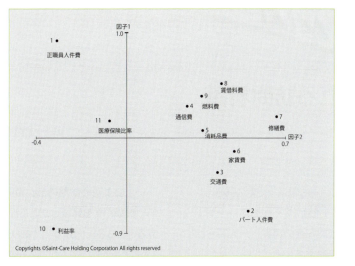

図1-16. 正職員・パートの人件費率と効率の関係

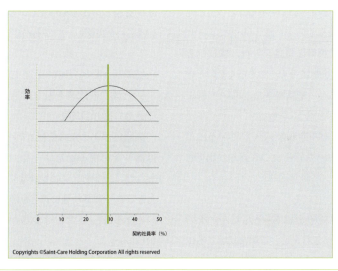

Column コラム

笑いあふれる訪問看護

セントケア訪問看護ステーション三鷹
臼田　志緒

　その電話は曜日も時間も関係なく突然鳴る。
「セントケアさん？　今電話してくれた？」
　その声の主は70代認知症の男性。一人暮らしで訪問看護を週1回利用されている。
「今日の訪問はないので電話していませんが、体調は大丈夫ですか？」と答えると、
「ああ今日はないんだね、いつもありがとう。」と元気な声で電話が切れる。
　いつも訪問の前に携帯に電話を入れ、家にいることを確認してから訪問に行く。おそらくそのときの履歴が残っていると、電話がきたと思い丁寧に折り返してくれるのだと思う。
　この電話の後は、「訪問を待ってくれているんだなぁ」と顔を思い浮かべながらいつも笑みが出てしまう。

　訪問看護はご本人のケアはもちろんだが、そのご家族との関係もとっても大切。ご家族のところに訪問に行っているように感じることも多い。
　80代パーキンソン病の男性。寝たきりで訪問看護を週5日利用されている。
　主介護者の奥様も80代で老々介護だ。
　訪問時間は90分だが、訪問中奥様はベッドサイドからずっと私に話しかけてくる。
　ご主人の体調のこと、自分の体調のこと、最近腹が立ったこと、おもしろかったことなど話す内容はさまざま。
　そしてケアが終了し帰ろうとする玄関先でも、乗り込もうとした車のところでも、別れの挨拶をしようと車の窓を開けたところでも、まだまだ話は続く。

　いよいよ次の訪問時間に間に合わなくなるため申し訳なく車を発車したところで、バックミラーを見るとこちらに向かって「ありがとう。気をつけてね〜」と手を振ってくれている姿に、私も思わず笑って手を振る。
　ご主人のために1日家で介護している奥様にも、訪問を待ち望んでもらえていること、必要とされていることを実感し、いつもパワーをもらっている。

　訪問がうまくいかないときももちろんある。
　50代高次能障害をもつ男性、訪問看護は週1回で入浴介助が目的だ。
　失語症があるため会話が時折かみ合わず、入浴は腰や足の痛みがあり、入りたくないため毎回断られる。いつもと変わりはなく元気なように見えるときでも、調子が悪いことを伝え断る態勢に入る。
　とある日も、「今日は全身が……」と何か言いたいらしい。
　「全身がどうしたんですか？」と聞くと「全身がみょうがです」と眉間にしわを寄せ真面目な顔できっぱり断っている雰囲気だ。
　みょうがって薬味の茗荷しか思い浮かばないし、全身が茗荷ならさぞかしいい香りがするだろうと想像して笑ってしまいそうになる。
　目的の入浴ができなくなってしまっては困るので、笑いをこらえた真剣な表情で、「全身みょうがは大変ですが、お身体診てみますね」といつもどおりにバイタルサイン測定をして、「身体は全く大丈夫なので入りましょう」と看護師としてのひと声で、ご本人の気持ちも納得し、スムーズに入浴完了。

その後会話を聞いていた奥様が，顔が人で身体が茗荷の人間のイラストを描いて私に見せてくれた。その絵は私が思い浮かべていたイメージそのもので仕事を終えた私は遠慮なく奥様と一緒に大笑いした。

ご本人も「夕食を食べて行けば？」とすっきりした表情で椅子に座っている。

帰りの車の中でも思い出して一人で笑ってステーションに帰った。

こんな些細な笑いは訪問しているとたくさんある。

たくさんの利用者さんから「やっぱり家がいいなぁ」という声をいただいたとき，私には思い出す方々がいる。

それは1年目の新米看護師として大学病院で働いていたころに，受け持ちをした50代男性で悪性腫瘍の患者さんとそのご家族のことである。

ただ一心に「家に帰りたい」「家に帰らせたい」とご本人，ご家族の願いがあったが，痛みのコントロールがつかないため，その願いをかなえられず病院で看取ることになった。

それでもご家族からは病室で最後を一緒に過ごせたことに感謝の言葉をいただいたが，やっぱり家に帰れなかったのには自分の力不足もあったのではないかとずっと感じていた。

そのころからご本人やそのご家族の希望をかなえるために，自分は何ができるんだろうと思いながら働いていたときに訪問看護を知った。

なんの迷いもなく飛び込んだ仕事だったが，そこには利用者さんやそのご家族が自分らしく家で過ごすことができるごく当たり前の日常生活があった。

そのふだんの生活の中に訪問看護師がかかわり，何に困っているのかを一緒に考えていくことができることに，病院では味わえないやりがいを感じている。

訪問看護には家で笑って過ごせる人を増やせる力がある。

ちょっとしたことで笑ったり，家族と共感できたりするところに，私自身が元気をもらい，心からこの仕事が大好きだと思えることに誇りをもって働いている。

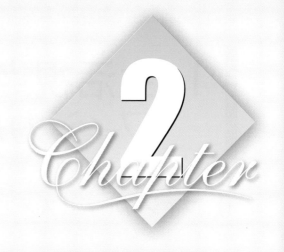

第 2 章
訪問看護における生活視点でのフィジカルアセスメント

1. 生活視点でのフィジカルアセスメント
2. 訪問看護におけるフィジカルアセスメント

1. 生活視点でのフィジカルアセスメント

1) フィジカルアセスメントを「看護」につなげる

　本書では，だれが訪問看護を行っても，ぶれることのない「標準的なアセスメント」（第3章，フローチャート）を確立し，そこから，どんな利用者であっても共通して活用できる「標準的な看護計画」の作成までを解説している。この看護計画はだれにでも当てはまるだけに完全ではなく（6割方の完成度），さらに個々の利用者の個別性を加味して，完成に近づけてもらう必要はあるのだが，標準化という意味では十分な内容である。こうした，標準的なアセスメントから標準的な看護計画へとつなげていく，いわば土台としてフィジカルアセスメントがあるものと思ってほしい。

　つまり，本章で解説するフィジカルアセスメントを用いて，第3章の標準的なアセスメントフローチャートを正確に判断していき，最終的な看護計画の作成までを行うのである。せっかくフィジカルアセスメントを行っても，それを有効に活用できていないことをよく耳にするが，ここでの目的ははっきりしている。あくまでも，最終的に看護計画を作成する，そのためにフィジカルアセスメントを行うということをしっかりと認識して，本章を読み進めてほしい。

　フィジカルアセスメントの具体的な手技については他書籍に譲るとして，ここでは，看護が「何を」「だれに」「どこで」「どの順で」「どう進める」のかということを切り口にフィジカルアセスメントの意義についてまとめている。自明の内容かもしれないが，ここを理解してもらうことが，フィジカルアセスメントの前段として最も重要なので紙幅を割いている。そのうえで，訪問看護におけるフィジカルアセスメントについてまとめた。この部分をしっかりと理解し，日々の看護につなげて活用してほしい。

2) 看護は「何を」するのか

①「看」：手と目でかかわる

　「看護をする」という言葉を耳にした場合，何が思い浮かぶだろうか。一般的には，清拭・体位変換・食事介助など，さまざまな看護の基本援助技術が思い浮かぶかもしれない。言葉に着目して言えば看護の「看」の字には「手」という要素が含まれており，一方でこの「看」という文字は「目」という意味も含んでいる。すなわち「手」と「目」をもってかかわることをさしているのだ。

　この場合，「手」に相当するものは，目に見える，つまり可視化されている「介入行為」である。では「目」は何だろうか。これは「観察」という行為である。「観察」は傍から眺めていると単純に「見ている」ことで，一見すると受け身的行為にとらえられがちである。しかし，目に光が届き網膜細胞が反応し，

その刺激が大脳の視覚野に届くということは，「観察」に必要なことであるがそれだけでは十分ではない。大脳視覚野に届いた刺激が「意味」を形成しなければ「見た」＝「観察した」ことにはならないのである。

「見た」ということは，光量が多すぎて縮瞳させる「反射」とは異なり，光による刺激が生じたことを自覚することであり，意識と結びついて「判断」という反応が起こされることをいう。言い換えれば，「観察」とは何かしらの「判断」を伴っていることである。「判断」といっても「好き嫌い」という情動レベルのものもあれば，「善悪」といった高度に抽象化されたものまでさまざまではあるが，いずれにしろ何かしらの「インプット」に対する判断結果としての「アウトプット」であることに違いはない。すなわち「観察」とは実に能動的な行為なのである。

②「判断」：何かを「分かる」ということ＝「分ける」

「分かる」という言葉は「分ける」に通じるものである。「判断」という言葉も本質は同じであり，判別の「判」と決断の「断」からなり，カオスから整序への作業である。「分ける」ためには，そのための方針が不可欠である。方針が定まればどのように，いくつに分けるかは自ずと定まってくるものである。逆に言えば，方針が定まらずして「分ける」ことは困難を極め，事実上不可能である。下記に「分かる」＝「分ける」の例を示す。

ここにセーターが数多く積んであったとしよう。これを分けてほしいと言われたらあなたはどうするであろうか。1枚目を手に取って「これは赤いセーター」，次は「青いセーター」，3枚目は「真冬用の厚手のセーター」，4枚目は「ピンクのセーター」，5枚目は「春物の薄手のセーター」…。このようにして「作業」が終わったとしよう。果たしてこれは「分けた」といえるだろうか。このままでは，方針が「色」と「生地の厚さ」の2つに分断され中途半端である。

これを「色と生地の厚さで分けました」というのは，分ける際に「組み合わせをする」ということの真の意味を理解していないということである。確かにセーターは色で分けることもできるし，生地の厚さで分けることもできる。とりあえず色で分けて，その後生地の厚さで分ける（もちろん逆でも構わない）ことが「組合せ」である。しかし，そのつど，色で分けたり，生地の厚さで分けたりするのは，いわゆる行き当たりばったりであり，これでは，分類の「組合せ」ではなく「混用」である。この両者は似て非なるものであり，きちんと区別しなければならない。何をもって分類の「方針」とするかが定まっていないと容易にこのような結末になるのである。例えば方針として，季節による衣替えのために分けるのであれば，優先すべきは生地の厚さであろうし，服のコーディネートを楽しむための分類ならば色を優先させるという具合である。その両方を方針とすれば，生地の厚さによって季節に合わせ，さらにそれらを色別に分けておけばよいのである。

また，とりあえずこれらのセーターを「色」で分けるとしよう。赤いセーターと青いセーターは別々にするであろうが，ピンク色のセーターは赤いセーターと一緒にするか別にするか検討の余地がある。これに対しては方針が定まっているか，あるいは分類の群数にめどがあれば解決する（解決せざるをえない）ものである。コーディネートに際して暖色系と寒色系とモノトーン程度に分けるのであれば赤もピンクも仲間である。しかし，スタイリストのようなきめ細かなコーディネートをするためならば赤とピンクは別にしておくべきであろう。あるいは，分類をいくつにするかで考えれば，セーターを色で3

種類に分ける場合，赤とピンクは同じ分類が妥当であるし，100分類するというのならば別々に分けるだろう。

このように「分ける」という作業は「何のために」がいかに明確になっているかで精度が決まってくるものである。言い換えれば「何のために」がない分類は，分類としての意味がなく，また不可能であろう。頭の中で「判断する」ことも同様で，目的のはっきりしない判断は，「ゴールがどこにあるのかよく分からないマラソンをせよ」ということと等しく，意味のない行為なのである。アセスメントを考える際，まずこのことを意識していただきたい。

③診断と判断

「判断」には必ず目的（ゴール）があってしかるべきである。では，判断の例として，医療場面での「診断」を考えてみよう。

今ここに呼吸が楽でない患者がいるとする。この患者の「診断」は何をもってすればよいだろうか。

治療方針を決める役割がある医師にとっては「肺炎か否か」だけではなく，「感染性」か「非感染性」か，さらには「細菌性肺炎」なのか「ウイルス性肺炎」なのかまで判別できなければならない。そして「細菌性」であった場合には，何菌による肺炎なのかまで判断できなければ適切な薬物選択ができない。一方で呼吸を安楽にするためのケア方針を定めるのであれば，起炎菌にまでこだわらなくてもよいかもしれない。だからといって肺結核とそれ以外を区別しないのも療養環境調整のためには困ることである。

すべてに共通する揺るぎない基本方針は「対象者の状態の把握」である。よって医学診断名はこの状態把握に大きな貢献をするであろう。しかし，それはあくまで手段であることも忘れてはいけない。同じ「脳梗塞後遺症」であったとしても日々の生活状況はさまざまである。一方で脳梗塞の既往があることを知っていることは予防のためにも非常に有意義でもある。

上記の肺炎の例のように，ただ単にきめ細かいことが必ずしも求められるわけではない。しかしながら，必要な対応のための判断は不可欠である。すなわち「診断」や「判断」はあくまで手段，方法論として，その先に何を求めるかに合わせて行う必要があろう。必要以上に求めても労力の無駄になるわけで，患者や医療者のエネルギーの無駄遣いを避けることも必要不可欠な臨床実践運用能力である。つまり「いい加減」では困りもので「良い加減」であるべきなのである。

④呼吸音の「判断」の仕方

「フィジカルアセスメント」で絶対に欠かすことのできないものに「呼吸音」の判断がある。呼吸音の判断はどうしたらよいかを考える際に，上記に基づいて考えてみたい。

そもそも呼吸音は何のために判断する必要があるのか，である。これは当然のことながら，「対象者の状態の把握のため」である。そうした場合，自ずと何がどの程度に分類されているべきかが定まってくるものである。これに関しては世界中の呼吸に関する専門家同士で何年にも渡って検討がなされ，すでに1985年に合意形成がなされている（図2-1）。

したがって呼吸音の判断の「仕方」については現時点で私たち自身が思い悩むことはない。十分に検討されて確立した分類を正しく運用できればよいのである。道路にある信号で「進んでもよい」の色

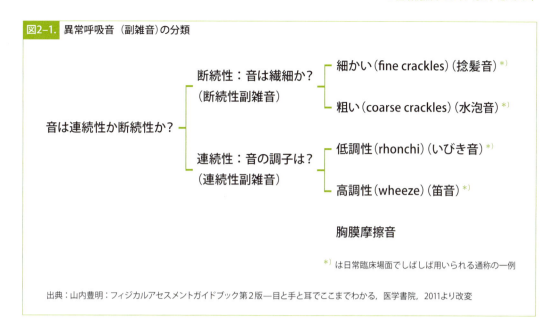

図2-1. 異常呼吸音（副雑音）の分類

出典：山内豊明：フィジカルアセスメントガイドブック第2版—目と手と耳でここまでわかる，医学書院，2011より改変

を「青」というか「緑」というか，あるいは「エメラルドグリーン」というかを迷うものではない。あの類いの色は（多少違いがあったとしても）「青」として扱うべきことである。呼吸音も個人の感性として同じ・違うで扱う次元のものではなく，十分に検討された結果としてのコンセンサスに基づいて「分けて」いくべきものであり，個人的主観に左右されてはならない。

⑤観察―介入―観察：「手を出さない」という介入もある

看護介入という言葉がある。これは看護の観点からの介入ということであるが，介入とは必ずしも手を出すばかりではないと考えたい。前述したように介入行為と認識されやすいものには可視化された「行動」があることは容易に理解できよう。しかし，実際に行為がなされる前には必ず観察が行われるべきであり，さらに行為の後にも必ず観察が行われるべきである。したがって，観察―介入行為―観察は本来切り離せない一連のものである。ただ前後の「観察」というものが意識されにくいということであろう。

この「観察―介入行為―観察」は無意識に行われている。看護計画が立案してあっても直前に対象者の様子や気持ちの変化があれば，計画どおりケアを進めないことも多々ある。また介入した後の様子を看ていないということもあるまい。しかしそれらを意識しているかどうかは別問題である。

ここに大きな鍵がある。「行っていない」ということと「行っていることを意識していない」ということは当然ながら別のことであるが，同様に「行っている」ということと「行っていることを意識していない」ということも別のことである。「行ってさえいればよい」のではないはずである。本来は行うべきことを行い（行わないべきことを行わず），それをきちんと自覚する必要がある。「する」だけが介入ではない。「しない」ということも同等に大切な介入であり，肝心なことは，そのことについて明確な意識をもつことである。

極言すれば「看護は観察に始まって観察に終わる」のである。

3) 看護は「だれに」するのか

①看護の対象

　看護の専門職として身体の観察である「フィジカルアセスメント」をなぜ必要とするかということを考える場合，そもそも看護にはどのような本質的な役割があるか，ということも同時に考えなければならない。看護では人という動物，物体を診るのが最終目的ではない。対象となるその人は「生活」をしているわけであり，生活をしている者としての対象をどう支えるかということが本質にあると考えられる。これは看護に限らず医療すべてに通ずる大原則である。

　この「生活者を支えること」をかなえるためにいろいろな方法論がある。例えば，社会福祉士は個人の生活と社会とのかかわりを調整するという支援を通して支えていくことが任務であるし，あるいは医師は観血的治療や薬物療法という手段を用いて，リハビリスタッフは心身の使い方の調整という方法論を通して，栄養士は心身の調整のために栄養という側面からその人の状況を整えるという方法を用いて，それぞれ，対象者を支えるべく機能するだろう。看護はこうしたさまざまな方法論を見渡し，調整して療養環境を整えることを通して，対象者が最善に向かう支援を行うものである。

　最善のゴールに向けて，看護では，生活を見ること自体も必要であるし，生活を成り立たせている人自体を看ることも必要であるし，それから人が生きていくためのさまざまな環境や状況を見る力も必要である。つまり広くさまざまなところに目を配らせていなければできない仕事であり，非常に包括的な視点を必要とする役割なのである。

②「生活者」のとらえ方

　続いて，暮らしをしている人を支援するということが看護の中核的本質的役割であると考えると，この役割が目に見える行為に現れやすい場面は，生活の中での支援活動であろう。そのためには，例えばきちんと食事ができているのだろうかや，自分で自分の身体を清潔に保つことができているのだろうかといった観察が不可欠である(第3章3にて解説)。このように「日常生活動作(ADL)」という観点で観察を整理しようとすれば，ある意味，非常に理解されやすく整理しやすいと思われる。

　私たちは，離れ小島で1人ぼっちで暮らしているわけではなく，必ずだれかしらと関係をもちながら暮らしている。自分以外とのやり取り，周りとのかかわりがどうなっているのか，生活に深くかかわるところでもあり，このあたりへのかかわりが一番看護らしくもみえる。そういう観点で，対象となった者をどうとらえるか整理をしてみると，観察事項にはいつも重複するものがあることに気がつく。

　例えば，きちんと休息がとれているかをアセスメントする際に，何が観察として必要であろうか。身体を休める際に「今日たくさん歩いてきたからすごく疲れた」と，風呂に入って足を揉みほぐすかもしれない。「たくさん歩いてきたから疲れただろう，ゆっくり休んでいいよ，風呂から上がったら起こしてやるから」といってヒラメ筋を緩めるかもしれない。しかしだからといって「心臓くんご苦労さま」と，心臓を休ませることは不可能である。また例えば，毎週楽しみにしているサスペンスドラマを，息をのみハラハラした思いで観ていたら呼吸をするのも忘れていたということもないはずである。

　このように考えてみると，何かをしようと思い自分で意識をしながら使っている身体のしくみという

ものと，自分の意志とはかかわらないようにして自動的に働いている身体のしくみがあるものと考えられる。自分の意志とはかかわらずに営まれている身体のしくみというのは，下手に意志がかかわると危ないからであろう。例えば夢中になって本を読んでいたら，気がついたら心臓を動かすのを忘れていた，などしたら一大事である。

下手に意志がかかわらないようにしていると考えられる機能は，その働きが成り立たなかったら生きるか死ぬかのラインを超えるようなものである。生命維持に直結するようなしくみというのは，自分の意志から隔絶されたレベルで営まれている。そしてそれらはすべて身体機能の根幹にあるものである。このためそれらはすべての生活場面でもかかわってくる。身体を休めようとしたり，運動しようとしたり，食事をしようとしているときであっても，必ず呼吸はしているし，腸は働いている。寝ているときも栄養の吸収は行われている。気合いで腸蠕動をとめてみようとしてもできることではないのである。

このように考えてみると，さまざまな生活の場面があるが，生活を成り立たせている共通の根本には，「生命体として命を維持できている」ということが（当たり前のことであるが）あると言える。

よって，生活をする人を支援するために生活の観点で見ていった際，それらの共通の基盤にあるものは，あらゆる生活場面にかかわってくる。つまり，生命維持に関する観察事項は毎回重複するのである。

③さまざまな看護理論

私たちが看護として対象者である患者に出くわした際に整理する整理の仕方はさまざまある。例えば，人にはさまざまなニーズがあり本来そのニーズが満たされているのがあるべき姿であるが，それがかなえられていないときにどうしたら私たちが力になれるかというような観点で整理を試みたのはバージニア・ヘンダーソンである。また，本来，人間は自分で自分のことができるはずなのだけれど，それが思わしくないときにそれに対してどのようにサポートができるかという観点での整理の仕方を提案したのがドルセア・オレムであり，これがセルフケアの考え方である。本来人間は自分の身体が不調になっても良い状態にあろうとするポテンシャルがある。もしもそれを邪魔しているものがあったら，それを取り除くということこそ私たちのアプローチではないかと説いたのがフローレンス・ナイチンゲールである。

社会生活を送る存在として周囲とのかかわりの中での意味や価値観に個人の営みが深くかかわっていると考えたのはマドレイン・レーニンガーであり，私たちを生活行動によって12に分類したとらえ方を提唱したのがナンシー・ローパーである。

これらすべてが人間観であり，看護観であり，どれが正しい・間違いという次元で語るものではない。分類にとって，何を考え方の根本にするか（上位概念）の違いでしかない。

④生活機能の階層モデル（山内）；生活者としての成因の階層性（「生きていく」層―「生きている」層）：意志によるかかわりが「できる（する）」層―「できない（しない）」層

③で解説した看護理論はどれが正しい・間違いということではない。どれも整理の仕方のひとつで

あり，根本には暮らす人びとという普遍性があろう。その意味で生活という観点で見るのはふさわしいとは思うが，その観点で区切っていってしまうと，②で述べたようにすべてにかかわってくる観察項目の重複が避けられないことになり，それぞれの生活行動項目において，自分の意志で行うしくみと自分の意志にかかわらないしくみとが混在し煩雑にもなる。そこで生活者としての人をどのようにとらえるかに関して新たな考え方を以下に提唱したいと考えるものである。

　ヘンダーソンのニーズの考え方の元になったのは，マズローのニーズの階層説である。このマズローのニーズのヒエラルキーは，人にはさまざまなニーズがあるが，みな横並びではないとする考え方である。例えば栄養が欠けて餓死したくないというニーズや寒い所で凍えたくないというニーズもあれば，恐竜に襲われて餌になりたくないというニーズもある。その一方で，自分はこのような人間になりたいという欲求もあれば，こんな存在であると認めてほしいという欲求もある。これらはすべてニーズではあるが，全部が横並びではないであろう，とする考え方である。安全に対する欲求が十分満たされないうちは，自己実現や承認の欲求は低くなるといったように，ニーズには階層性があるとしたのがマズローのニーズのヒエラルキーである。つまり安全の欲求が満たされさえすればよいとは言えないが，その根本にある基本的欲求が確保されなければ自己実現や承認の欲求もとても危ういものになってしまうという考え方である。

　生活をする人を支えるという視点もとても大切であるが，その根底にある生き物として生命が維持されているというところも同時に見る必要がある。生活が生活がと言ってもそれを営む対象者自体の身体そのものが危うければ話にならないのである。このうち生活の部分を絞り込んで重点的に見る場合もある。そこに特化して専門としているのが社会福祉系専門職であり，あるいはリハビリテーションの専門家である。生活にかかわる日常生活に必要な大まかな動作のために理学療法士が機能し，またあるいは箸を使ったり，字を書いたりするという，まさに人間らしい社会生活にかかわるところのトレーニングのために作業療法士がかかわったり，周りとコミュニケーションをとるための言葉の操り方をトレーニングするために言語聴覚士がいたりするとも考えられる。

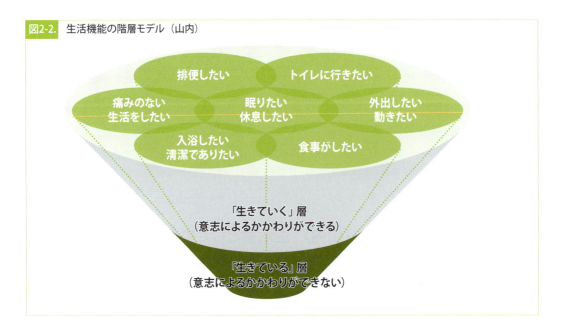

図2-2. 生活機能の階層モデル（山内）

まとめると，呼吸循環というのは私たちの意志にかかわって働いたら困るものである。そのために意志にはかかわらないようにされている。一方，例えば身体の動きなどは意志とは関係なく勝手に動いたら不随意運動であり，これはまた不都合なことである。これらの両方を見ているのが看護である。私たちには生活行動をとらえるという役割機能もあるが，一方で生死を分かつかもしれない危険から対象者を護るためにその状態や状況を見張る（モニターする）ことも大きな役割である。広い視野で見据えて確実に保証していくことができる力があることこそが看護であろう。つまり看護には広さも深さも不可欠なことなのである。

このように「生きている」層（意志によるかかわりができない）と「生きていく」層（意志によるかかわりができる）に分ける整理の仕方を「生活機能の階層モデル」として提唱するものである。私たちは身体も生活もどちらもとらえることができなければならないのである（図2-2参照）。

看護はこれらの心身や生活に縦横にかかわるものである。仮想ではなく実在としての心身をもって生活という行為をなしている。それを「身」をもって行動を具現化する（フィジカルヘルス），「心」をもって内的世界を構築・操作する（メンタルヘルス），生活者としての周囲とのかかわりにも応じる（医療機関，在宅，環境），生活者としての個人歴という時間の軸にも応じる（ライフサイクル），という多側面がある。また各々の中でも優先順位があるものである。その優先度の考え方はすなわちしかるべきヒエラルキーであるべきであり，その優先度を適切にアセスメントできるかどうかこそがポイントとなると考える。

4）看護は「どこで」するのか：場に「集まる」のか，場に「集める」のか

①病院・在宅で医療ケアを受けるということ

私たちが機能する多くの場面は目の前に患者がいる臨床という場面である。そして，今日臨床は医療機関内とは限らず広く生活の中で展開されている。ところで，医療機関内で暮らしたいと思って生まれてくる人はだれもいないだろう。本来はみな，自分の生活をマイ空間でマイペースに送りたいと思っているであろう。しかしながらそれでは身体に危険が生じると予測される場合，日常と違う不慣れな空間ではあるが，身を置いていただきたいと提案するのが入院の勧めである。また，入院するほどではないのだが，だれかが少しあるいは頻繁に様子を見る必要があるような場合には在宅・訪問看護というしくみが用いられる。つまり，医療機関にわざわざ入院しているということは，在宅にいていただけるほどは安定しておらず，それなりの危険を予見しているため，入院という不自由な生活形態を営んでもらっていると考えられる。

つまり急に身体の調子が変わったりしたときに，素早く気がついて迅速に対応する必要がありそうな対象者だから入院するわけである。ということは，医療機関でケアを受けている患者は常に急変があってもおかしくないと，ある程度予測される対象者であるということになる。そのような状況にある対象者の急変に気がつけなければ，日常生活のことにいくら気の利いた提案ができても，それは私たちの任務が果たせていないことになろう。急変に気がつきさえすればいいとは言えないが，かといっ

て気がつき損ねてはならないことなのである。
　このようなことからも，まず優先すべきことは，急変に素早く気がついて適切な対処に結びつけることができる力である。これをなくしてしまったら私たち医療の専門職としてのアイデンティティが薄くなってしまうであろう。

②訪問看護に必要不可欠なアセスメント

　病院等の医療機関ではなく「在宅にいる」という意味は，ひとときも目が離せないほどの急性期ではないが，かといって医療ケアから離れるわけにもいかない程度のかかわりが必要であると考えられる。昨今の医療を取り巻く目まぐるしいまでの医療体制の構造変化によって，かつて医療機関内で療養生活を送っていた状態のままでの在宅移行を余儀なくされている。そのために，在宅という場は穏やかな療養の場であるべきものが，入院施設の延長のようにみなされてきているのも現状である。

　すなわち超急性期ではないが，亜急性期程度は十分ありうるような現状であり，医療が不要になっているわけではない。本来在宅で療養するとは生活の調整が主体となる「生きていく」層の支援がメインとなるはずである。そして生死に直結する「生きている」層に対する支援は，そもそも在宅では背景的なものである。多少のバランスの変動はあるにせよ，やはり在宅での支援は生活との折り合いのつけ方へのサポートが前提にあろう。

　しかし，上述の社会情勢の変化にも多少影響はされているのだが，本質的に医療としてかかわるということは「生死にかかわる」ことについて無責任ではいられない。だからといってすべてを在宅で運用することも現実的に不可能である。

　したがって，在宅で働く専門職は「生きている」層が怪しくなったら速やかに医療機関につなぐという大きな任務がある。そのためには，「生きている」層を適切にモニターできなければならないのである。一方で，医療機関内ではないことについての価値も提供する必要がある。経済的・財務的理由によって本来療養を受けるべき場所から追い出されたというのはおかしいことではある。しかし，もっと根本的なことを考えれば，医療機関で過ごすことを望んでいる者は本来いないはずである。そう考えるとその人の生活空間に必要なリソースを届けるほうがより望ましいものであり，そこにこそ在宅での医療展開の真の価値があると言えよう。このように状態や場による相互作用を考慮した「生活機能の階層モデル」に基づく階層式のアセスメント体系はまさに有意義であり実践的であると考えられる。

5）看護は「どの順に」行うのか

①優先度の考え方

　急変のみならず，私たちが対応を先送りにできない「優先度の高い状態や状況」とは何かを明確にしていかなければならない。これについては，心身ともに「深刻度」「変化速度」「頻度」軸の組合わせによる成果物（Priority Body）という考え方を提唱したい。図2-3に3次元モデルとその例を図2-4，図2-5に示す。「優先すべき」と感じることの下位にある概念としては，深刻度（状態・状況の程度の「ひ

1. 生活視点でのフィジカルアセスメント

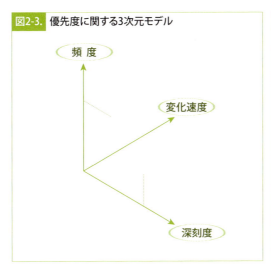

図2-3. 優先度に関する3次元モデル

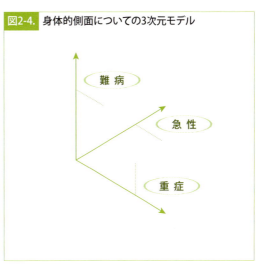

図2-4. 身体的側面についての3次元モデル

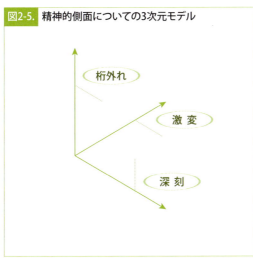

図2-5. 精神的側面についての3次元モデル

どさ」)，変化速度(状態・状況の進展の「速さ」)，頻度(単位時間あたりの対応を必要とするかかわりの「頻繁さ」)からなると考える。それぞれは全くの独立因子ではなくそれなりの交絡も想定される。各々の因子の比重は元にある状態や状況で異なるものでもある。

例えば喘息発作の場合，発作の起こる頻度，いったん発作が起こった場合にその重篤度，適切な対処までの時間的余裕，のいずれも総体としての優先度を大きく左右し，それらの総体としての位置づけが「優先度」として認知されていると考えられる。これらの中には，これまでの発作頻度を月に何回というように，あるいは発作時のピークフロー値として半定量化するように試みたりすることもあるが，各々交絡しつつも独立的にも影響を及ぼしうるものでもある。

メンタルヘルスにしても同様である。うつ状態を例にすれば，どのくらいの程度のうつ状態がどのくらいのスピードで出現進展し，その出現頻度はどの程度かによって対処は異なると考えられる。これらを総体として経験知としてレファレンスできる状況にあった場合に適切にアセスメントができているとみなされよう。

6) 看護を「どう」進めるのか

①アセスメント

看護活動を展開するにあたり，観察なしでは始まらない。それは「判断する」すなわち「分かる」ことが不可欠であるということである。その際に何のために判断するのかという方向性が重要になる。そ

れはこれまでにも論じてきたように、対応すべきことの優先度を決めるためであると言えよう。そして、これまで判断と述べてきたことは最後の決断としての断ずるという一時点をさす言葉のようにもとらえられかねないが、実はその一時点に至るまでに、目的に合わせた一連の情報収集とその吟味があり、根拠なき判断は「思いつき」と変わらないものである。

この一連の思考過程を総称して「アセスメント」ということに異論はないと思う。この「アセスメント」を身体に現れた情報に対して行うのが本来の「フィジカルアセスメント」である。

②フィジカルアセスメントについての大いなる誤解

「フィジカルアセスメントとは頭のてっぺんから足の先まで系統的に診ることである」とか、「アメリカのナースは毎朝頭のてっぺんから足の先まで診ている」などと平気で嘘が書かれているのを見て驚いたことがある。これは明らかな間違いである。いくらマニュアル化されているアメリカでの行動様式でも、自分の受持ち患者を毎朝頭のてっぺんから足の先まで診てはいない。入院しているからにはそれなりの理由があり、申し送りではそれまでの状況説明がある。それにもかかわらずそうした重要な手がかりを全部無駄にしてまで上から下まですべて診るということはしない。ヒントがありながらそのヒントを無駄にし、かえって分からなくしてしまうようなやり方はしないのである。本項の文頭にあるような記述を見ると、その文章の書き手は全く臨床を知らない人ではないかとさえ疑いたくなる。臨床家としての常識的な感覚があるならば、こんなことがあるのかしらと思うほうがむしろ正しい感覚である。つまり私たちがふだんやっていることで全く問題ないのである。

もうひとつ間違いやすいことは「フィジカルアセスメント」と「フィジカルイグザミネーション」の混同である。イグザミネーションというのは実際に情報を手に入れる手段の部分でしかない。自動血圧計で血圧を測ることがイグザミネーションである。例えば自動血圧計があり、だれかの腕を入れてボタンを押し測定をしたとしよう。もし「220／120」と表示されたとしたら、私たちならばハッと思うはずだ。すぐさまその人の顔色を見たり、「大丈夫ですか、具合悪くないですか」などと尋ねることであろう。場合によっては「もう一度測ってみませんか」と促すかもしれない。しかしながら自動血圧計は「220／120」との表示を出しているだけである。

また、私たちであれば、「ふらついた」という人がいたら「ちょっと血圧を測ってみましょうか」と提案をしたりもするが、ふらついた人がいそうだからといって自動血圧計がかってに病棟を走り回って、自動的に腕にまとわりつくわけではない。

どのような人や状況の場合に血圧を測るべきかという適切な判断ができて、実際に測ることができて、測った値をきちんと用いることができるからアセスメントなのである。どういう手順で測定するかは手技の部分であって、それ自体はイグザミネーションという。イグザミネーションができなければ困るが、イグザミネーションがいくらできても使い物にならないのである。

③手順に終始しない

フードプロセッサーや電子レンジという調理機器がある。そのフードプロセッサーや電子レンジの取扱説明書を端から端までなめるように読んだだけでは料理はできない。料理をするためにはフードプロセッサーを使うのがよいか、電子レンジを使うほうがふさわしいのかということを見極め、ある

程度料理の手順を分かっていなければならず、説明書を読んだからといって、料理ができるようになるものではない。

こうした器具は、あくまでも料理をするための道具にすぎない。

上記と同様にイグザミネーションをアセスメントと間違えている場面がときどきある。さまざまなイラストやきれいな写真が並べてある技術書を見ると、それをまねすれば自分にもできそうだと思ってしまいかねない。しかし、この手技は何を確かめるために用いるのか、これをやった後どうしたらいいのか、などが分かっていなければ、単なる取扱説明書を眺めたことにしかならないのだ。私たちのすべきことはアセスメントであり、プロとしての仕事である。ゆめゆめイグザミネーションをするだけの機器に成り下がってはいけない。

④「フィジカルアセスメント」となるためには

夕方になってお腹がすいてきたとしよう。台所に向かって「今日の夕飯はどうするの？」と聞いたら「お料理するわよ」と言われたとする。これでは夕飯に何が出てくるか分からない。そこで「夕飯は何なの？」と尋ねると、「おでんをつくるわ」と言われたならば、どういうものが出てくるかおおかた予想はつくであろう。おでんということになれば、大根やはんぺんというように、どういう具材が入るか、おおかたの予想がつく。では、大根が入るからといって、大根が1本丸ごと入っていたら困りものである。なにかしら調理してほしい。だからといって大根を銀杏切りにされても困るであろうし、味がよくしみるようにといって、桂剥きにして湯葉掬いみたいなおでんがでてきても困りものである。やはりおでんならば、大根はこれくらいの厚さに切って面取りして隠し包丁入れてと、おでんにふさわしい調理の仕方がなされ、味を調えてほしい。

「フィジカルアセスメント」もこれと同じように考えられる。例えば、実習生が「今日の実習計画は受持ち患者のフィジカルアセスメントをしたいと思います！」と言われても困るであろう。それは「今日の実習計画は患者さんのケアをしたいと思います！」というのと同じくらい抽象的な表現であり、これでは全く具体性がない。

「フィジカルアセスメントをする」という動詞はありえない。具体的に何をアセスメントするのか明確でなければ何もできないのと同じである。

例えば呼吸音を評価したいということになれば、さわったり、なめたりしても分からない。音を聴くという方法論が当然選択される。音を聴くという場合に、「音波が聴覚を刺激している」ということと「聴診をする」ということは、目に見える動作は一見すると同じに見えるかもしれない。しかし何が違うかというと、聴いた音の意味づけができているかどうかである。したがって聴くという目に見える動作の問題ではなく、それで何を分かろうとしているかということこそがアセスメントの成否を決めているものなのである。

⑤フィジカルアセスメントができるようになるための鍵

目に見える動作の部分は研修等で学ぶことでまねをしやすいものである。実はもっと大事なことはその前後のところの押さえができているかである。いくら動きができるようになっても実践では使えない。ここでは、いかに前後の部分が正しく押さえてあるかが鍵となる。フィジカルアセスメントのフィ

ジカルとは「身体的な」という意味であり，アセスメントとは「情報を意図的に収集してきちんと意味づけできる」ということである。意味づけするとは何かといえば，ひとつずつきちんと決めていく，判断をしていくことである。判断ができなければ，見っぱなし聴きっぱなしといったことになりかねない。

つまり，ポイントはきちんとアセスメントができるかどうかに尽きる。アセスメントができるとは，そこに「何かあるぞ」と気がついて，気がついたことが何であるかをきちんと吟味することができ，それをきちんと表現することができるということである。いくら分かっていても黙っていたら，分かっているかどうかを他者に分かってもらえないのである。

例えば，急変があった際にそばにいたとしよう。「どうして分からなかったの?」と言われたときに，「分かっていましたよ」と答えたら，次に言われる台詞は決まっている。「何で言ってくれなかったの?」である。つまり分かっているか，分かっていないかは，その人自身が情報として発信してくれなければ，周りの人がかってには把握できないことなのである。

自分が「分かった」ことを人に伝えるところまで「アセスメント」としてすべきことなのである。分かっていればいいということではない。人に分かってもらうところまで責任をもたなければならないということだ。そうしないとアセスメントができているとは言えない。一番重要なのは，頭の中で整理したことをどうやって人と共有するかという点である。そこを押さえておくことこそが「フィジカルアセスメントの鍵」なのである。

つまり，アセスメントする者は，みなが分かりうる共通の言葉で「きちんと伝える」ということまで責任があるのである。それができなければ，アセスメントをしているかどうかを評価しようがない。分かっておしまいではない。だれでも使える形にまでして，はじめてアセスメントができたということなのである。臨床の現場では，この部分がかなり怪しい人が見受けられる。実践運用能力向上の勘所はまさに「正しく伝えることができる力」なのである。

⑥標準化と画一化

似て非なる言葉に「標準化」と「画一化」がある。「画一化」は「均一化」ともほぼ同義に扱われる。「画一化」はできるだけ避けるべきことであるが，「標準化」は絶対に推進しなければならないことである。よく個別性が叫ばれるが，標準化なきところに個別性はありえない。

服でたとえてみよう。大柄な人も小柄な人も，ふくよかな人も華奢な人も，とにかくこのワンサイズしかないので，この服を着よ，というのが「画一化(均一化)」である。一方で体格にある程度合わせてLサイズ，Mサイズ，Sサイズがあり，そのうえで袖丈を詰めるような着方が「標準化」である。各自に一番フィットするのはすべてがオーダーメイドの服であるが，そうすると，この首周りに対してこの袖丈というのは，この人ならではのことなのか，あるいは他の人でもその程度なのかは分からない。つまりこのことは，この利用者に個別的なことなのか，他の利用者にも見られることなのかは，「標準」がない限り永遠に分からないのである。

訪問看護の場面でも同様である。その利用者の療養環境や状況ならではのことなのか，ほかでもあるようなことなのかは，適切な標準化がなされていなければ解決できない。つまり標準化があるからこそ「個」がよくとらえられるのである。

⑦説明すること

　私たちは専門職であり，ただ単に実践ができればよいのではなく，実践することについて説明できなければならない。私たちのケアを「買ってくれる」人に対して，説明して，納得してもらうことのできる力がどうしても必要なのである。「フィジカルアセスメント」についてはこれまでも必ずや実践しているはずであるし，臨床経験をしていれば，「フィジカルアセスメント」をやったことがないという人はいないはずである。ただ，「フィジカルアセスメント」に対する誤解があり，頭のてっぺんから足の先までみんな診ることだと思い込んでいる場合は別である。

　重複になるが，フィジカルというのは「身体的な」という意味であり，アセスメントとは，どういう情報を必要とするかということを自分で考えることができ，その情報を実際集めることができ，それを使うことができることなのである。

　今までに，例えば「今日この患者を清拭しよう」と思っていたが，朝，患者の様子を見に行き，「あれ？　今日はやめたほうがいいかな」と考え直したりしたことはないだろうか。これもきちんと観察してそれに伴って行動しているわけである。ただ，なぜ，今日やろうと思ったことをやめようとしたのか，そのことについてきちんと説明できなければ，適切なことをしているかもしれないが，プロとしての説明責任を果たせていない。きちんと説明できたうえでするということが大事である。そのためにも論理的に説明できる必要がある。数をある程度こなせば技術的な部分は，身体が覚えてくるだろう。しかしそれを丁寧に説明する力というのは，まとまった時間を確保して勉強する必要がある。ふだん当たり前にできていることを説明することはかえって難しいものなのである。

　例を挙げると，歩くとはどういう動作であるかと尋ねられた際に，歩いてみせることはとても簡単だ。しかし，「歩くこと」をうまく説明できずに，とにかく歩けるようにしたらいいというのでは，歩行動作が思わしくない患者に対して，どのようなケアがふさわしいか，どのようなところを観察して，どのようなケアを提供したらよいかということと比べて，あまりに大雑把な説明である。このように，簡単にできていることだからこそ，説明することはかえって難しいが，それをやらなければ専門職としての役割を十分に果たしたとは言えないのである。

　ここまで，看護が「何を」「だれに」「どこで」「どの順で」「どう進める」かを解説してきた。訪問看護を行ううえで重要なことは，行っている，行っていないという意識をもって観察し，それを正確に判断し，そしてそこで得られた情報を正確な言葉で他者（医師や同僚の看護師）に伝えることである。ここまですることがフィジカルアセスメントの意義である。

2. 訪問看護における フィジカルアセスメント

1) 前提として押さえておくべきこと

①訪問看護における共通言語化

　訪問看護という実践では，同行訪問でもしない限り，その実践場面を知るのは訪問した看護師だけである。また，利用者は訪問看護師を個人指名するのではなく，訪問看護ステーションにケアを委託する。ステーションによっては担当制で臨んでいるところも少なくないだろう。しかしながらすべてのスタッフが24時間いつでも担当者として対応できるとは限らない。

　そうなるとステーションとして委託を受けている場合，たとえ担当制であったとしても，情報は担当者だけのものではなく，スタッフ全員で共有できなくてはならない。それには，言語体系の共有が不可欠である。本来的には訪問看護にかかわる専門職全員が地域を越えて共有化を図りたいところである。なぜならば，利用者情報はかなり広範囲で情報交換されるのが当たり前の時代になっており，利用者自身もさまざまな事情で地域をまたいで活動・移動するのが珍しくもなくなってきているからである。

　理想を言えば日本全国どこでも同じ言語体系での情報交換ができるべきである。しかし，現実には同じステーション内でも言葉の標準化がなされていない。これはかなり深刻な問題である。理念との接点としてはステーションを越えた，ある程度の地域をカバーする広域での共通言語化が推進されることが望ましい。グループ化をしているステーション同士ならば，相互に共通言語で情報のやりとりができ，利用者にとっても複数のステーションからなる大きな安全網に守られることになり，訪問担当者にとっても標準化された情報を得ることでたとえ訪問自体は1人で行ったとしても広く仲間による支援が得られることを実感できるだろう。こうした言語や情報の共有化が前提として重要である。

②呼吸音評価のポイント（図2-1 P.49）

　呼吸音の評価が難しいのは，実は音の聞き分けの問題ではない。分かっていることをどのように述べたら，他人と間違いのないやりとりができるかどうかなのである。だから呼吸音のアセスメントに強くなろうと思ったら，音を聴けばいいという問題ではない。聴いた音をどう分けてなんと呼ぶかについての正しい知識の整理をしたら，ほとんど解決するのである。何かを学んでいくときに，どこが問題になっているかというところが明確でないと，ひたすらやみくもに練習しても効果は期待できないのである。ポイントは評価に用いる言葉を標準語で正しく用いること，すなわち呼吸音評価の共通言語化なのである。

③優先すべきことは何か

　私たちは同時に複数のことを行うのは不可能である。あらゆる事柄に優先順位というものがあり，状況に合わせてそれらを瞬時に切り替えているのである。

　訪問看護の場面でも適切に優先度を判断する能力は最重要である。たしかに急変の可能性が高くないからこそ在宅という療養空間にいるのではあるが，医療的なかかわりがあるということでは，全く安心できるわけでもないのである。その意味からもやはり「生きている」層のアセスメントが最優先されよう。つまり「生きている」ことについてのモニター機能である。

　この「生きている」状態を維持するために，酸素の供給・体温の維持・栄養の確保の機能があるが，中でも時間的に一番許容範囲が狭いものが酸素の供給不足である。したがってこの酸素の供給を成り立たせている「酸素の取り込み（呼吸）」とその「運搬（循環）」は何よりも優先して機能が維持されていることをモニターしなければならない（第3章2にて解説）。ここで言う「優先する」とは，真っ先にそして最も頻繁にという両面についてである。

④何をアセスメントすべきか：できないこと・できること，すべきこと・しなくてもよいこと

　フィジカルアセスメントをすれば何でも分かるわけではない。できないには2種類あり，やればできることと，やってもできないこととがある。

　つまりできないと思ったときには2つ理由があって，自分がまだ訓練や経験がないからできないことと，努力をしても，人である限りだれがやってもできないことがある。できないことをできないといって自分を責めてもそれで改善するものでもない。できることとできないことをまず明確に区別をする必要がある。

　また一方で，どうしてもやらなければならないことと，やらなくてもよいことがある。とりあえずこれもやっておこう，あれもやっておこうとしがちである。やらないよりはやっておいたほうが自分が安心できるかもしれないが，所詮自分の安心のためであって何の役にも立たないことがほとんどである。なんでもかんでもやるということは，結局何もかもが中途半端になるということになりかねない。したがって，これはやらなくてもいいかなと思うくらいの場合は，むしろやらないほうがよいという姿勢で臨んだほうが適切である。

⑤パレートの法則

　世の中に80—20の法則というものがある。8割の成果は2割で決まるというものである。19世紀のイタリアでパレートという経済学者が，経済活動の中で8割の利益というのは2割の者によって生み出されると喝破した。これは経済活動だけではなく広く様々な場面に応用できる。

　たとえば，ここに営業所があり，セールスマンが10人勤めているとしよう。今月の営業所全体での売上げが1000万円あったとしたら，10人で働いているので1人100万円ずつ売上げてきたかと思うとそうではないのがふつうである。トップセールスマン2人で800万円位の売上げがあるものである。なぜかというと3か月，4か月と長い交渉をした結果，500万円という大口の仕事がようやく今月まと

まったという者がいるかもしれない。すなわち結果に対して要因がすべて均等に貢献しているわけではないということなのである。

　同様に考えると，医療事故などにも応用できる。例えば注射の事故で，作業工程が10ステップあるとすると，それぞれのステップでだいたい同じ頻度でトラブルを起こしているのではなくて，大体2割のステップで8割方の事故が起こっているものである。だとすると，事故防止をしようと思ったときに，10のステップに均等に力をかけたら，8割の事故を起こすところにも2割しか力が割けない。どうしたらよいかというと，全体を見渡してこことここで事故が起こると分かったら，そこに全エネルギーの半分をかけたほうが，8割の事故はそれで防げる。このように，何でもかんでも同じではない。適切にメリハリをつけることができることがとても大事なことであり，メリハリをつけるためには，抜くべきところできちんと力を抜き，かけるべきところで力を注ぐのである。

　すべてに力を入れると力が全体に分散してしまう。とりあえず，あれもこれもやっておこうとすると，大事なところがどうしても手薄になるのである。必ずしもやらなくてよいことはむしろ少し手を抜くくらいの気持ちで臨まないと肝心要のところが抜け落ちてしまう。患者のケアをするときに，これだけケア項目があるからといって，そのすべてに力をかけようと思ったら，限られた時間の中，肝心なところも手早くやらなくてはならなくなってしまう。「ここは少しはしょっても良いけれど，ここは絶対に手を抜けない」ということが分かってくると，手短にやっているようで肝心なところははずさなくなるのである。観察もそうである。何でもかんでも同じではない。必ずメリハリがあって，そのメリハリのつけ方のヒントは患者が訴える症状にあったりするのである。

2）フィジカルアセスメント

①腹部のフィジカルアセスメント

　腹部にはたくさん臓器があるが，実際にきちんと確認できることはほとんどない。腹部には，消化器系，泌尿器系とあとは脾臓がある。泌尿器系はさわって分かるだろうか。私たちが体を仰向けに横たえているとした場合に，腹部はあたかも手漕ぎボートのようなものである。その一番船底に置いてあるのが腎臓である。後腹壁臓器である。その上に腸管や肝臓等の消化器系の臓器が腹腔という大きな1つの袋に入ったままドンッと乗っているようなものである。その荷物袋の上からもぞもぞとさわって船底にある腎臓をさわっても分からないものである。では船底に近い背部からさわっても背筋という船底板は硬くて，それを通して腎臓を触知することは不可能である。つまり腎臓はそこにあったとしてもさわれることができるものではない。

　膀胱は触知できるだろうか。膀胱はふだんは骨盤腔の中に入っていて，パンパンに膨れたときにようやく骨盤腔の淵より高い所にでるかもしれないが，周りには腸管のようにプヨプヨしたものがたくさんあり，これが膀胱とは分かりえないものである。下腹部を強く圧迫したら無理矢理排尿したことから，膀胱の中がかなり充満している可能性があることを間接的な所見としてはうかがい知ることはできる。しかし，手ざわりで膀胱自体を触知できるものではない。つまり泌尿器系は触知できないのである。

肝臓は触知することも可能である。ただし，肝臓はほとんどの場合，胸郭の中にある。いちおう腹部臓器なので横隔膜の下にあるものの，肝臓全体の上を胸壁という軒が下がっているようなものであるために，肝臓自体はほとんど軒下に入っている。このため一所懸命さわっても肝臓の下縁を辛うじてさわれるくらいのものである。

肝臓の上に腹筋と皮下脂肪があり，それらを通して肝臓の様子を知るために，触知で得られる情報は必ずしも明瞭ではない。その場でその情報が分からないと生き死にかかわるというのならば何が何でも訓練をするべきであるが，実際触知して得られる情報は肝硬変かどうかのようなものであり，すぐに分からないと生死を分けるというような緊急性のある情報ではない。触知以外に肝硬変に関して全く手がかりがないかというとそんなことはない。緊急性があるわけでもなく，唯一の手がかりというわけでもない。患者はお腹を押されて負担が大きいだけで，私たちも非常に曖昧にしか分からない。つまり肝臓をぜひとも触知しなければならない理由がないのである。だから，肝臓はさわれば分かるかもしれないが，さわれて何をするのかという理由がないのであれば，そんなことに時間を割くのはもったいないのである。

②栄養という観点からのフィジカルアセスメント

腹部では，あとは何が分かるだろうか。何が分かるべきことかを栄養という観点から考えると，栄養を摂取するためには「きちんと飲み込みができているか」「食べ物が途中で詰まっているというような不都合はないか」「出るものが出ているか」くらいであろう。飲み込みに関しては食事の様子でだいたい反映され，出るものについては排便の様子で分かる。そうすると，あと意図的に確認するのは，「食べ物が途中でとまっていて不都合はないか」ということくらいである。これは何によって分かるのかというと，腸蠕動を確認することによってである。

③腸蠕動音では何を判断するのか

腸蠕動音を聴くということで私たちができる判断とは何か。まず「音がした」「しない」，これは簡単に判断できる。次に「音がした」「しない」のほかに，どんな高さの音か，どれくらいの強さの音か，あるいはどのくらいの長さの音か，などが考えられる。そうすると，音を聴くだけでここまで情報があるのだからそれらすべてを収集すればいいのではないかと思われよう。

ところで，腸蠕動音というものを評価するには，何が本当は分かりえることで，何が分かるべきことであろうか。

腸蠕動音を聴いたときに「高さ」を聴き分けたとして，その意味づけはどうするのか。つまり「高さ」は分かるかもしれないが分かったことをどう使うのか，その使い道が分からない。同様に強さは何を反映するのであろうか。腸蠕動音が大きいからといって腸がたくさん動いているとは限らない。動きは少ないけれどたまたまはじける音が大きいのかもしれない。つまり大きさは分かるかもしれないが，それをどう反映させるのか，これもその情報の使い道が分からない。

さらに「長さ」はどうやって測るのであろうか。腸蠕動音の長さとは何をもって規定するのか。ある書籍の腸蠕動音の評価のところに「1分間の回数」と書いてあった。しかし，その本をいくら読んでも，どこにもその回数の数え方は記載されておらず，一体どうやって腸蠕動音の回数を数えるというので

あろうか。不可能である。

　このように考えてみると高さ，強さは「分かる」かもしれないが，「分かるべきこと」であろうか。長さや回数というものはよくよく考えてみると分かりえることではない。したがって，腸蠕動音の判断とは，結局「ある」か「ない」かの判断に終始することになるのである。高い音がしたと書いたところで使い道がない情報なのである。

④「なし」・「正常」と言い切ることの難しさ

　聴診器で音を聴いていて，ググググッと音が聞こえた場合，それを「ある」と判断することは実に簡単なことである。本当に難しいのは「なし」と言い切ることである。物事を「ある」と証明するのは簡単である。ないことを証明するのはとても難しい。例えば呼吸音についても異常の指摘をするのは簡単である。正常と言い切るほうが遙かに難しい。なぜならば，異常は存在するが，自分がその異常に気がつくことができなかっただけかもしれないのである。異常があれば異常であるとすぐに断言できよう。正常と判断することのほうがはるかに実力を求められる。しばしば「正常が分からないと異常が分からない」という言葉を耳にすることがあるが，むしろそれは逆である。異常がすべて分からないと正常を正常と言い切れないのである。

　腸蠕動音を「なし」と判断するにはどうしたらよいだろうか。聴診器を腹部にあてがって音が聞こえなければ，「なし」，と言われれば確かにそのとおりだ。しかしいつまで聴診していればいいのだろうか。「なし」と判断して聴診器を外したらその途端にググググッと腸蠕動音が聞こえた場合はどうだろうか。もう少し聴いておけばよかったと思ってしまうであろう。そうすると，「これで聴診をやめようと思ったけど，あと5秒」とか，「まだ聞こえないからあと5秒」などと思い，いつまでも聴いていなければならなくなるのではなかろうか。腸蠕動音が聞こえるまで聴くということになれば，腸蠕動音を聴取された患者は全員「あり」となることになる。そうなると「あり」か「なし」かについて判断すること自体，意味をもたなくなる。

⑤事実を押さえる

　このため，実践的にはこれだけの時間聴いて，聞こえなかったら「なし」とするなど，どこかで線引きをする必要がある。しかし，実践場面においてその線引き基準が各々でバラバラであったらどうなるであろうか。60秒間聴いてその間1回も聞こえない場合に「なし」とする者や，3分間の間で1度も聞こえないときに「なし」とする者がいたとしよう。各々にとってはぶれない確固たる判断基準であったとしても，聴診器をあてがって2分を越えて初めてググググッと音が聞こえたらどう判断するのであろうか。60秒で判断しようと思っている者にしてみたら，腸蠕動音の「しない」患者という結論となるであろうし，3分間で判断しようと思っている者にしてみたら，きちんと腸蠕動のあった患者ということになるであろう。この場合，事実は何かと言えば，「聴診器をあてがって2分間経った時点で初めて腸蠕動音が聞こえた」ということである。それが事実であるのに，その事実についてのアセスメントをする際の線引きをするラインが同じでないと「あった」「なかった」という全く逆の判断になるのである。

　私たちはしばしば結論として腸蠕動音が「あった」とか「なかった」というやりとりをしがちである。しかし，その「あった」「なかった」以前に，まずどういう事実が確認されたのかを押さえて，それをどの

ように共通の線引きをするべきか，と段階を踏んで進めるべきである。

　このことに関しては実は臨床上の不文律がある。判断基準は5分間である。腹部に聴診器をあてがって5分間1回も音がしないとき，初めて「聴診上，腸蠕動音が消失してる」と言い切れるのである。臨床での5分間は非常に長い。5分間が長いからということで自分だけは，あるいは自分たちのステーションだけは3分間にしようというローカル・ルールをつくってしまったら，4分間経った時点で初めて腸蠕動音が聴取された者は，ほかでは腸蠕動音が「ある」患者となるが，そこでは腸蠕動音の「ない」患者になってしまう。このようなことはあってはならないことである。

⑥ローカル・ルールの排除を！

　ルールは決めたらまず守ることが不可欠である。医療事故の根本は，2つに集約されると考えられる。ひとつはコミュニケーションエラーであり，言った・言わなかった，聞いた・聞かなかった，の類いである。一個人内では業務中断後の業務再開に際して，どこまでやっていたかについての自己の中でのコミュニケーションエラーを起こすことも一類型である。もうひとつの医療事故の原因はローカル・ルールの存在を許すことである。組織としてはこういうルールがあるのだけれど，うちの部署の「工夫」という言葉を借りたつまりは「掟破り」である。

　日本中どこに行っても赤信号ではとまらなければならない。しかし，もし北海道には北海道ルールというのがあって，赤信号でも進んでよいということであったら本州からドライブに来ている人は，相手が赤信号だからとまるだろうと思って走ってはぶつけられてしまう。もし，そこの信号が不都合ならば，本当にそこに信号が必要なのかや，赤信号と青信号の時間間隔はこれで適切かといったことを検討すべきであり，それはまさに工夫の類いであろう。北海道では赤信号でもとまらなくてもよいというのは，かってな掟破りというものであり，決して許されるものではない。

⑦腸蠕動音を正しくアセスメントする

　腸蠕動音については現場の工夫などというかってなことをしてはならない。たしかに，最終結論は5分間が経つまで分からないので少し不便である。そこで腸蠕動音の減少という言葉遣いがある。これは音量が大きいとか小さいとは関係なく，腸蠕動音の頻度が少なくなっているということである。これに関しても各々がかってに減少だと言うときりがないので，これにもルールがあり，1分間である。

　これで腸蠕動音の判断はだれでも同じようにできるはずである。聴診器を腹部にあてがって1分以内に音が聞こえれば腸蠕動音「あり」，1分以上聞こえない場合は「減少している」と，さらに続けて5分以上聞こえないときには「消失している」と言い切れるのである。これは経験でも何でもない。たとえ新人であろうと，あるいは学生であろうと正しくできないことはない。つまり腸蠕動音の消失・減少に関しては経験が問題ではなく，正しくルールを知っているかどうかだけの問題なのである。

　腸蠕動音を判断するとき，もう一方で，しきりに聞こえるという「亢進」という言葉がある。呼吸音や心音のように規則性があって，繰り返しのある音であればその繰り返しがどのくらい頻繁かということで判断のパターン化も不可能ではない。しかし，腸蠕動音はそれぞれが偶発的な音であり，たまたま聞こえたからというだけでは十分な判断根拠にはならない。どうやってその判断能力を身につけるかと言えば，場数を踏むしかないのである。たくさん経験して，「頻繁だな」と思った際に，自分よ

りももっと経験を積んでいる先輩に尋ねて，その人の経験知を譲り受けていくしかないのである．

⑧可視化（言語化）できる知識と，言語化できない経験知

　何でもかんでも勉強すれば分かるものでもない．ある程度経験しなければ分からないものもある．逆に何でもかんでも場数を踏めばいいのではなくて，腸蠕動音の消失，減少は場数の問題ではない．正しく知っているかどうかだけである．

　何かを身につけるときには，きちんとした知識を確認して獲得して身につけるものと，経験を積み重ねなければできないものとがあるので，それらをきちんと区別するということが重要である．

引用文献
1） 山内豊明：フィジカルアセスメントガイドブック第2版—目と手と耳でここまでわかる，医学書院，2011

Column コラム

たくさんの人に支えられて

エフリオ訪問看護ステーション
長島 愛

「何のお仕事しているの？」
「訪問看護です」
「訪問看護って，ヘルパーさんとか？」
「ヘルパーじゃなくて看護師なんです」
　保育園のママさんや，美容院，マッサージ屋さんいろんなところで，仕事の話になるとだいたいこんな会話になる。
　訪問看護の世界に入って約9年，まだまだ一般には知られていない様子。少しがっかりしながらも，自分の仕事内容を説明する。しかしながら，いまいち想像しにくいようだ。
　看護師というものは，病院で働いていて点滴をしたり採血をしたり診療の補助というイメージが一般的なのであろう。在宅で看護師は何をしているんだろうといったところが周囲の正直な認識である。

　確かに9年前の私がそうだった。大学病院を退職してからは育児に専念していた。そんなとき，先輩からの誘いで訪問看護と出合った。
　「働きます！」とは言ったものの，実際私にとって訪問看護は大学で1週間程度実習をした程度。実習は訪問看護師さんに同行し，褥瘡の処置やリハビリなど印象は悪くなかった。自分の大学病院での経験と技術と知識があれば何とかなるだろうという，軽い気持ちだった。
　ところが，実際に訪問看護という仕事に就き，自分の常識が通じない，自分の想う医療とかけ離れていることを痛感することになる。

　病院では，10人以上の患者さんの全身管理や輸液管理に追われ，その管理や申し送りや記録を，いかに時間内で終わらせるかが自分のモチベーションだった。実際に患者一人当たりに要する時間はこぐわずか。そんな中でも，バイタルサイン，血液データ，検査データをアセスメントし，いかに情報を集約するかにとらわれていた。
　しかしながら，在宅では訳が違う。医療機器もなければ衛生材料でさえままならない状況。管理のできる病院とは違い，コンプライアンスなんてあってないようなもの。しかもなんといっても「ありがとう」とは簡単には言ってもらえない。
　病院では，入院時には「よろしくお願いします」，退院時には「ありがとうございました」，それが当たり前だった。在宅では，自身の住み慣れた環境で生活していく，その中のほんのひとコマに訪問看護が存在する。医療主導ではなく，生活が基本にあるということを初めて知った。自分の病院での経験，技術，知識を駆使しても信頼は得られない。自分の中で今までの経験はなんだったのかと落ち込む。指示されたことを忠実に行っても信頼は得られない。自問自答の毎日だった。

　しかし，毎日訪問看護を行うにつれ，少しずつ何かが見えてきた。私は決められたケアをいかに効率よく適切に行うかしか考えていなかった。手際がよくなればよくなるほど残りの時間を持て余す。そう，私は自分の与えられた仕事しかせず，患者さんや家族との対話をしていなかったのだ。
　時間に余裕ができ家族と会話をする。その中で，

お客様の人生だったり，家族の思い，生活の背景が見えてくる。長い人生，その人がこの家で家族とどんなふうに生活してきたかを思いながらケアをしていくうちに，今まで見えなかったものが見えてくるようになった。

なんでこの人は，拒否をするんだろう？
私は，ケアをいかに受け入れてもらい，実践していくかばかり考えていた。でも今は違う。この人の生活の中に看護がある。自分を押し付けるのではなく，一緒の目線に立ち，何が問題で拒否になっているかを考える。

拒否するには理由がある。不安や恐怖，疼痛，寒さ，倦怠感，生活習慣など人それぞれだ。いくらその背景を把握してもうまくケアに結びつけることができないこともある。

そんなとき，一番その方のことをよく知っているケアマネジャーやヘルパーに助けを請う。毎日の援助でお客様のケアをしているヘルパーさんは，その方の生活も安楽も熟知しておりスムーズにケアを進めていく。いろんなアドバイスをもらいながら，一緒に試行錯誤して私なりのケアの介入ができていく。

そんなとき，私は一人じゃないんだと実感する。訪問自体は一人で孤独なこともあるが，仲間や他職種の方々と支え，支えられ訪問できているんだとあらためて感じる。訪問は一人だからといってすべて一人で考えて実践しようと思っていた私は，少し肩の荷が下りた。

職種が違うからこそ見える視点もさまざまであり，お互いに足りない部分を補えるのである。

看護師という資格とプライドを振りかざすのではなく，ときに助けを請うことも必要だと感じた。自分のやりたいこと，考えを中心に行動するのではなく，一人のお客様のために，何ができるのか，何が必要であるのかを考えていくことが訪問看護では重要となってくる。

看護師は，経験を積めば積むほど，自分の技術・知識に自信をもてる。だからこそ，一度立ち止まり，他職種の声に耳を傾け，歩み寄り，お客様のことを第一に考えていくことが重要であると，私は訪問看護を通じて学ぶことができた。事業所・職種は違えどもチーム医療であると思う。

私は今，たくさんの仲間に支えられながら，在宅での看護ができていると実感できる日々を送っている。これからも，仲間を大切に，お客様を大切に，看護を行っていきたい。

第 3 章
訪問看護
アセスメント・プロトコル

1. 訪問看護におけるアセスメント体系・構造
2. 生命を維持するためのしくみ
3. 生活をするためのしくみ
4. サブアセスメント

1. 訪問看護における アセスメント体系・構造

1) 新たな訪問看護アセスメントの体系

①アセスメントの標準化

　看護におけるアセスメントとは，看護師として「いつ，どこに，どのような介入が必要か」を判断するうえで極めて重要なものである。また，第1章で述べたとおり，訪問看護は多くの職種がかかわる場所において，職種間や家族と情報の共有化を行う必要がある。さらに，在宅では，訪問看護師が複数の事業所から来ていることもあることやそれぞれにおいて共有のカルテがないことから，患者の状況を的確に表す標準的なアセスメントが必要であった。

　図3-1はアセスメント・プロトコルの体系を概念化したものである。まず，大切にしたものは人としての患者であり，生活である（生活スタイル）。そのうえに，身体状況，疾患の状況がある。また，併せて環境，それも社会資源や家族などの状況も含めた生活環境がある。さらに，医療専門職として重要な視点は，経時的変化である。訪問看護師は，常に在宅にいるわけではなく，例えば，1週間後の次回訪問時までの状況を予測して看護計画を設定するのである。この予測には，身体内の変化など医学的な知見がおおいに役に立つ。これらをまとめたうえで，目的たるプロトコルすなわち看護計画が策定できるような体系とした。

　次に重視したことは，進化することである。私たちは，今回提案するこのアセスメントを絶対的なものだとは考えていない。先に述べたとおり，地域包括ケアシステムへの日本の地域ケアのグランド・デザインの移行は，新たなソーシャル・コミュニティー・ナーシングの機能の追加を要求してくる。

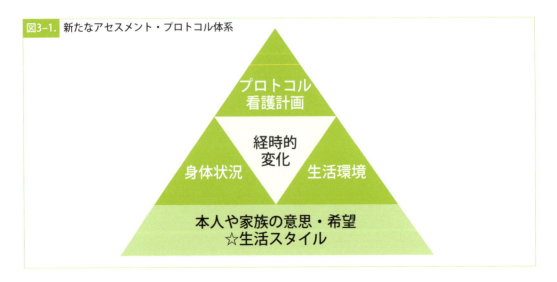

図3-1. 新たなアセスメント・プロトコル体系

次回改訂では、蓄積された経験に基づき、その部分のさらなる進化をも目指したい。さて、ここで訪問看護という「看護」をおおいに進化させうる大きなチャンスを得た以上、その場を利用して「看護」そのものを進化させたいと考えた。図3-2に示したように標準化されない芸術は、事例が蓄積され進化の元となるデータをつくらない。ミロのヴィーナスが、いまだに美しさのひとつの頂点にあるのはそのためだ。同じく、職人芸の世界は、過去の天才の仕事が今でも異彩を放っている。一方、物理学はどうか、医学はどうか。ヒポクラテスの主張した治療を、今行っている医師はいない。診断基準をつくり、その診断に応じた治療結果を蓄積し、進化してきた。同じ患者であれば、どの医師が診断しても同じ診断になるのである。そこで、私たちはアセスメント基準を構築した。だれが行っても、同じ患者であれば同じ問題領域に絞り込まれるようにした。その工夫が、フローチャート方式であり、またその判断にはすべて基準を設定した。

②アセスメント→問題領域の特定→看護計画立案

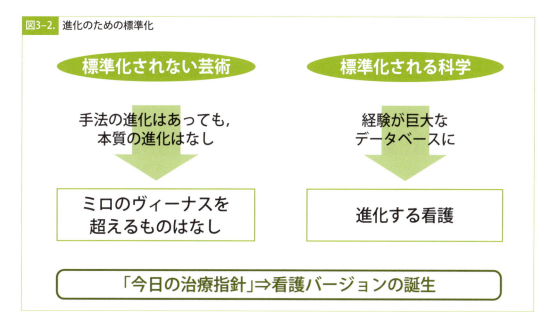

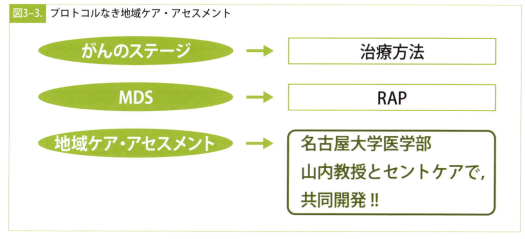

看護においてはケースの重要さが語られるあまり，アセスメントからプロトコルに至る部分が職人芸となる傾向があった。図3-3は，各種アセスメントとプロトコルの関係を示したものである。がんにおいては，T3N0M0の胃がんであれば新人でもがんセンターの医師でも同じ治療法をとる。正確には，がんのステージが決まれば，治療方法の選択肢が決まり，医師はその中からベターと考える方法を選択するのである。あるいは，介護では，MDS（Minimum Date Set）でアセスメントすれば，RAPs（Resident Assessment Protocols）においてプロトコルが特定化されるのである。

　私たちはこうした状況を鑑みて，看護においてもアセスメントによって問題領域を特定化し，そこからプロトコル＝看護計画までを特定化することをめざした。そのために，セントケアにおける数多くの事例を分析した。セントケアの訪問看護の現場において特定化された問題領域と設定された看護

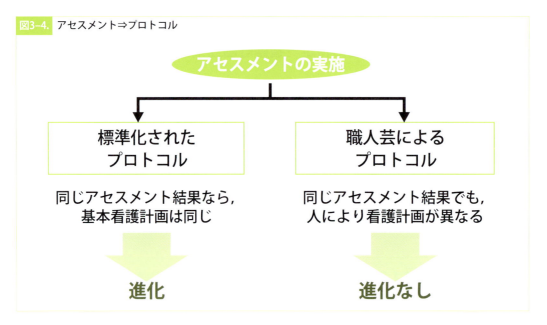

図3-4. アセスメント⇒プロトコル

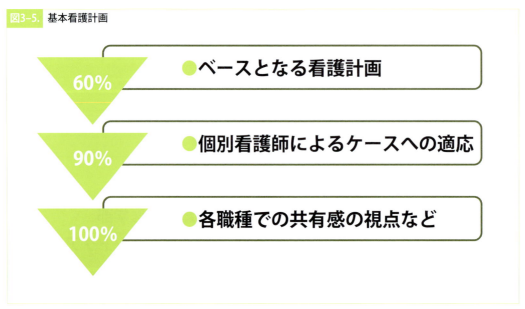

図3-5. 基本看護計画

計画，さらにその看護計画を実施した結果を分析した。また，医学や看護学の知見との検証を行うために，名古屋大学医学部の山内教授との共同開発体制をとった。

　さらに，アセスメント体系それ自体の妥当性を今後のデータに基づき検証するため，プロトコル＝看護計画の標準化に取り組んだ。アセスメントは，プロトコルが決定されてこそ意味があるのである。ここにおいても進化することをめざした。図3-4に示したように，看護師個々の職人芸では訪問看護を体系的に進化させることはできない。症状別に標準化されたプロトコルがあってこそ，そのプロトコルの妥当性を検証し，次なる改善を行うことができるのである。私たちの開発したアセスメントでは，各問題領域に対して標準的な看護計画を設定した。

　このプロトコルの目的は，図3-5のとおりである。すなわち，このアセスメントを使用して問題領域を特定化すれば，標準的な看護計画が設定できるのである。しかし，この標準的な看護計画は，多様な患者に対して100点満点のものではない。ある一定レベル以上の看護師であれば，設定することができるものである。私たちは，これを60％完成レベルで想定した。このアセスメントを使えば，たとえ新人の看護師であっても自動的に60％までの看護計画が作成できるのである。訪問看護師は，この60％プランをスタートとして，より患者に適した看護計画に改変していけばよいのである。想像してみてほしい。ラフかもしれないが，患者の状況に応じた看護計画が6割方できた状態から看護計画を策定していくのと，一から看護計画を策定していくことを。当然ながら，6割方できているものからスタートしたほうが，時間も節約されかつ最終的にできあがる看護計画の水準も高くなるのである。

2）新たな訪問看護アセスメントの構造

　さて，ここからは具体的にアセスメントの構造を説明しよう。実際に在宅生活を送るために看護師が介入することには，どのようなものがあるだろうか。大きく分けて，2つある。表3-1のとおり，ひとつは生きるため＝生命を維持するために必要なアセスメント，そしてもうひとつは生活をするため＝生活を支えるためのアセスメントである。

　看護師として医学を学んできたのであるから，生命を維持するためにという部分に異論はないだろう。いくら生活が重要であるとしても，生命に目を向けずして看護は成り立たない。どんな形であれ，

表3-1. アセスメント構造

生きるために必要なアセスメント 4項目	ⅰ）在宅に存在する「医療の空白時間」をアセスメント
	ⅱ）異常に気づくよりはるかに難しい「異常なし」を判断
	ⅲ）判断の根拠となる観察項目を厳選
生活するために必要なアセスメント 8項目	ⅰ）あくまでも，ニーズに関連したアセスメント項目
	ⅱ）ADL評価は，ニーズの達成のために用いる
	ⅲ）判断の根拠となる観察項目を指定

自分の思い描く生活を送るためには，その大前提として「生きる」ということが不可欠なのである。

そして，「生命を維持する」ことの次には「生活」が待っている。多くの人が，家では治療優先ではなく，自分らしい生活をしたいと思うのがふつうではないだろうか。しかし，病気や外傷により傷つき，弱り，また再発のリスクを抱える等の状態で在宅生活を送るためには，生活の再構築が必要となる。そして，そこには医療と生活の両面からサポートをすることができる看護の力が有用なのである。

以上のことから，このアセスメント手法の柱は，「生命を維持するためのしくみ」と「生活をするためのしくみ」の2本で進めることとした。以下，それぞれの詳細について解説する。

①生命を維持するためのしくみ

生命の維持を確認するために，私たちがアセスメントをする項目は4つで，それは「呼吸」「水分」「代謝」「循環」である(図3-6)。

○呼吸

生命維持に欠かすことのできない「酸素」を体内に取り込むことである。しかし，鼻や口から入った酸素が各細胞に取り込まれていく過程を，肉眼で観察することはできない。呼吸を体の外からアセスメントできる指標は，「呼吸回数」「呼吸リズム」「呼吸音」の3点しかないのである。それだけではあるが，呼吸回数・リズムによって緊急性の予測を，呼吸音の聴取によって肺の状態を把握することが可能である。また呼吸状態を悪化させる要因のひとつである感染も，ここでアセスメントを行う。早期にアセスメントすることで，迅速に治療に結びつけることができるのである。

○水分

これも生命維持になくてはならないものである。人体の60%は水分でできており，通常はイン(飲水量・食事量・若干量の代謝水)とアウト(尿・便・汗など)で一定の水準を保てるようにできている。しかしながら，なんらかの身体上のトラブルや意識的な飲水制限，長引く嘔吐・下痢，浮腫などにより，バランスが崩れることがある。特に高齢者はバランスの不良が身体症状として現れにくく，結果として重症化を招きやすい。常に，水分バランスの状態を気にかけるアセスメントが必要なのである。

○代謝

ここでは，すべての細胞の糧となるエネルギーを，過不足なく取り込めているのかをアセスメントする。①栄養は必要量(質も含め)摂れているか，②栄養は体内でエネルギーに転化しているか，という2点をアセスメントしたいのであるが，これらが結果として身体に現れるには各段階がある。「見た目で明らかなやせ(太り)」が分かる段階では緊急性が高く，早急な対応が必要となる。「食事量の変化」が出たという段階では，次に「身体状態(活動性の低下・皮膚状態・創傷治癒遅延の有無など)」を確認する。また食事量に変化がない場合にも，「下痢」で吸収障害の状態ではないかを見ていくのである。このように，現時点だけではなく，「このままの食生活を続けていたらどうなるか？」までを見越して，アセスメントを進めていく。

○循環

生命維持に不可欠な「酸素」「二酸化炭素」「栄養素」「その他等」を運ぶ機能，それが循環である。この運搬機能が正常に働かなければ，生命を維持することはできない。

そして循環の要となるものは，ポンプの役割をもつ心臓である。ポンプである心臓の機能が低下し

た状態＝心不全となれば，運搬は滞り，各組織に影響を及ぼす。ここでは，この「心不全」という状態を循環の最大リスクとしてとらえ，心不全によって現れる症状・徴候を指標として循環機能をアセスメントする。

○4つの視点に絞る理由

では，呼吸器，循環器，消化器，泌尿器以外の疾患はアセスメントがいらないのか？

なぜ科目ごとにアセスメントフローチャートを作成しなかったのか？　それは，ここでアセスメントを行う目的が「健康障害を予防するため」ではないからである。

訪問看護は，医師が一緒にいない在宅という環境の中で看護を提供する。この看護には，その場においての看護はもちろんのこと，看護師が次に訪問するまでの期間，「生命を維持し，在宅生活を継続する」ための看護が必要なのである。もちろん健康障害の予防も重要な看護であるが，それは生命が維持できてこそのものである。

この「生命維持」を阻害するリスク判断に必要な徴候は，「呼吸」「水分」「代謝」「循環」のどこかしらに現れる。重篤な感染症で生命のリスク状態にある場合には，呼吸回数，呼吸音，発熱，発汗，尿量の減少，血圧の変化などさまざまな徴候が出現する。同じように，他の終末期ケースも思い浮かべていただきたい。生命維持にかかわる身体状態であるときに，この4つの要素に全く徴候が現れないということはありえないのである。最小限の情報で，最大限の効果を得るために，この4つの視点は欠かせないものなのである。

②生活をするためのしくみ

訪問看護に依頼がくる経緯はさまざまである。医師，家族，本人，ケアマネジャー，ソーシャルワーカーなどから連絡をもらうわけだが，「退院してきたが，体が動かなくなり困っている。リハビリをしてほしい」「点滴の管理をしてほしい」「褥瘡の処置をしてほしい」と，具体的に依頼内容が見えているものから，「とりあえず，状態がよくないので入ってください」という依頼まである。しかしどのような形で依頼をもらったとしても，看護師は依頼をそのまま鵜呑みにしただけのプランは立てない。実際に自分の目で見て，さわって，聞いて，感じて，そのうえで看護目標・計画を立てるのである。そのときに重要になるもの，それが目標である。この目標は，看護師がかってに立てるものでも，依頼されたものをそのまま使うというものでもない。家族が「ここがゴールだろう」と思い描いていても，看護師の目からみて「その先まで行けそうですよ。そうすると，こんなこともできるようになるかもしれません」ということも多々あるのだ（当然逆もあるのだが）。

そしてこの目標は，「～したい」から生まれてくる。この「～したい」は，本人，家族がしたいこと，してもらいたいことが最優先であり，そして人として当たり前にできることを他人の手を借りずに（または最小の介助により）行えるといった欲求を満たすことも重要になってくる。

そこで選んだものが，図3-6に示した「食事がしたい」「排便したい」「トイレに行きたい」「入浴したい」「外出したい」「眠りたい」「痛みのない生活をしたい（非がん性疼痛）」「痛みのない生活をしたい（がん性疼痛）」の8つで，いずれも生活の質を左右する項目であり，また筆者の経験からも訪問看護に寄せられる依頼，そして目標として立てることの多いものである。この8つから，プロトコルを導き出すフローチャートを作成することとしたのである。

図3-6. アセスメント全体図

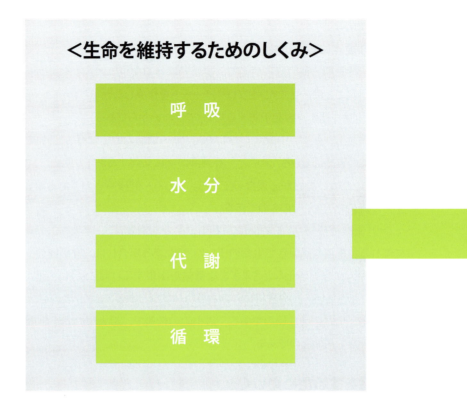

1. 訪問看護におけるアセスメント体系・構造

＜生活をするためのしくみ＞

- 食事がしたい
- 排便したい
- トイレに行きたい
- 入浴したい
- 外出したい
- 眠りたい
- 痛みのない生活をしたい（非がん性疼痛）
- 痛みのない生活をしたい（がん性疼痛）

＜サブアセスメント＞

- 浮腫
- 皮膚トラブル
- 認知症

○**食事がしたい**
　食べるという行為は，人間の基本欲求のひとつである。栄養を摂るという目的以外でも，食事には「味わう」という楽しみが大きなウエイトを占める。食事という行為に何らかの問題がある人に対しては，何が障害となっているから，どのような介入が効果的であるのかということを示唆できるアセスメントが必要なのである。

○**排便したい**
　これもよく聞く声である。本来であれば，便意をもよおした時点で腹圧をかけ，排便は終了である。しかし，疾病や，食事・運動・生活リズム・環境の変化などにより，便秘や下痢といった排便がスムーズにいかないケースは実に多い。この排便コントロールの方法は，原因・状況によりさまざまである。これらをアセスメントし，最適な看護を提供することで，食欲向上，気分不快の解消，皮膚トラブルの改善，血圧の安定などが期待できる。また，認知症における行動障害が落ち着いたというケース報告もある。

○**トイレに行きたい**
　より自然な形での排泄方法である「トイレでの排泄」を実現させるためのものである。トイレ以外の場所での排泄は，介助する側の負担も大きいが，当人にとってはかなりのストレスである。この「トイレで排泄をする」という目標が達成されることで，毎日繰り返し傷つけられていた自尊心の回復にもつながるのである。

○**入浴したい**
　日本人は基本的に入浴好きが多い民族である。お湯に肩までつかり，「あー…」と目を細める姿を見るたびに，この言葉を再認識する。しかし，入浴という行為には身体レベルに対して実に高いハードルがある。そもそもお湯にさわってもいい状態なのか？　心肺機能は？　ADL能力は？　介護力は？　認知能力は？　…これらをすべてクリアできて初めて「安全な入浴」を実行することができるのである。

○**外出したい**
　家の中ではそれなりに動けるが，外には出ることができないと諦めている人がいる。一度無理であると思い込むと，それを修正することは難しい。しかし，外出することができるとなれば，行動範囲は格段に広がるのである。なぜ，外出できないのだろう？　という視点で，ひとつずつアセスメントをしてもらいたい。

○**眠りたい**
　さまざまな要因により不眠を訴える人は多い。これは経験がないと苦しさが分かりにくいものだが，「今日も眠れないのでは…」という不安はさらに不眠を助長し，また昼夜逆転から認知症状が進行するということも考えられるのだ。看護の力で介入できる方法はたくさんある。満足できる睡眠の確保に向けて，阻害因子を排除していきたい。

○**痛みのない生活をしたい（非がん性疼痛）**
　痛みを抱えて在宅生活を続けている人は，「この膝の痛みがなくなったらねぇ…」といつかは痛みがなくなる日のことを思い描く。では痛みを軽減させるための対処方法は，正しく認識できているのだろうか？　そして実行できているのだろうか？　そもそも緩和させることが可能な痛みであるのだろうか？　それらをアセスメントしていかなければ，痛みに対する介入はできないのである。

○痛みのない生活をしたい（がん性疼痛）

　がん性疼痛のアセスメントである。「痛み」とひと言で言っても，この痛みは身体的な意味合いだけでなく，それを修飾している心理・社会・霊的な痛みをも含めたトータルペインをさす。これはがん性疼痛に限ったことではないが，がんの場合は特に強調されるところである。私たち看護師は，その人にとっての「痛み」の意味を推測し，その人の望む生活スタイルをコーディネートするために，がん性疼痛独自のアセスメントが必要なのである。

　以上が生活の8項目であるが，訪問看護において重要な項目として，「浮腫」「皮膚トラブル」「認知症」をサブアセスメントとして項目に挙げた。生活のアセスメントフローチャートの中で，上記サブアセスメントの判断にかかった場合に，さらに詳細にアセスメントをするためのフローチャートである（例えば，「認知症」が疑われる場合は，「認知症のフローチャートへ」などサブアセスメントへと導かれる）。今後はさらに開発を進め，「終末期」等も追加していく予定である。

③アセスメント構造

○フローチャート

　看護師の思考を可視化する，アセスメント手法の表現方法として，フローチャート形式を採用した。ボックス内の判断定義に基づき，「YES」あるいは「NO」で判断を進めていくこの形式は，だれが見てもその過程を理解でき，かつ判断の基準を統一できるという効果がある。

　このフローチャートを作成するにあたり，次のルールを定めた。

　　①左上をアセスメントのスタートとする。
　　②看護師の思考過程に沿い，かつ，より身体に及ぼすリスクの高い項目から判断を進める。
　　③「YES」あるいは「NO」この2択とする（中間という判断はなし）。

○問題領域

　フローチャートより，その人に応じた問題領域が選定される。これは，めざす身体・生活レベルに対し，どのような阻害因子が存在しているのかを明確にするステップである。「問題がない」が確認できた場合には，「介入なし（生命維持の4つに関しては「課題なし」）」へ進む。

○「看護目標」「看護計画」

　問題領域が確定されたのちは，その問題を解決するための「目標」と「計画」を確認する。計画はO-P・T-P・E-Pの3種に分類し，それぞれ基本的な内容を記した。ここでいうO-Pには，フローチャート判断に必要とした観察項目は含まない。計画の中での観察は，ケアの詳細を判断するための観察，もしくは医師等への報告時に必要な観察であるのだ。その先に活用することがない観察項目は，看護師の自己満足でしかないのである。

　また計画の中で「医師へ　S」という文言がある。これは緊急性を明示したものである。「医師へ　S」は，緊急事態，その場で医師へ連絡（もしくは救急車対応）。「医師へ　A」は，訪問をしたその日のうちに医師へ連絡。「医師へ　B」は，次回往診日までに医師へ連絡をというシグナルなのである。これを入れた目的は，どの看護師がアセスメントを実施したとしても，「確実に緊急性の判断をする」というためにある。看護の質を担保するものなのである。

Column コラム

訪問看護師にとってのアセスメント
―プロトコルを活用して―

訪問看護ステーションかりん
森　恵

「訪問看護って難しいでしょ？」

病棟スタッフからよく聞く言葉です。何が難しいのかを問うと「一人で患者さんの家に行くって不安だよ」のお返事がほとんど。

確かに病院であれば，先輩スタッフや医師に指示を仰ぐこともできます。しかし訪問看護は一人で現場へ行き，情報収集・アセスメント・指導・ケアを行わなければいけません。

正しいか間違っているかを判断することすら難しいときがあります。特に生活ニーズによるアセスメントは，訪問看護ならではのものだと考えます。

しかし，そのための教育は受けてきていないのが現実です。では，受けてきた教育や勤めてきた年月も違うスタッフが，不安なく訪問看護業務が行えるように，どうすればいいのか……悩む日々でした。

上記のような悩みを解決するために，訪問看護アセスメントプロトコルを利用することにしました。

利用を始めて，まずはスタッフ全員の観察ポイントが統一されました。

今までも全身状態の観察は行ってきましたが，人によって観察ポイントが微妙に違うことがありました。観察ポイントが統一されることで，情報共有がしやすくなりました。

次に，情報共有ができたことで，カンファレンスのときに意見が活発に出るようになり，利用者理解が深くなっていきました。

訪問看護の場合，全人的なアセスメントが必要になります。そのためには利用者の生活歴や生活背景も含めて，理解しなければなりません。情報共有ができることで，多角的な視野で観察でき，看護に深みが出てきたように思います。

「訪問看護と訪問介護ってどう違うの？」

ケアマネジャーからときどき聞く言葉です。

なぜかを問うと「同じようにお風呂に入れるし，清拭するでしょ」と言われます。

訪問看護のケア内容は，訪問介護の身体援助と重なるケアが多いため，混乱が生じているようです。

看護師と介護士の違いは，フィジカルアセスメント・ニーズアセスメント・症状アセスメントができるかどうか？　ではないかと思います。

在宅酸素をしている利用者の入浴介助を行うとき，呼吸状態（肺の音）はどうか？　食欲はどうか？　水分量はどうか？　活動量はどうか？　等を総合的にアセスメントするのが看護師の仕事です。「元気そうだからお風呂に入れても大丈夫」というのであれば，看護師である必要はありません。

言い換えると，アセスメントがきちんとできて，リスクマネジメントの必要がない利用者であれば，単価が高い訪問看護である必要はないと考えます。

訪問看護アセスメントプロトコルを利用することで，なぜ「入浴を中止したのか」「清拭に変更をしたのか」をきちんと科学的にケアマネジャーへ説明することができるようになりました。

必ず行う肺音聴取が何を意味するのか？　活動量低下が意味するものは何か？　精神状態・睡眠状態は？

今までも観察していたことが，一連の流れとなり「入浴ニーズがかなえられるかどうか」につながるのです。
 また，入浴を行うときの観察ポイントや入浴後の状態観察，予測できるリスクをあらかじめ家族や本人に伝えることで状態悪化のリスクを減らすことができるようになりました。
 在宅チームの一員として，アセスメントやリスクをきちんとケアマネジャーや他の職種へ伝えることも，訪問看護師の大切な役割と考えます。

 私が訪問看護を行ううえで目標としているところは「不安の一歩先をいくケア」です。
 家族や利用者本人が不安なこと，不便と思うことを解決し，さらに在宅生活に喜びを見出せるようなケアを行っていきたい。そのためには，正しい情報を得る技術が必要です。コミュニケーション技術はもちろん，アセスメント技術が不可欠となります。
 そしてチームで働くケアスタッフが同じ方向を向いているほうが望ましいのです。
 全員がきちんとしたアセスメントを行うにはどうすればいいのか？ 自分が行っているアセスメントが正しいのか？
 常に疑問をもちながら，少しでも理想の看護が行えるよう，日々努力研鑽をしていかなければいけないと思うこのごろです。

2. 生命を維持するためのしくみ　1）呼吸

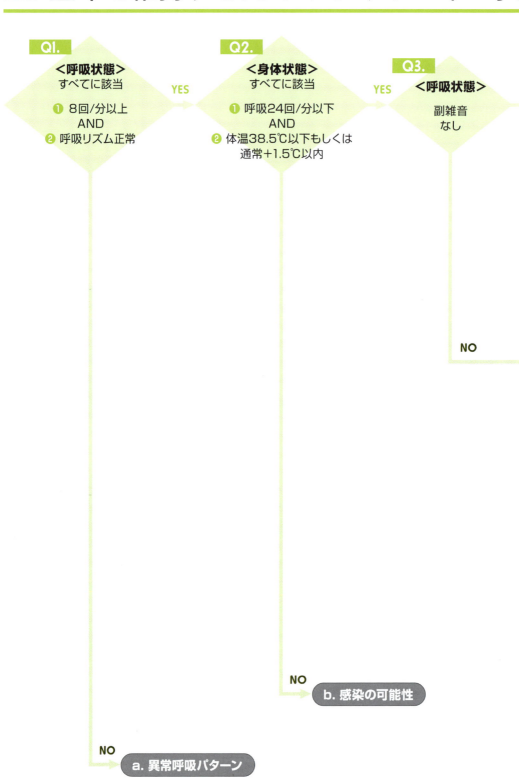

2. 生命を維持するためのしくみ　1）呼吸

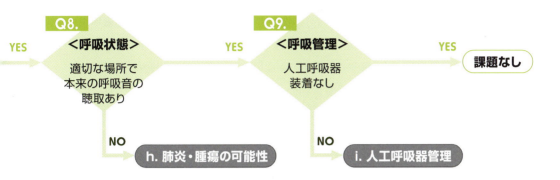

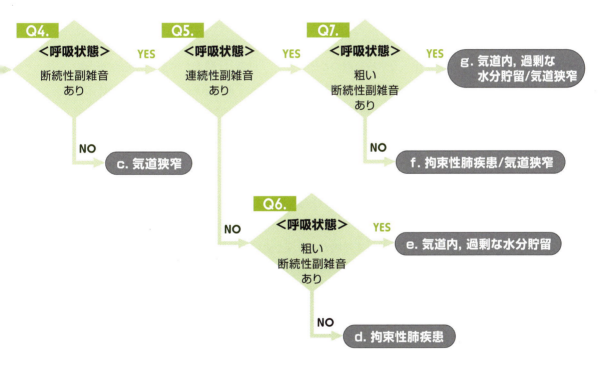

1）呼吸

①呼吸のアセスメント

　在宅における呼吸の問題は様々な原因から起こる可能性が考えられる。呼吸器疾患，心臓疾患，血液疾患，代謝性異常，神経筋疾患，酸素不足，ガス中毒等である。しかし在宅での呼吸の問題は，いずれの原因により発症したかではなく，緊急性があるのかないのか，今，呼吸状態が生命維持できる状態であるかどうかの判断をしなければならない。そのためにまず「何を？」と考えたときにほぼ大多数の看護師は回数，リズムを無意識のうちに看ているはずである。それは呼吸の問題は生命に直接関わるため，原因より先に今の状態が緊急対応が必要なのかどうかを判断することが必要だからである。

　呼吸の役割は，人が生命維持していく上で欠かすことのできない「酸素」を体内に取り込むことであり，酸素を取り込むことができなければ数分で生命の危険にさらされてしまう。呼吸運動の観察はその状況を瞬時に確認できる。

②呼吸の仕組み

　呼吸により必要な酸素を体内に取り込むためには，換気，拡散，循環という3つの過程が不可欠である。「換気」とは空気が肺に出入りする過程のことであり，「拡散」は酸素が肺胞内から血液へ炭酸ガスは血液からは肺胞内へと動いてガス交換を行うことである。「循環」は心血管系が肺全体にわたって血液を送り出す働きを指している。身体の血液循環は，酸素を含む空気と，酸素を消費する体内の細胞とを結びつけるために欠かせない。全身の細胞へ酸素を行き渡らせるには肺だけではなく酸素を運ぶ「血液」やその血液を循環させる血管系の役割も重要である。

　通常，呼吸は意識せず自発的に行われている。脳幹部の延髄，橋にある呼吸中枢によって潜在意識下で調整されているので，眠っている間もたとえ意識不明になったとしても止まることはない。呼吸中枢は様々な刺激に反応する受容体からの情報を得て酸素濃度が低くなりすぎたり，二酸化炭素濃度が高くなると，それが強い刺激となって呼吸がより深く速くなる。逆に血液中の二酸化炭素の濃度が低くなると呼吸は遅くなる。呼吸の回数や量は脳からの指令で増減し，成人は安静時1分間に10回から20回の呼吸をしている。また，肺そのものには肺を動かす骨格筋がないので，呼吸は，横隔膜，肋骨の間にある筋肉，頸部，腹部の筋肉によって行われている。横隔膜はドーム状の筋肉の薄い膜で肺と腹部を仕切っており，息を吸い込む時に使われる最も重要な筋肉である。このような形で人は酸素の供給バランスを維持しているのである。

　しかし何らかの原因で十分な酸素の供給ができなくなった時，人は生命の危険にさらされることとなる。その状況をいち早く察知することが，訪問看護師の重要な役割である。

　呼吸を観察することは，人間が生命維持できる状態かどうかを見極めるとても重要な項目である。ここでは呼吸の原理をしっかり理解した上でアセスメントを実施し，在宅での生活を安全に，少しでも長く維持できることを目指す。

2. 生命を維持するためのしくみ　1) 呼吸

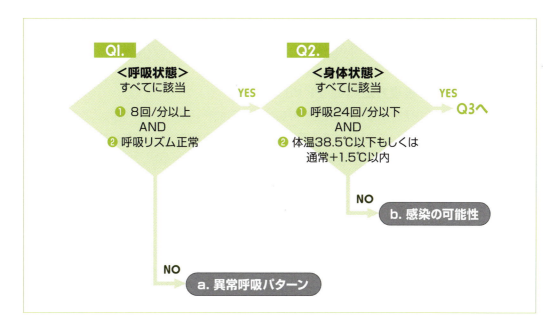

Q1　呼吸状態：すべてに該当　①8回/分以上，②呼吸リズム正常

　まず呼吸回数・リズムのチェックをする。8回は生命維持のボーダーラインであり，まず8回をクリアしているのかどうか，迅速に正確に判断する必要がある。回数による判断は主観と違い客観性が高く，また服を脱ぐ必要性もなく簡便である。回数の確認は頸部で聴診し，カウントしながらリズムの確認をする。リズム異常に関しては，正常以外は，すべて医師への報告が必要な状態となり，判断基準には入れていない。種類については医師への報告時に情報として伝える。

Q2　身体状態：すべてに該当　①呼吸24回/分以下，②体温38.5℃以下もしくは通常＋1.5℃以内

　Q1で呼吸回数8回/分以上・リズム正常の場合は，次に数が多すぎないかをチェックする。

　Q2の「呼吸回数の増加」では，呼吸回数が増える原因は発熱，低酸素，中枢性疾患，不十分な鎮静等色々な原因が考えられるが，ここでは在宅の現場でケースとして多い「感染」を想定している。寝具によるこもり熱，脱水による発熱も考えられるため，詳細は観察をする。逆に，無熱性肺炎もここでは判断できないが，先の呼吸状態の観察時に何かしらサインが見つかると思われる。

　次に，**Q2**の「発熱」では，体温38.5℃以下もしくは通常より＋1.5℃以内であるかを観察する。呼吸回数は変わらないが，体温だけ上昇している場合は，発熱のみであれば生命に関わる状況ではないと判断し，YESとして**Q3**の「呼吸状態」へ進む。

　体温を38.5℃以上もしくは通常体温＋1.5℃（平熱が低い人がいるので＋1.5℃を追加している）と高めの設定となっているのは，緊急医療を必要とするかどうかを判断するためであり微熱程度の場合は先に進むためである。

　どちらもＮＯの場合は感染の可能性を考え「ｂ．感染の可能性」の問題領域へと進む。ここでは感染を判断し，追加情報として，①呼吸困難の訴えの有無，②咳嗽の有無，③喀痰の有無，④症状の発生時期と経過，⑤悪寒戦慄の有無，を確認する。状態を確認した上で医師への報告をし，指示を受ける。看護ケア内容としては，①温・冷罨法，②栄養・水分摂取の援助，③衣類・寝具類

の調整，④清潔の援助，⑤薬物・輸液の管理，⑥精神支援などがあり，指導内容としては，①情報提供，②自己管理方法指導，③家族指導など，状態に合わせた看護内容の実施となる。

○呼吸音の聞き方・表現方法 （図2-1 P.49）

　Q2の「呼吸回数AND発熱」がYESの場合は「呼吸状態」の判断へと進む。その前に，ここでは呼吸音の聞き方，表現方法について理解をする必要がある。呼吸音の聴取は回りが静かな環境で聴診し，呼吸音は高めの音なので膜型を用い皮膚に直接押し付けて使う。聴取部位は，左右対称に聴取し，最低でも1か所で1呼吸以上は呼吸を聴取する。また，呼吸音の表現方法は十人十色であり看護師間の情報共有ができず，常に混乱を招いていたが，標準化された表現方法を用いることで初めて情報の共有が可能となる。

　呼吸による気道中の空気の流れにより生じる生理的な音が「呼吸音」である。正常では聴取されない異常肺音を「副雑音」という。次に副雑音を「連続性副雑音」と「断続性副雑音」に分類する。「連続性雑音」は，気道狭窄により狭まった場所を空気が通過する際に生じる副雑音で，連続した音が出る。音の低い「低調性連続性副雑音」(rhonchi：ロンカイ)は，ポリープ様肺門部がんなどの場合に聞かれる。音の高い「高調性連続性副雑音」(wheeze：ウイーズ)は，気管支喘息，びまん性汎細気管支炎，気管内異物，肺水腫などの場合に聴取される。「断続性副雑音」は肺胞の伸び縮み，もしくは気道内の水分貯留により生じる断続した音である。「細かい断続性副雑音」(fine crackles：ファイン・クラックル)は，パリパリという細かい破裂音で，線維化し弾力性を失った肺胞が膨らむ時に鳴る。間質性肺炎，肺水腫(初期)・肺気腫などの場合に聴取される(特徴：咳ばらいをしても，消失しない。)。「粗い断続性副雑音」(coarse crackles：コース・クラックル)はブクブクという低く長めの音で，気道内の湿気の中を空気が通過し水をはじく音である。びまん性肺気管支炎・気管支拡張症・肺炎・慢性気管支炎などの時に聴取される。以上呼吸音を4つのパターンに分類しアセスメントを進める。

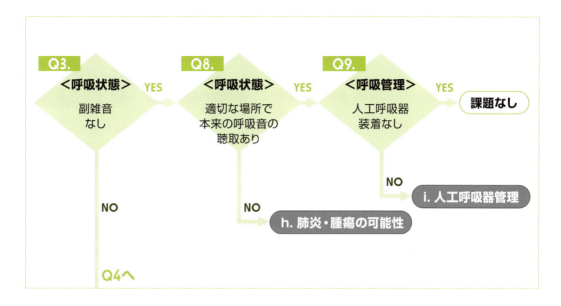

Q3 呼吸状態：副雑音なし

　副雑音の有無を確認する。副雑音は前述の方法で確認する。副雑音の聴取がない場合は，次に音の聞こえる場所の確認をする。

Q8 呼吸状態：適切な場所で本来の呼吸音の聴取あり

　適切な場所で適切な音が聞けるかどうかを確認する。ある音が本来聴取されるべき場所と矛盾した場所で聞こえた場合，それは異常な状態であると判断される。例えば脇腹近くで気管支音が聞こえるなど本来聴取される場所とは矛盾した部位で聞こえることがあり，この場合は肺炎などにより気管支周囲と肺野末梢までの間の構造に水分が多くなり，音が異常に伝わりやすくなっている可能性が考えられる。聴診では「何が聞こえるか」「どこで聞こえるか」は両者ともとても大切な情報である。

Q9 呼吸管理：人工呼吸器装着なし

　人工呼吸器装着の有無を確認する。呼吸器の装着により呼吸状態が安定している場合もあるが，ここでは呼吸器を使用している場合と，していない場合に分け判断をする。

　Q9で呼吸器の装着がなければ，ここで初めて課題なしと判断される。

　呼吸器を装着している場合は，呼吸機能の障害「ⅰ．人工呼吸器管理」の問題領域へと進み，①呼吸困難の訴えの有無，②人工呼吸の作動状況，③喀痰の有無・性状，④酸素飽和度，⑤低換気・過換気症状の有無，⑥気管切開部分皮膚状態，の観察項目を確認する。ケア内容として，①人工呼吸器作動状況の確認・記録，②人工呼吸器の維持管理，③アラーム音発生・異常事態時の対応，④気道内分泌物除去，⑤安楽な体位，⑥温度・湿度調整，⑦気管切開部・スキンケア，⑧カニューレ・カフエア管理，⑨精神支援，⑩急性増悪時にはその場で医師への状態報告，を行う。対応方法については普段より確認し，緊急時に備えることが重要である。指導内容としては，①情報提供，②家族指導等，を状況に合わせて実施する。また，災害時の対応についても確認の必要があり，停電，地震，火災時等色々な場合を想定し，普段より指導しておくことが重要である。なかには救急隊とともに搬送時のシミュレーションを実施しているケースもある。

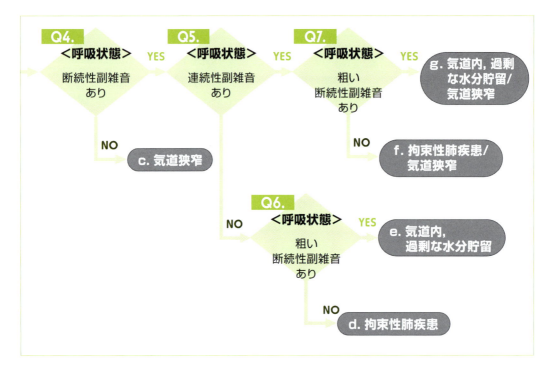

Q4 呼吸状態：断続性副雑音あり

　次に**Q3**に戻って，副雑音のある場合へ進む。

　断続性副雑音の確認をし，なしとなる場合は連続性副雑音のみがあると判断される。連続性副雑音がある場合は低調性，高調性のいずれであったとしても「c．気道狭窄」の問題領域へと進むこととなる。そして次の段階で追加情報として，①呼吸困難の訴えの有無，②咳嗽の有無，③喀痰の有無，④症状の発生時期と経過を確認し，主治医へ報告Ｂ（次回受診の往診までに報告）となる。看護ケアとしては，①安楽な体位，②薬剤管理，③温度・湿度の調節，④栄養・水分摂取の援助，⑤精神支援，⑥急性増悪時はその場で医師へ報告，救急搬送となる。教育指導内容は，①情報提供，②自己管理方法指導，③家族指導を実施する。

Q5 呼吸状態：連続性副雑音あり　Q7 呼吸状態：粗い断続性副雑音あり

　Q4で「断続性副雑音」があり，かつ**Q5**で「連続性副雑音」がある場合は，**Q7**において「断続性副雑音」の種類を区別する。粗い副雑音が聞かれる場合は，空気の通り道に水分が多くなって空気が通る時に水を弾いてブクブクという音を立てる場合であり，急性左心不全などにより肺水腫を起こして局所に水が増えている場合などが考えられる。その場合「g．気道内，過剰な水分貯留/気道狭窄」の問題領域へと進む。追加情報として，①呼吸困難の訴えの有無，②咳嗽の有無，③喀痰の有無，④症状の発生時期と経過を確認し，必要時はその場で医師への報告，または状態により次回往診時までに報告する。

　次に**Q5**の「連続性副雑音」と，**Q7**の「粗い断続性副雑音」でなく「細かい断続性副雑音」の両方が聴取される場合は「f．拘束性肺疾患/気道狭窄」の問題領域へと進む。拘束性肺疾患は，サルコイドーシス，塵肺，突発性間質性肺炎等，肺のコンプライアンスの低下を特徴とする肺疾患であり，肺胞壁（間質）の肥厚等を起こす。追加情報として，①呼吸困難の訴えの有無，②咳嗽の有無，③喀痰の有無，

④症状の発生時期と経過を確認し，看護ケアとして，①気道内分泌物除去，②安楽な体位，③温度・湿度の調整，④薬剤管理，⑤栄養・水分摂取の援助，⑥精神支援，⑦急性増悪時はその場で医師へ報告し，緊急対応となる。

Q6 呼吸状態：粗い断続性副雑音あり

Q5の「連続性副雑音」がなく，Q7で「細かい断続性副雑音」のみ聴取される場合は，肺線維症や繰り返す肺炎の後遺症などにより肺胞が線維化して弾力性を失いゴワゴワしているような状態であり，空気が入って膨らもうとする際にパリパリと音がする。このような細かい断続性副雑音は気道の太いところでは起きず，肺胞等末梢でのトラブルが考えられる。同じ断続性副雑音でも粗いものは水分の過剰貯留を示唆しているので体位ドレナージなどの適応となりうるが，細かい断続性副雑音を生じている部位ではドレナージは無関係であることがほとんどであるためドレナージの効果は期待できない。しかし，音の表現方法があいまいであった場合，異常な呼吸音が口の近いところで起きているものなのか，末梢の肺胞で起きているものなのか，予測ができないという事態が起こってしまう。せっかく聴診するのであれば「肺雑音あり」「異常呼吸音あり」という表現ではなく，どのような音がどこで聞こえたのかをしっかり記録することが必然となる。このように　呼吸音の表現方法を標準化することにより正しい病態の理解が訪問した看護師でなくてもできるようになる。

呼吸状態をしっかりアセスメントすることにより、余儀なく起こる緊急事態を回避し，予防できることで在宅での生活を維持することが可能となる。いかに入院しないで良い状態を保つかということが訪問看護師の大きな課題であり，かなえなければならない目標である。

a

問題領域

＃呼吸機能の障害

「異常呼吸パターン」

看護目標

1. 緊急医療の受診

看護計画

☆医師へ報告　S

O-P　①意識レベル（3-3-9度）

T-P　①救急要請
　　　②応急処置

b

問題領域

＃呼吸機能の障害

「感染の可能性」

看護目標

1. 早急な医療の受診
2. 苦痛の減少，消失

看護計画

☆医師へ報告　A

O-P　①呼吸困難の訴えの有無
　　　②咳嗽の有無
　　　③喀痰の有無
　　　④症状の発生時期と経過
　　　⑤悪寒戦慄の有無

T-P　①温・冷罨法
　　　②栄養・水分摂取の援助
　　　③衣類・寝具類の調整
　　　④清潔の援助
　　　⑤薬物・輸液の管理
　　　⑥精神支援

E-P　①情報提供
　　　②自己管理方法指導
　　　③家族指導

c

問題領域

＃呼吸機能の障害

「気道狭窄」

看護目標

1. 医療の受診
2. 治療方針に応じた，生活習慣の改善
3. 気道狭窄原因の除去
4. 苦痛・不安の軽減，消失
5. 再発予防

看護計画

☆医師へ報告　B

O-P　①呼吸困難の訴えの有無
　　　②咳嗽の有無
　　　③喀痰の有無
　　　④症状の発生時期と経過

T-P　①安楽な体位
　　　②薬剤管理
　　　③温度・湿度調整

		看護計画	
			④栄養・水分摂取の援助
			⑤精神支援
			⑥急性増悪時は「医師へ報告 S」
		E-P	①情報提供
			②自己管理方法指導
			③家族指導

d

問題領域	看護計画
#呼吸機能の障害	☆医師へ報告 B
「拘束性肺疾患」	O-P ①呼吸困難の訴えの有無
	②咳嗽の有無
看護目標	③喀痰の有無
1. 医療の受診	④症状の発生時期と経過
2. 治療方針に応じた，生活習慣の改善	
3. 苦痛・不安の軽減，消失	T-P ①安楽な体位
	②薬剤管理
	③温度・湿度調整
	④栄養・水分摂取の援助
	⑤精神支援
	E-P ①情報提供
	②自己管理方法指導
	③家族指導

e

問題領域	看護計画
#呼吸機能の障害	☆医師へ報告 B
「気道内，過剰な水分貯留」	O-P ①呼吸困難の訴えの有無
	②咳嗽の有無
看護目標	③喀痰の有無
1. 気道内，過剰な水分の除去	④症状の発生時期と経過
2. 苦痛・不安の軽減，消失	
3. 医療の受診	T-P ①気道内分泌物除去
4. 環境調整	②安楽な体位
5. 再発予防	③温度・湿度調整

看護計画

　　④薬剤管理

　　⑤栄養・水分摂取の援助

　　⑥精神支援

　　⑦急性増悪時は「医師へ報告　S」

E - P　①情報提供

　　②自己管理方法指導

　　③家族指導

---

f

問題領域

＃呼吸機能の障害

「拘束性肺疾患/気道狭窄」

看護目標

1. 気道狭窄原因の除去
2. 苦痛・不安の軽減, 消失
3. 医療の受診
4. 環境調整
5. 再発予防

看護計画

d＋c

---

g

問題領域

＃呼吸機能の障害

「気道内, 過剰な水分貯留/気道狭窄」

看護目標

1. 気道内, 過剰な水分の除去
2. 苦痛・不安の軽減, 消失
3. 医療の受診
4. 環境調整
5. 再発予防

看護計画

e＋c

h

問題領域

#呼吸機能の障害

「肺炎・腫瘍の可能性」

看護目標

1. 異常の早期発見

看護計画

☆医師へ報告　B

O-P ①呼吸困難の訴えの有無

i

問題領域

#呼吸機能の障害

「人工呼吸器管理」

看護目標

1. 合併症予防
2. 異常の早期発見
3. 苦痛・不安の軽減, 消失
4. 環境調整

看護計画

O-P ①呼吸困難の訴えの有無
　　 ②人工呼吸器の作動状況
　　 ③喀痰の有無・性状
　　 ④酸素飽和度
　　 ⑤低換気・過換気症状の有無
　　 ⑥気管切開部分皮膚状態

T-P ①人工呼吸器作動状況の確認・記録
　　 ②人工呼吸器の維持管理
　　 ③アラーム音発生・異常事態時の対応
　　 ④気道内分泌物除去
　　 ⑤安楽な体位
　　 ⑥温度・湿度調整
　　 ⑦気管切開部・スキンケア
　　 ⑧カニューレ・カフエア管理
　　 ⑨精神支援
　　 ⑩急性増悪時は「医師へ報告　S」

E-P ①情報提供
　　 ②家族指導（他, 介助者含む）

2. 生命を維持するためのしくみ　2）水分

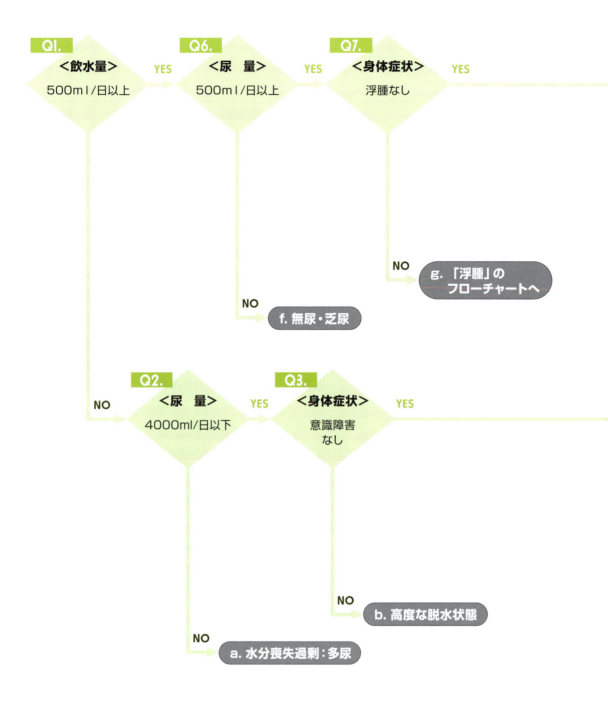

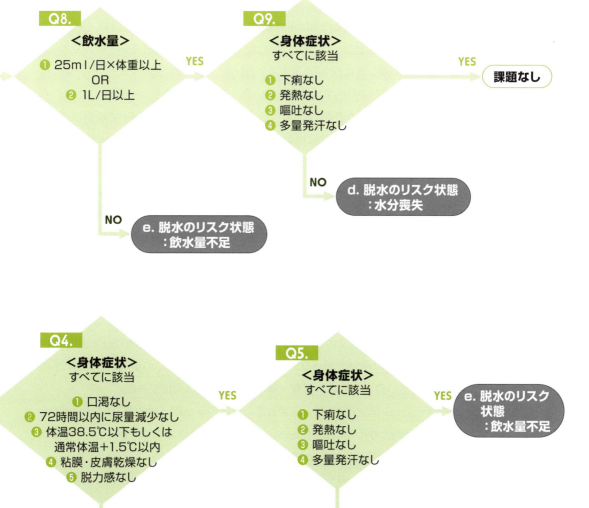

2）水分

①水分のアセスメント

　身体の構成成分の大部分は水であり，この水は生命維持のエネルギー源である蛋白質，脂肪，糖質あるいは電解質などを溶かす媒体となっている。体液は，個々の細胞が生命活動を維持できるように，種々の電解質を一定のバランスに保ち（ホメオスターシス），水分の出納バランスが一定に保たれるよう体液の自動調整機能が働き動的平均を保っている。この「水分」のフローチャートでは，水分出納バランスが一定に保たれているかどうかについて，訪問看護師がベッドサイドで観察して判断できることを目的としている。バランスの異常は検査所見に現れるだけでなく，それ自体が症状を引き起こすため，訪問する看護師はタイムリーに情報を把握し，適切に報告できなければならない立場にある。

　体内の水分量は体重の約1/2〜3/4と幅をもっており，年齢，性別あるいは肥満度によって異なる。ほぼ体表面積に比例しており，体重当たりの水分量は脂肪分の多い人ほど少なく，やせた人ほど多くなる。年齢別の割合は新生児や乳児では高く，高齢者になるほど減少する。

②水分出納バランス

　成人では，1日およそ2200〜2500mlの水分を飲水，食事，代謝水（体内で栄養物質が燃焼して酸化される時にできる水）として摂取しており，一方，尿，便，不感蒸泄（肺，皮膚）などの形で体内から失われていく。つまり，人体の水分出納バランスは，経口摂取と排泄により量的にも質的にも調整されることになり，日常生活の食事，飲水，排尿，排便，汗と密接な関係がある。

　そこで，「水分」のフローチャートの全体像は，初めにどの程度のin-take（飲水量）があるかどうかを確認し，その後明らかに病的と考えられるout-put（尿量）かどうかを確認する。そして，自覚症状およびその他の随伴症状の有無を確認しながら，問題領域を確定していく。

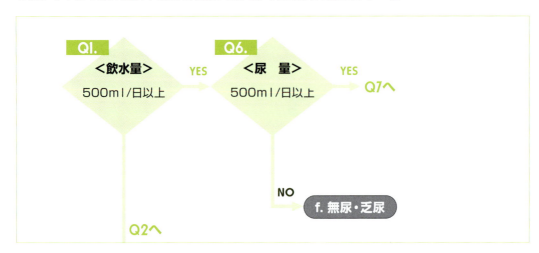

Q1　飲水量：500ml/日以上

　Q1で初めに観察するミニマムの飲水量は500ml/日を基準とした。ヒトは寝ているだけで15〜

20ml/kg/日を失い，代謝に必要なエネルギーをつくる結果生じた産物として500ml/日の尿を生成する。代謝水として200〜300ml/日がつくられるとして，"命の水"は概ね1000ml/日。食品からの摂取量をその半分と仮定し500ml/日の飲水量を基準とした。訪問看護では，食品から摂取する水分量を厳密に把握することは難しい。よって訪問時は，いわゆる飲水として，水やお茶のたぐいから摂取している量を観察する。日頃使用している湯のみやコップを見せてもらい，「お茶は，毎食後にこの湯のみに一杯程度ですか？」「お食事の時はお茶以外に何か飲んでいますか？」など，本人や家族から聴取する。飲水量が500ml/日以上の場合は**Q6**の「尿量」の観察に進む。

Q6 尿量：500ml/日以上

続いて，尿量が500ml/日以上であるかどうかを確認する。ヒトは不可避尿として500ml/日の尿を生成する。よってそれを下回る場合は乏尿または無尿として問題領域を特定する。腎臓の尿生成機能の障害によって1日の尿量が400ml以下，あるいは20ml/時間以下の状態を乏尿という。1日の尿量が400ml以下に減少すると，体内の代謝産物の蓄積が起こり，放置すれば尿毒症に至る。さらに尿量が極端に減少して100〜50ml以下になった状態を無尿という。尿が生成され，膀胱内に貯留尿があるにもかかわらず排尿できない状態（＝尿閉）は尿生成の障害ではなく排尿の障害であり，乏尿・無尿とは明確に区別する。乏尿・無尿の原因は，腎前性，腎性，腎後性に分類できる。腎前性は，ネフロン以前に原因があり，腎臓への血液供給量が低下し，糸球体濾過量が減少することで尿の生成が減少する。腎性は，ネフロンの病変による腎実質の機能障害により尿の生成が減少する。腎後性は，尿路（腎盂，尿管）の閉鎖により，尿は生成できているにもかかわらず尿が膀胱内に流出されない。この状態は長く続くことにより不可逆的な腎実質障害をきたし，尿の生成も減少する。

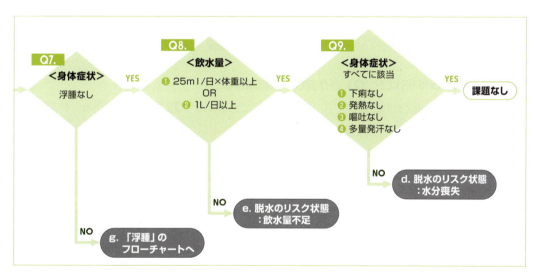

Q7 身体症状：浮腫なし

飲水量と尿量が最低限の状況をクリアできている場合は，次の**Q7**で「浮腫の有無」を確認する。浮腫は，毛細血管から組織へ体液が漏出することによって起こる。つまり，浮腫は体内の代謝に何らかの異常が起こり，水分摂取量に比べて尿量および水分喪失量が少ないため出納バランスが崩れていることを示している。高齢者には比較的よく見られる徴候であり，浮腫のフローチャートへ引き続きアセスメントを継続する。

Q8 飲水量：①25ml/日×体重以上または②1L/日以上

　飲水量と尿量が一定量確保され浮腫を認めない場合は，**Q8**で体重1kg当たり25mlまたは1L以上の飲水が確保されていることを確認し，in-take（飲水量）として脱水を招くリスクの有無を判断する。

Q9 身体症状：すべてに該当　①下痢なし，②発熱なし，③嘔吐なし，④多量発汗なし

　そして，最終的に**Q9**において，脱水のリスクとなる身体症状の有無を確認する。①下痢症状，②発熱，③嘔吐，④多量の発汗，これらの4項目すべての症状がない場合は，この時点では水分出納については課題がないと判断する。1つでも該当する症状がある場合は，脱水に至るリスクを考え問題領域を特定する。

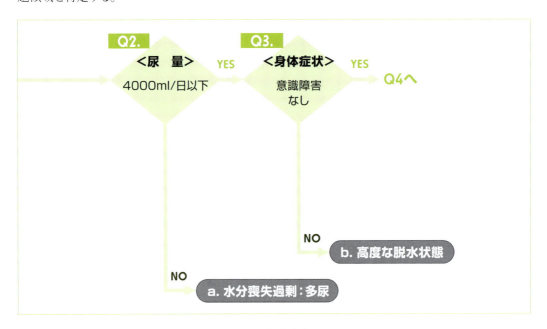

Q2 尿量：4000ml/日以下　Q3 身体症状：意識障害なし

　Q1で飲水量500ml以上の確保ができていない状態でありながら**Q2**で尿量が4000ml/日を超える場合は，多尿と判断し即，医師へ報告する。尿量が4000ml/日以下であれば，**Q3**に進み，意識障害の有無を確認する。ここでは，明らかに原因を特定できる場合を除く「意識障害」を認める場合には，重症の脱水状態を疑い即救急対応とする。多尿の原因は，①腎外性因子である抗利尿ホルモン（ADH）欠乏，高浸透圧と，②腎性因子である腎自体の濃縮力の低下に大別される。いずれにしても，多尿が継続すれば，体内の水分喪失によって脱水，尿路感染，電解質のバランスを崩す。

○脱水症状

　脱水とは，体液量（水と電解質）が減少している状態をいう。人体の約60％を構成する水は，その2/3は細胞の中にあり（細胞内液），1/3は細胞の外にある（細胞外液）。脱水症は細胞外液の減少した状態をいう。本来身体の体液量は水分摂取と排泄で常にバランスよく調整されている。その調整機能が何らかの原因によって障害され体液が不足した場合に脱水は生じる。細胞内液はカリウムイオン（K^+）が主な陽イオンであり，リン酸イオン（$H_3PO_4^{2-}$）やアミノ酸などが主な陰イオンである。一方，細胞外液は主にナトリウムイオン（Na^+）の陽イオンと塩化物イオン（Cl^-）の陰イオンで構成されている。塩化ナトリウム（NaCl）は細胞外液のみにあり，身体の中にある塩化ナトリウムの量が細胞外液

の量を決めている。水欠乏性脱水では口渇，Na欠乏性脱水では循環血漿量減少に伴う血圧低下，頻脈など各々の特徴ある症状が先行して現れる。しかし，通常，純粋なNa欠乏は原則的に起こらず，また水欠乏が生じても生体の調整機序によってNaも排泄されるため，結果的に病態は混合性脱水となる。フローチャートにおいて，脱水の種類を分類することを目的としていないのはこのためである。現れる症状は，口渇を主体とした細胞内脱水症状に，循環血漿量減少による症状が加わり，初期から口渇，全身倦怠感，脱力感，尿量減少が出現する。

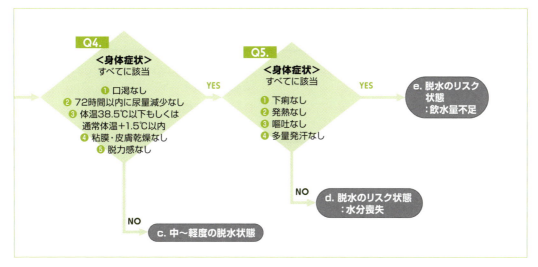

Q4 身体症状：すべてに該当　①口渇なし，②72時間以内に尿量減少なし，③体温38.5℃以下もしくは＋1.5℃以内，④粘膜・皮膚乾燥なし，⑤脱力感なし

　尿量が4000ml/日以下であっても，そもそも飲水が500ml/日以下であるため，**Q4**において脱水に伴う随伴症状を確認することで，脱水がすでに顕在した問題であるかどうかを判断する。5項目のうち1つでも該当すれば脱水の可能性は高いと考える。口渇は私たちの実生活でも塩分の多い食事を摂った時や多量の汗をかいた時に誰でも実感する。これは脳の視床下部にある浸透圧受容体，心臓の左心房にある容量受容体あるいは頸静脈洞の張力受容体によって，体液の質的・量的な異常がキャッチされることによって感じる感覚（反応）である。体液異常のシグナルは，次の生命反応を生じさせ，体液の質的・量的異常を是正するように働き，これによりのどの渇きは癒される。高齢者はこの反応が鈍くなるため，自覚症状だけに頼ることなく，口腔粘膜の乾燥状態も合わせて観察する。

　飲水量が500ml/日に満たないにもかかわらず顕在する脱水症状を認めない場合は，**Q9**同様，脱水のリスクとなる要因の有無について確認する。脱水の原因として多いのは発汗の増加によるものである。夏に30℃の戸外の直射日光にさらされると，同じ温度で日陰にいた時の10〜15倍の水分が汗として失われる。また不感蒸泄は，通常体重1kg当たり15〜20mlであるのに対し，体温が1℃上昇するごとに13％増加する。これは1人当たりでは体温1℃上昇ごとに100〜150mlの水分を失うことになる。脱水の原因の2番目は下痢であり，普通便からは通常100〜200mlの水分喪失であるのに対し，下痢では500〜1000mlに増加する。水分補正の目安としては，発熱1℃につき100ml，発汗・下痢・嘔吐ではそれぞれ軽症500ml，中等症1000ml，重症1500mlと考える。

a

問題領域	看護計画
♯脱水状態に関する障害 「水分喪失過剰」（多尿）	☆医師へ報告　S O-P　①意識レベル（3-3-9度） 　　　②尿の性状
看護目標 1. 緊急医療の受診	T-P　①救急要請 　　　②応急処置

b

問題領域	看護計画
♯脱水状態に関する障害 「高度な脱水状態」	☆医師へ報告　S O-P　①意識レベル（3-3-9度） 　　　②尿の性状
看護目標 1. 緊急医療の受診	T-P　①救急要請 　　　②応急処置

c

問題領域	看護計画
♯脱水状態に関する障害 「中〜軽度の脱水状態」	☆医師へ報告　A O-P　①口渇感の有無 　　　②皮膚・粘膜の乾燥の有無 　　　③倦怠感の有無
看護目標 1. 脱水状態の改善	T-P　①水分摂取の援助 　　　②清潔の援助 E-P　①情報提供 　　　②自己管理方法指導 　　　③家族指導

d

問題領域	看護計画
♯脱水状態に関する障害 「脱水のリスク状態」 （水分喪失）	☆医師へ報告　A O-P　①下痢の有無 　　　②嘔吐の有無 　　　③口渇感の有無 　　　④皮膚・粘膜の乾燥の有無 　　　⑤倦怠感の有無

2. 生命を維持するためのしくみ　2) 水分

看護目標	看護計画
1. 早急な医療の受診 2. 治療方針に応じた，生活環境の調整 3. 適切な量の水分摂取	T - P　①水分摂取の援助 　　　　②清潔の援助 E - P　①情報提供 　　　　②自己管理方法指導 　　　　③家族指導

e

問題領域	看護計画
＃脱水状態に関する障害 「脱水のリスク状態」 （飲水量不足）	T - P　①水分摂取の援助 　　　　②環境調整 　　　　③精神支援
看護目標	E - P　①情報提供
1. 適切な量の水分摂取	②自己管理方法指導 　　　　③家族指導

f

問題領域	看護計画
＃排尿に関する障害 「無尿・乏尿」	☆医師へ報告　S O - P　①意識レベル（3-3-9度）
看護目標	T - P　①救急要請
1. 緊急医療の受診	②応急処置

g

	看護計画
	「浮腫」のフローチャートへ

2. 生命を維持するためのしくみ　3）代謝

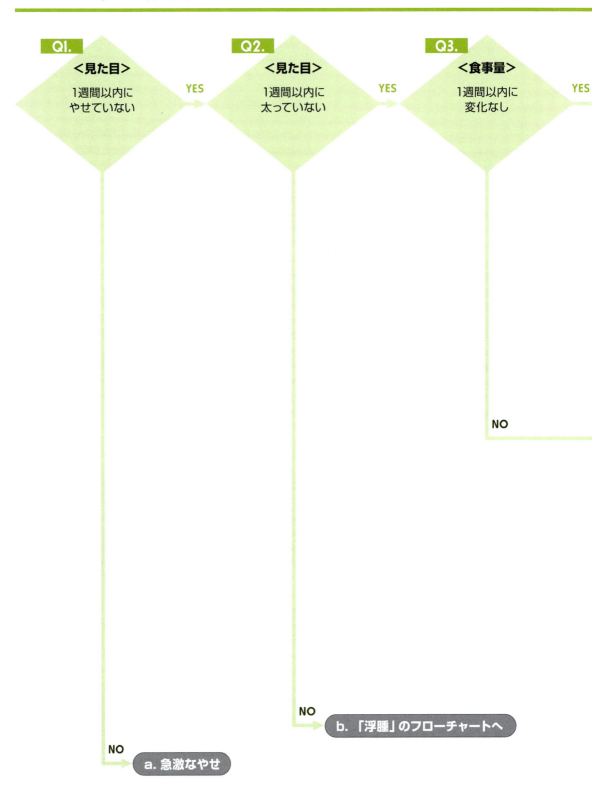

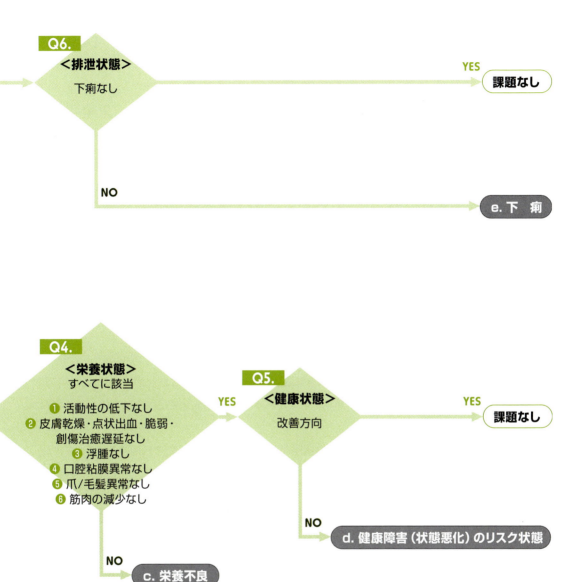

3）代謝

①代謝のアセスメント

　生命活動を維持・継続させるために，エネルギー源を体に取り込み，不要になったものを排泄する。これは自然な営みではあるが，ひとたび取り込む栄養の量や質に問題がある，または必要とする量が急激に増減した場合，このバランスは容易に崩れる。

　「代謝」のフローチャートでは，①栄養は必要量（質も含め）が摂れているのか，②栄養は体内でエネルギーに転化しているだろうか，という2点を確認するため，これらが結果として体に現れる各段階を判断している。

②見た目の判断

　まず見た目による判断で「急激な変化」を見る。「見た目」というと驚くかもしれないが，訪問看護の現場で真っ先に気がつくこと，それは見た目の変化なのである。「おや？　急にやせた？」となれば，のんびりせずに即介入である。

　そして次には，「おや？　急に太った？」も重要な判断指標である。ここでいう「太った」は，脂肪によるものだけを指すのではない。確かに脂肪による急な体重増加も危険ではあるが，それ以上にリスクが高いものは，水分貯留により「太って見える」。そう，急激な浮腫である。

　このように，急激な「やせた」・「太った」というリスクを除いてからは，食事量の変化の有無を見る。食事（点滴や経管栄養も含めて）は唯一の身体を構成する栄養源である。これが増減すれば，体に影響が出てもおかしくはない。そして，食事量に変化があった場合には，栄養状態に支障がある場合に現れる体の変化を確認する。

　ここでも問題がなければ，全体としての健康状態が改善方向なのかどうかを判断する。そして，改善方向であったとなれば，『課題なし』に進めるのである（このフローチャートでは，もう1か所後に『課題なし』がある）。

　少し戻り，食事量に変化がないのであれば，出て行くほうに問題がないかを確認する。変わらない量を摂取していても，それを吸収できていなければ栄養にはならないのである。入ってくる量に変化がなく，出て行くほうにも問題がなければ，おおむね生命維持に関わる事態は起こっていないと判断でき，2つ目となる『課題なし』に進めるのである。

　以下，判断のボックスごとに解説する。

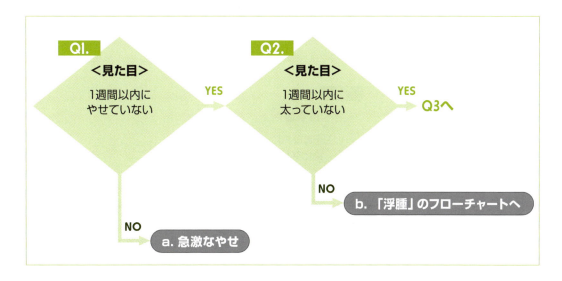

Q1 見た目：1週間以内にやせていない

Q1では，緊急性の高い「急激なやせ」に対応する人を選別する。看護師が初めに異常に気がつくこと，それは「見た目の変化」である。利用者の顔を見て「あれ？ 前回訪問した時より，やせた？（太った？）」という判断は重要なサインである。その上で体重を計測すれば確実な情報となるのだが，訪問看護の現場ではこれがなかなか難しい。体重計に乗ることが不可能な身体状況や，そもそも自宅に体重計がない（あったとしても壊れていたり，納戸の奥にしまい込まれていたり）という場合もざらにあるのだ。では，上腕や大腿を計測するという手段はどうだろう。実は，これもその部分に変化があれば数値として活用できるが，短期間の変化では一概にいえないところが悩ましい。そこで，どこでも・どんな身体状況でも判断できる指標として，「見た目」を判断基準とした。先にも述べたが，看護の基本は観察であり「見た目」は極めて重要なアセスメント指標である。

Q1の「1週間以内にやせていない」がNOとなれば，「様子を見ましょう」というレベルではない。当日のうちに医師に報告する必要がある。またその際には，①易疲労感・脱力感の有無，②低体温・四肢冷感の有無，③皮膚・粘膜の乾燥の有無，④食事に関する意識・関心・希望，⑤心理状態を十分に観察・アセスメントして報告する。

Q2.見た目：1週間以内に太っていない

次に，「（見た目）1週間以内に太っていない」を判断する。「太る」といっても，ここで重要なのは「1週間以内＝急激な」である。訪問看護の対象となるような健康状態の人が，脂肪で急に見た目にもわかるほど太るということは考えにくい。すなわち，急速に悪化した浮腫を意味している可能性も高いのである。

また，「脂肪だろう？」と思ったとしても，「浮腫の可能性を否定する」という確認は必要である。「もしかしたら…」という時には，よりリスクの高いほうを想定して動くべきである。そして，看護師の目から見て「太った（むくんでいる？）」と思うのだが，家族が「そんなことはない！」というような場合にも，同じように考えてほしい。自身の看護師としての直感を信じ，NOに進む（家族は，毎日一緒に過ごす時間が長いからこそ，変化に気がつかないこともある）。

「太っていない」がNOであれば「浮腫」のフローチャートに進み，より詳細に浮腫の状況のアセスメ

ントを行う。そしてもちろん医師へ連絡し，判断を仰ぐのである。

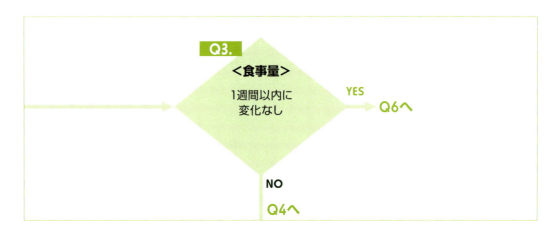

Q3 食事量：1週間以内に変化なし

　Q1，Q2がYESであった場合，急激な変化は除かれたことになる。この後は，「現時点では見た目に大きな変化はないが，このままの食生活を続ければ身体に悪影響を及ぼすだろう」という，中期的なリスク予測の判断である。

　まず「食事量：1週間以内に変化なし」で，体に入る量の変化を判断する。ここで1つ問題になることは「在宅で，食事の量をどこまで正確に把握することができるか？」である。在宅では，看護師がすべての食事を目にすることは不可能であり，本人や家族に「何kcal食べましたか？」などと尋ねることは，非現実的である。

　では，訪問の現場ではどうしているのか？　それは，食事のことを一番把握していると思われる人（家庭によって，お嫁さんだったり，お孫さんだったり，実はヘルパーだったりすることもある）に，「最近，食べる量が減ってきたなぁとか，逆にたくさん食べるなぁと感じることはありますか？」と尋ねてみるとよい。そして，「同じものばかりを好んで食べるなど，気になることはありますか？」と続けて聞く。この2つの質問で，大まかな予測がつくのである。その後，補足の情報を尋ねればよい。もし食事のことを把握している人がその場にいないのであれば，連絡ノートの活用や，その他の手段を考えることも看護師の重要な業務である。

　そして，食事の量を尋ねる時に気をつけたいことがある。それは「普通」がどのくらいであるか，ということである。「いっぱい」，「普通」，「少し」よくこのような表現をするが，この基準が極めて曖昧なものだということを頭に入れておいてほしいのである。たとえば，同じご飯の量を表現するとしても，違う目で見ると基準は「自分にとって」となり，それは「大盛りご飯」にも，「普通量のご飯」にも「少なめのご飯」にもなる。しかも聞いた看護師は，「自分にとって」の「大盛り」「普通」「少なめ」を想像するため，時として事実とかけ離れた情報が伝わることがある。こういった差異を縮めるためにも，「このお茶碗で半分くらいですか？」や，「このおだんごでいくつ分くらいでしょう？」と具体的に聞いておくことも必要となる。

　以前，こんな例があった。とても心配症のお嫁さんから電話を受けた時のことである。

　「なんだか食が進まなくなったんですよ。もう，心配で，心配で…」

「お食事の量が減ってきたのですね」

「そうなんです。ほんのちょっとしか食べないんですよ。小鳥がついばむくらいの量よ」

「それはご心配ですね」

「朝も昼も残してしまって，これからどうなるのかしら？」

「ご飯はお茶碗にどのくらいですか？」

「そうねえ，1杯くらいかしら」

「子ども用のお茶碗ですか？」

「いいえ。おとな用よ」

「えっと，残されるのは？」

「いえね，前はご飯2膳が普通だったのよ。デイサービスでもおやつをいただくせいかしら？」

「おやつはお家でも？」

「ええ，甘いものは大好きなの。大福2つはぺろり」

…「おやつの量を見直しては？」と提案したケースである。

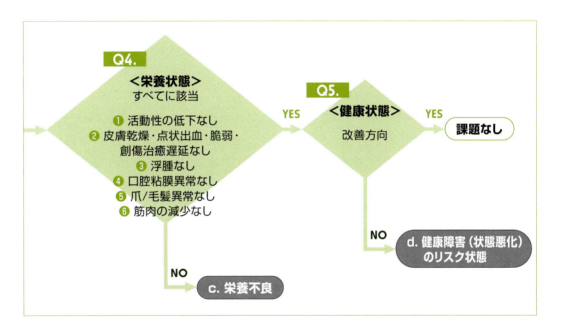

Q4 栄養状態：すべてに該当 ①活動性の低下なし，②皮膚乾燥・点状出血・皮膚脆弱・創傷治癒遅延なし，③浮腫なし，④口腔粘膜異常なし，⑤爪/毛髪異常なし，⑥筋肉の減少なし

　Q3にて，摂取量が変化しているとなったらどのように考えるか。「食事量が減っている」もしくは「増えてきている」という報告だけでは身体状況は見えてこない。さらに踏み込んだアセスメントとして，以下の6項目を見ていく。①活動性の低下はないか，②皮膚乾燥・点状出血・脆弱・創傷治癒遅延はないか，③浮腫はないか，④口腔粘膜に異常はないか，⑤爪/毛髪に異常はないか，⑥筋肉の減少はないか，以上の6つのポイントをアセスメントし，栄養状態が不良に陥ることで見られる身体への異変を察知しなければならないのである。きちんと栄養を摂取し吸収できていなければ，身体は何らかのサインを出してくる。それらを顔色や爪の状態などから判断し，適正な状態へのアプロー

チをするのである。

　とはいえ，栄養状態を判断するにはとてもおおざっぱな切り口である。どの時点とどう比較をすればよいのか，そもそも「異常」とは何を指すのかと悩むかもしれない。しかし，ここは難しく考えずに，その人の年齢・病名・生活状況などを考慮して，これは栄養状態のトラブルによるものか？　という目で，もう一度ポイントを考えてほしい。「活動性…ずっと低下しているけれど，これは下肢の疼痛によるものだから違う」や「皮膚が少し乾燥しているが，この年齢の人にしては張りやつやもあるからOK」「口内炎があるけれど，義歯が合わなくて噛んでしまっただけだから大丈夫」という具合である。そして，もちろん栄養状態の不良から引き起こされたものではない場合も，それに対応したケアを提供する。

　しかし，「なぜ血液データを指標にしないのか」という声も聞こえてきそうである。もちろん病院では，栄養状態の指標＝血液データ（総蛋白・アルブミン・脂質など）が第1選択であろうが，在宅では頻回に血液検査をしている人は稀有である。また，結果が出るまでにも時間がかかる。この点，上記の6点は誰にでも判断可能な指標なのである。

Q5　健康状態：改善方向

　Q4のアセスメントから「栄養状態に問題があるという身体所見はない」となっても，ここで判断をしている人は食事量に変化があった人である。本当にこのままの食生活を続けていて，健康状態が改善方向に向かっていくのかどうかという判断が必要となる。

　このように考えてみてほしい。食事量が減ったという場合でも，「健康状態を改善させるために，努力をして減らしている」（糖尿病・肥満など）場合と，「本来ならもっと食べなければ健康を維持できないのだが，何らかの原因で食べることができない」（心疾患・呼吸器疾患など）場合では180度意味合いが違う。そしてこれは，疾病や年齢などを加味した総合的な判断が求められるのである。その上で改善に向かっているならばよいが，このままでは身体に悪影響が出てくるということであれば，栄養についての具体的な指導・教育・提案が必要となってくる。

　Q5の設問は，YES と NO とで介入が大きく変わってくる。そのため「判断しにくい」という意見もあった。しかし安心してほしい。ここで判断をしている人は，急激なやせも浮腫もなく，食事量の変化はあるが身体症状には現れていない人である。早急に介入が必要なケースではないのである。1回の訪問で判断がつかないようであれば，安全を考慮し，改善方向→NOに進み，調整を図りながら経過を観察すればよいのである。

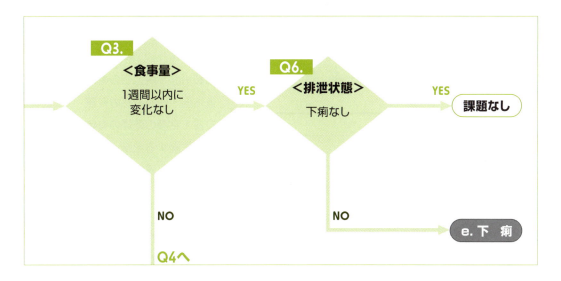

Q6 排泄状態：下痢なし

　Q3に戻り，「食事量：1週間以内に変化なし」がYESとなった場合，**Q6**の排泄状態の確認に進む。この設問で，「食べてはいるが，必要量の吸収ができていない」というリスクを排除するものである。

　吸収を妨げる要因には「嘔吐」も考えられるが，ここには食事量の変化がなかった人が入るということを想定し，「下痢」を判断指標とした。

　訪問看護の現場では，長年にわたる不消化便，泥状便という人を多く見かける。しかも，「いつもこうだから」と，放置されていることが少なくないのである。「陰部の皮膚を健康に保つ（言うまでもないが，下痢状便は消化液が過剰に含まれた強アルカリ性で，皮膚トラブルの元ともなる）」や「気持ち良く排便をする」という側面からのアプローチも必要であるが，「代謝」の面からも，吸収ができているのだろうかという視点を忘れてはならない。

　「下痢なし」がYESとなれば，ここで消化・吸収が正常に働き細胞に取り込め，かつエネルギーに変換でき，細胞の栄養となった（であろう）と判断でき，「代謝」のアセスメントを『課題なし』で終了するのである。

a

問題領域

♯ 食事・栄養の障害

「急激なやせ」

看護目標

1. 早急な医療の受診
2. 治療方針に応じた，生活習慣の改善

看護計画

☆医師へ報告　A

O-P　①易疲労感・脱力感の有無
　　　②低体温・四肢冷感の有無
　　　③皮膚・粘膜の乾燥の有無
　　　④食事に関する意識・関心・希望
　　　⑤心理状態（不安・焦燥・葛藤・絶望など）

T-P　①栄養・水分摂取の援助
　　　②食事環境調整
　　　③皮膚・粘膜の保護・保湿・除圧
　　　④温度・湿度調整

E-P　①情報提供
　　　②家族指導
　　　③自己管理方法指導

b

問題領域

♯ 栄養・代謝の障害

「浮腫」

看護計画

「浮腫」のフローチャートへ

c

問題領域

♯ 食事・栄養の障害

「栄養不良」

看護目標

1. 適正な量と内容の確保
2. 食事環境の整備

看護計画

☆医師へ報告　B

T-P　①食事環境調整
　　　②精神的支援
　　　③ケアマネジャーへ調整依頼

E-P　①情報提供
　　　②家族指導
　　　③自己管理方法指導

d

問題領域

♯ 食事・栄養の障害

「健康障害（病状悪化）のリスク状態」

看護目標

1. 適正な量と内容の確保

看護計画

T-P ①食事環境調整
　　②精神的支援

E-P ①情報提供
　　②家族指導
　　③自己管理方法指導

e

問題領域

♯ 食事・栄養の障害

「下痢」

看護目標

1. 早急な医療の受診
2. 下痢症状の改善

看護計画

☆医師へ報告　A

O-P ①腹痛の有無・程度
　　②嘔気・嘔吐の有無
　　③腸蠕動音聴取
　　④腹部膨満感の有無
　　⑤肛門周囲，皮膚トラブルの有無・程度

T-P ①水分摂取の援助
　　②排泄援助
　　③保温
　　④薬剤管理

E-P ①情報提供
　　②家族指導
　　③自己管理方法指導

2. 生命を維持するためのしくみ 4）循環

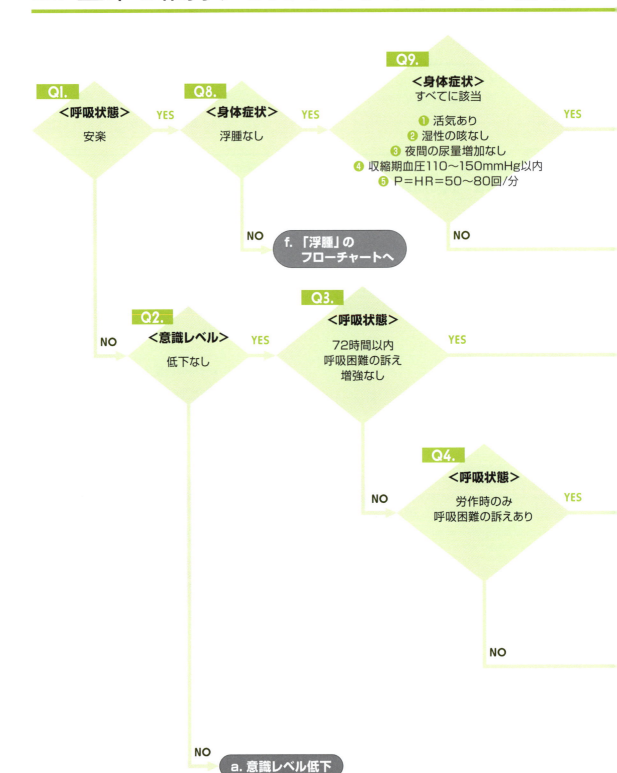

2. 生命を維持するためのしくみ　4) 循環

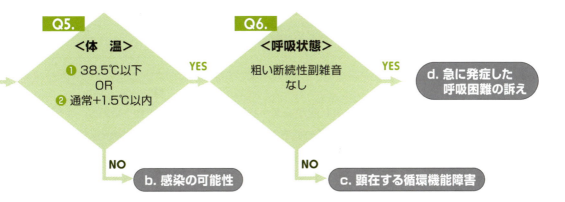

4）循環

①循環のアセスメント

　一般的に「循環」とは"ひと巡りして元に戻ることを繰り返すこと"である。ここでは人体の「循環」の中心を担う心臓がそのポンプ機能を十分に果たしているかどうかを見ていく。心臓と血管から構成される循環器は血液を循環させながら酸素や栄養素を身体の隅々まで届け，組織から老廃物を運び出す。その過程はポンプ機能を駆使し生命の源を運び届ける「運び屋」として重要な役割を担っている。

　フローチャートの全体像は呼吸状態を観察することから始まる。そして心臓のポンプ機能障害が今現在あるのかないのか，その程度は軽いのか重いのか，を判断する。生命を維持するしくみの4項目の1つにあたる「循環」は，在宅療養に存在する"医療の空白時間"を安心して安全に過ごしてもらうための危機管理を目的としたアセスメント項目と言える。最も緊急性が高いのは，呼吸状態が安楽でなく，意識レベルの低下を認めた場合であり，即救急対応することをそのプロトコルの中で指示している。逆に，呼吸が安楽で浮腫はなく，心不全の初期症状を想定した観察項目すべてに問題がなければ，循環についてその時点では「次回訪問までの課題なし」と判断する。さらに，症状の出現時期，呼吸音，体温などを判断指標とし，心臓のポンプ機能の障害の程度を判断し，看護計画に結びつける。

　以下，詳しくフローチャートの内容を解説する。

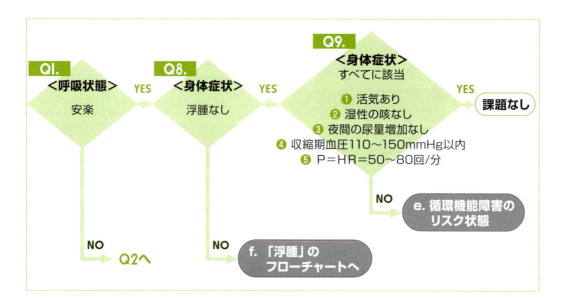

Q1　呼吸状態：安楽

　循環のアセスメントでは，まずQ1の「呼吸状態が安楽かどうか」を観察することから始める。なぜ初めに呼吸の状態を見るのか，それは循環機能の低下を示すサインとして大変重要だと考えるからである。心臓のポンプ機能が低下した状態を，右心不全と左心不全に分けて考えた場合，それぞれ初期症状と思われる症状がある。しかし，実際の訪問看護の場面において「右心不全はあるか，左心不全はどうか」とあえて意図的に分けて観察することは稀であり，実際は循環機能を総括的に観察し

ていると考える。よって，症状として把握しやすく両心不全の症状としては重症度が高い呼吸状態を「循環」アセスメントのスタートとして位置づけた。恐らく実際は，脈を取りながら「息苦しい感じはありませんか？」と声をかけたり，「苦しくない」と言ってもその動作や表情から推測して判断していると考えられる。つまり，アセスメントの開始は，実は看護師の通常の実践，思考そのものであると考える。

Q8 身体状態：浮腫なし

呼吸状態が安楽であることを確認できた場合は次に**Q8**に進み，ここでは「浮腫の有無」を確認する。浮腫は右心不全の初期徴候として重要だが，特に高齢者の浮腫は低蛋白血症，慢性腎不全，肝疾患などから生じることもある。よって，浮腫を認めた場合は「浮腫」のフローチャートへ移動して，問題領域を明確にするまでアセスメントを行う。

Q9 身体状態：すべてに該当　①活気あり，②湿性の咳なし，③夜間の尿量増加なし，④収縮期血圧110〜150mmHg以内，⑤P＝HR＝50〜80回/分

呼吸が安楽で，浮腫を認めない場合は，さらに**Q9**に進み，循環機能低下の初期症状を想定した5つの項目を観察する。その結果，すべての観察項目がクリアできた場合は循環についてその時点では『課題なし』と判断する。5項目すべてをクリアすることは難しい印象を受けるかもしれないが，ここは「循環については課題なし」と言い切るだけの観察項目を厳選している。つまり，5項目すべてをクリアできる，と言い切れなければ躊躇することなくNOを選択することが必要である。「初めての訪問で判断できない」，「家族の話を聞かないとわからない」などは十分想定できることであり，このように5項目すべてをクリアできる，と言い切れない場合は躊躇することなくNOを選択し，問題領域に対するプロトコルを遂行する必要がある。だからこそ，訪問のたびに繰り返し意図的に観察する必要性が出てくるのである。5項目の中で着目してほしい項目に，「①活気あり」がある。実際，明らかな循環障害を認めなくても，心拍出量が低下していれば全身倦怠感や易疲労感などの症状が現れる。客観的な判断項目ではない項目をあえて観察項目として取り入れた理由には，専門職である看護師の直観は重要な判断指標になると考えているからである。看護師の感じる「何かおかしい」，「いつもと違う」という直感を，客観的でないという理由で排除せず重要な判断指標として位置づけている。

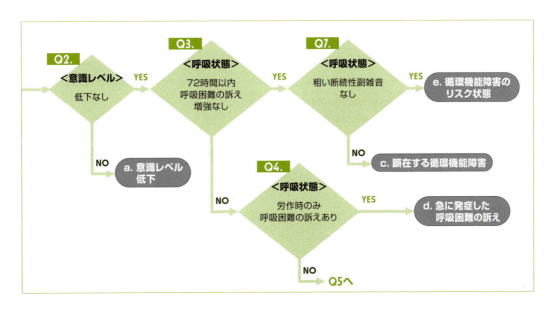

Q2 意識レベル：低下なし　Q3　呼吸状態：72時間以内呼吸困難の訴え，増強なし

　Q1でNOに進んだ場合，呼吸は安楽ではないが意識レベルは保たれている状態から考える（**Q2**はYESに進む）。まず，**Q3**においてこの状態が急激に発症または増強したのかどうか時間軸を判断する。「（息苦しい感じは）最近からですか？」，「急に苦しくなりましたか？」と確認する。「最近」，「急に」をここでは，72時間と設定した。72時間以内に症状の増強がなければ，呼吸音を確認する**Q7**へと進む。

Q7　呼吸状態：粗い断続性副雑音なし

　Q7で断続性の副雑音を聴取しなければ，循環機能の障害は「リスク状態」と判断する。つまり重症度はそれほど高くないと考える。しかし，断続性の副雑音を聴取した場合は，気道内の水分貯留により生じる断続した音を聴取していると考え，循環障害が顕在していると判断する。

Q4　呼吸状態：労作時のみ呼吸困難の訴えあり

　次に，**Q3**へ戻り，時間軸を確認した段階で，72時間以内に症状の悪化を認めた場合は，**Q4**に進み，呼吸困難が労作時のみに自覚するものかどうかを判断する。労作時とは，会話をする・食事をする・トイレまで移動するなどの動作を言う。呼吸困難とはあくまで本人が自覚する息苦しさである。ここで重要なのは，酸素飽和度は正常→低酸素血症ではない→だから苦しいはずがない，という三段論法は成り立たないということである。つまり，急に発症した呼吸困難が労作時にのみ自覚される状況は，循環のみに特化したものではない可能性を示唆していると考え，急に発症した呼吸困難感として対応する必要がある。

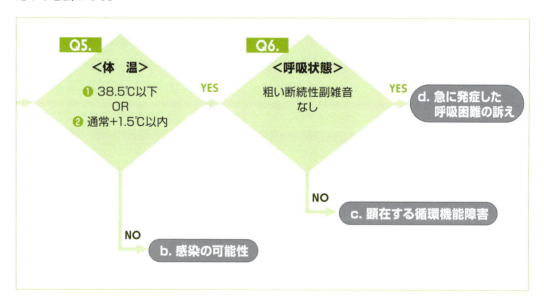

Q5　体温：①38.5℃以下または②通常＋1.5℃以内

　呼吸困難の訴えが労作時だけでなく安静時にも自覚される場合は，**Q5**へ進む。まず，体温を測定し，感染の可能性を排除する。発熱がなく，安静時にも自覚する呼吸困難感が72時間以内に発症または増強した場合は，呼吸音を聴取する。

Q6　呼吸状態：粗い断続性副雑音なし

　断続性副雑音の聴取の有無を確認して問題領域を確定する。循環のフローチャートにおいて着目

している呼吸音は，（粗い）断続性の副雑音である。ブクブクという低く長めな音は，気道内の湿気の中を空気が通過し，水をはじくように鳴る音と考えられる。つまり，その呼吸音の成り立ちから，（粗い）断続性の副雑音は循環機能が低下した結果生じる症状を反映していると考えるからである。観察は，観察結果を得ることがゴールではなく，問題領域を特定し提供する看護ケアを決定できることが必要である。よって循環においては，意図的に聴取すべき呼吸音としてあえて断続性の副雑音を挙げた。

「心不全」という標記は，循環についてアセスメントした結果の問題領域として使用していない。これは心不全と確定するには本来，心臓超音波検査などの心臓の機能低下を客観的に見る必要があると考えたためである。アセスメントは，日々の訪問看護において看護師が実践すべきものであり，その中から判断できる必要がある。よって問題領域も訪問看護師のアセスメントの結果として確定できるものであるべきと考えている。

a

問題領域	看護計画
♯心臓機能の障害	☆医師へ報告　S
「意識レベル低下」	O-P ①浮腫の有無
	②頸静脈怒張の有無
看護目標	③咳嗽・喀痰の有無
1. 緊急医療の受診	
	T-P ①救急要請
	②応急処置

b

問題領域

＃心臓機能の障害

「感染の可能性」

看護目標

1. 早急な医療の受診
2. 苦痛の減少，消失
3. 再発予防

看護計画

☆医師へ報告　A

O-P　①血中酸素飽和度
　　　②咳嗽の有無
　　　③喀痰の有無
　　　④頸静脈怒張の有無
　　　⑤症状の発生時期と経過
　　　⑥悪寒戦慄の有無

T-P　①温・冷罨法
　　　②栄養・水分摂取の援助
　　　③衣類・寝具類の調整
　　　④清潔の援助
　　　⑤薬物・輸液の管理
　　　⑥精神支援

E-P　①情報提供
　　　②自己管理方法指導
　　　③家族指導

c

問題領域

＃心臓機能の障害

「顕在する循環機能障害」

看護目標

1. 早急な医療の受診
2. 苦痛の減少，消失
3. 再発予防

看護計画

☆医師へ報告　A

O-P　①血中酸素飽和度
　　　②咳嗽の有無
　　　③喀痰の有無
　　　④頸静脈怒張の有無

T-P　①安楽な体位
　　　②気道分泌物の除去
　　　③栄養・水分摂取の援助
　　　④薬剤管理
　　　⑤温度・湿度調整

		看護計画
		E-P ①情報提供
		②自己管理方法指導
		③家族指導

d	問題領域	看護計画
	♯心臓機能の障害	☆医師へ報告　A
	「急に発症した呼吸困難の訴え」	O-P ①呼吸困難の訴えの有無
		②咳嗽の有無
	看護目標	③喀痰の有無
	1. 早急な医療の受診	④症状の発生時期と経過
	2. 苦痛の減少, 消失	
	3. 再発予防	T-P ①安楽な体位
		②薬剤管理
		③温度・湿度調整
		④栄養・水分摂取の援助
		⑤精神支援
		E-P ①情報提供
		②自己管理方法指導
		③家族指導

e	問題領域	看護計画
	♯心臓機能の障害	☆医師へ報告　B
	「循環機能障害のリスク状態」	T-P ①安楽な体位
		②栄養・水分摂取の援助
	看護目標	③薬剤管理
	1. リスクの回避	④温度・湿度調整
	2. 異常の早期発見	
	3. 苦痛の減少, 消失	E-P ①情報提供
	4. 再発予防	②自己管理方法指導
		③家族指導

f		看護計画
		「浮腫」のフローチャートへ

3. 生活をするためのしくみ　1）食事がしたい

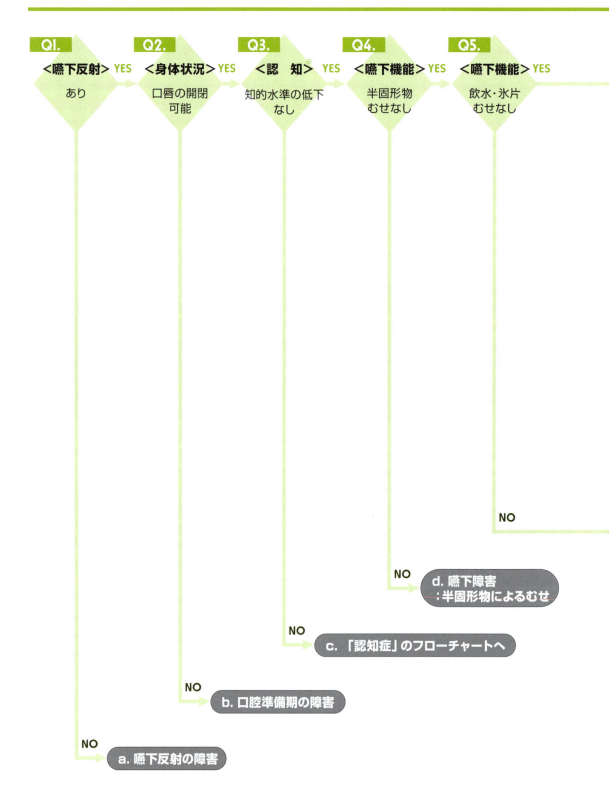

3. 生活をするためのしくみ　1）食事がしたい

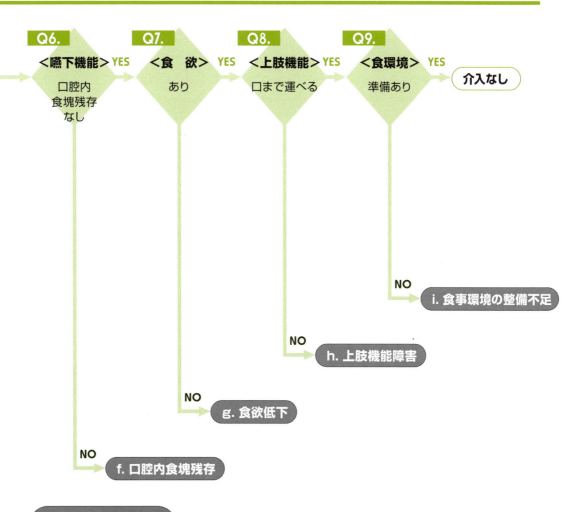

※認知症の定義
個人のそれまでの発達した知的水準からの著しい低下による崩壊した精神状態であり，記憶・見当識・判断力・理解力・計算力・抽象思考・高次大脳皮質機能・感情・行動・人格などの障害が認められ，その原因として明確な脳の器質性病変が推定しうる場合，これを認知症という。ただし，意識障害を除外するものとする。
以下，3）トイレに行きたい　**Q4**，4）入浴したい　**Q7**，5）外出したい　**Q4**，の「認知」について上記の定義同様とする。

1）食事がしたい

①食事の阻害要因

　食べる楽しみは，年齢や性別を問わず誰しもが持っている基本的ニーズの1つだ。そして，おいしく食べられることは健康である1つの証とされており，ヘンダーソンによる看護の本質でも，人間の「基本的欲求」の「適切に飲食する」に位置づけられている。また，その食事や食生活は，生まれ育った環境や社会状態によっても影響される。

　しかしながら，何らかの影響を及ぼす因子により，食事という行動を阻害するものが出てくる。それは，病気により味わう機能を失ってしまったり，口を開けることも困難であったり，嚥下がうまくいかずに「食べる」ことがリスクになってしまったり，食物を認識できなかったり，欲求自体を喪失してしまっていたりと様々だ。

　また，嗜好も影響するため，健康状態に合ったものを必ず摂取できるとは限らない。この「食べる」行動の阻害要因を的確に把握し介入するにあたり，訪問看護の現場におけるアセスメントの思考過程に沿って，述べていく。

②食事のアセスメント

　まず，看護師が食事に対する看護を提供しようとした時，何を根拠にこの人は食事をしても大丈夫と判断するのだろうか。初めて接する人であれば，基本的情報を収集して「誤嚥性肺炎」の既往はないか，また脳血管疾患による後遺症はないかなど身体状態の確認をするであろう。そして，口から食べられているのであれば，何をどのような形態で食べ，嗜好はどうなのかなど情報を追加しながら，「食事に関するデータ」をまとめるのである。

　訪問看護の場面において，最初に情報があり上記のように介入できる場合もあれば，急な体調変化により経口摂取が進まないケースなどがある。食べられていないであろうと考えられる人に，今まで食べていたからと言って，無理やり食べさせては誤嚥のもとである。まず先に，本当に今「飲み込めるかどうか」すなわち正常に嚥下機能が働いているかどうかを観察しなければならない。なぜなら，誤嚥時にむせ込む反射があればまだ良いが，むせ込みの反応もなく誤嚥している場合（不顕性肺炎）があるからだ。そのことからも誤嚥や肺炎，低栄養，脱水，窒息など，身体におけるリスクを念頭に看護にあたる必要がある。そのため，第一段階のフローでは「嚥下反射」を問うている。とはいえ，訪問看護の現場では咽頭や食道の中の観察は不可能であるため，現場で確実に判断できる方法が必要である。そのため安全かつ簡易であり，経過観察に有用な判断基準として，反復唾液テスト（RSST）を選んだ。選定理由を含めて詳細は「嚥下反射」の項で述べることとし，先に進む。

　嚥下反射を確認できたら，次は経口摂取のための手段を確認する。自分で食事を口に運ぶ手段としては上肢機能も十分大切だが，食物を摂取するための入り口は正常かどうかを先に観察することが重要である。よって「口唇の開閉は可能」かどうかを観察する。自立的にも他動的にも口が開かない状況下では，食物を取り込むことができない。運動障害や感覚麻痺，口唇の閉鎖不全などが観察の対象に入る。また流涎しやすかったりすると食べる機能に問題があると推測することができる。

ここまでで，外から嚥下反射と食物取り込み口の確認を行い，危険因子を概ね排除したことになる。

さて，第一段階の「嚥下反射」と「口唇の開閉」について，「食べられそうだな」という判断材料がそろったら，次は，嚥下機能を観察したいところだが，その前に食物を認知できる状態なのかどうかということを一度確認しておこう。なぜなら，食物を認知できなければ，基本的に経口摂取が困難になるからだ。嚥下機能の詳細を確認する前に認知状態を確認することで，先ほどの2点確認した判断と共に，「食事をしたい」ニーズを少なくとも叶えることができるのである。

認知状態を確認できたら，ここからは実際に食事をして，どのような形態のものが嚥下をするにあたり障害なのかを観察する。トロミ食，ミキサー食，もしくはとろみのついていない水でむせるのか，誤嚥の原因となる形態を判断し，介護者や関係スタッフへ伝えていく細やかな判断が必要な観察ポイントである。

それぞれの形態で問題ないと判断されれば，確実に嚥下できているかの確認として，口腔内の食塊残存を観察し，改めて誤嚥状況のリスクを判断する。

嚥下機能の問題排除ができたところで，それでも食事をすることができない理由があるかを考える。嚥下機能も問題なく，認知症状もないのに，食事に関する何らかの問題がある場合だ。では，食に対する意思はどうであろう。「食べたい」という意思はあるのだろうか。精神症状で，何らかの食事に対するマイナス観念はないか。そういったメンタル部分を排除し，残るは，自分で食べることができるのか，という問題だ。麻痺などにより運動機能に問題はないか，利き手はスムーズに動く状態であるのか，体勢を整えたりすれば自分で食べることができるのに，それを見落としてはいないか。ここまでで問題がなければ，食事をする環境の問題であり，何をサポートすれば食事することができるのかを考え，すべての問題（嚥下機能・認知症状・精神状態・四肢機能・環境面）がないとなると『介入なし』となりアセスメントを終了する。

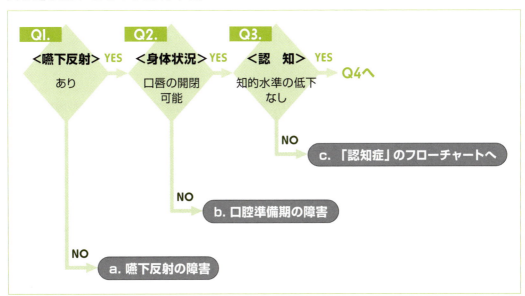

Q1 嚥下反射：あり

さて，ここからは，各フローチャートの詳細に関して解説していく。

まず，「食べる」行動の正常動作がどのように行われているかを知ることが必要である。「嚥下」とは，

食物や唾液を食道に入れ，気道には入れない一連の動作のことであり，嚥下機能は5期からなっている。嚥下前の2期が先行期と口腔準備期であり，①食物を視覚で捉え大脳で認識する時期（先行期），②口への取り込みを行うために口唇を開閉する時期（口腔準備期），そして，直接の嚥下障害の時期として，③口腔内で食塊形成し咽頭に送り込む時期（口腔期），④咽頭から食道に送り込まれる時期（咽頭期），⑤食道から胃に食塊が移動する時期（食道期）に分けられる。「嚥下障害」はこの一連の過程の中で問題が生じ，食塊や液体を口腔から胃まで円滑に送り込むことができない状態をいう。

　上記の嚥下状態を考慮すると，最初の観察ポイントは，食物を認識できているかという思考過程のはずだが，私たちは「嚥下反射」からの観察とした。これは，"食事をしたい"というニーズがあった時や"食事をさせる必要がある"と考えた時，まず大前提なのが，「飲み込めるかどうか」すなわち正常に嚥下を行えるかどうかだからだ。嚥下に危険性のある人に対しては最も慎重でなくてはならない。そのため正常な嚥下反射を確認する必要がある。

　訪問看護の現場では，造影剤を用意してレントゲン下で嚥下状態を把握することは不可能である。受診に出かける行為すら難しい人も多くおり，このような検査は予約なしではとうてい難しいため現実的ではない。現場では，その状況下での判断が必要となるため，簡易に判断できる材料が必要となる。そのため，ベッドサイドでも簡易に安全にできる判断尺度として，反復唾液嚥下テスト(RSST)※を選んだ。様々なテスト方法がある中でこれを選択した理由は先述したように，安全かつ簡易であり，経過観察するにも良い方法であるからだ。高齢者の多くは加齢に伴う食物通過器官の機能低下を考慮する必要がある。また，脳血管障害後遺症や脳神経系疾患のある人も嚥下反射が低下していることが多い。「食べる」，「食べたい」のニーズと，摂食・嚥下機能の状況を的確に判断して誤嚥や肺炎のリスク管理を行うことが看護師には望まれるのである。

　こうした理由から，フローチャートの**Q1**では，「嚥下反射」を観察する。RSSTを行い嚥下反射が起きるかどうかの判断をする。RSSTの方法で「NO」の判断となるようであれば，現状での嚥下機能は低下していることになる。そして，いくら「食べたい」ニーズがあっても摂食に必要な嚥下機能が低下しているため，医学的判断として食事は勧められないことになる。

　したがって，経口摂取による栄養の取り込みが難しいため，適切な栄養状態の確立や維持が最優先課題となり医師との連携も密にしなければならない。また，介護者へも嚥下反射の障害についての注意点を指導する必要があり，また嚥下状態の改善のためリハビリ導入や口腔ケアも考案できる。

　RSSTで嚥下反射の確認がとれれば，外観からの嚥下機能の推察はクリアしたことになり次の判断へ進むことができる。

Q2 身体状況：口唇の開閉可能

　次は「口唇の開閉可能」状況を観察する。嚥下状態を外観から推察できる所見の1つであり，5期の中の「口腔準備期」の内容に含まれる要素の1つだ。食事をするためには，口が開かなければ食物を取り込むことは難しく，また閉じなければ口腔内を陰圧にできないため食物の送り込みが困難となる。「口唇を閉じること」は重要なポイントであり，麻痺や筋力低下の場合，無歯顎で顎位が安定し

※　唾液嚥下を30秒間繰り返してもらい，のど仏のあたりに指を当てて嚥下の有無を確認する。
　30秒間に2回以下の場合，嚥下開始困難，誤嚥が疑われる。3回以上の場合はほぼ問題なし。

ない場合，鼻呼吸が苦しくてできない場合などに閉口は困難となる。また，パーキンソン病の患者では臥床させると頭部が上を向いた状態となり，閉口困難となる場合がある。

流涎が多いのも，開閉に障害があるため口腔内に唾液が停滞し，うまく送り込めていないことを示唆する嚥下障害の有無を観察できるポイントの1つである。また，常時開口している場合は，口腔乾燥により嚥下しにくい要因をつくっている。

口腔準備期は次の口腔期と密接に連動する大切な時期であり，経口摂取を考えた時，開口・閉口ができなければ食事は困難となるため，「嚥下反射」確認後，再度危険性排除のため，視覚で観察できるポイントを持ってきているのである。

口唇の開閉が困難であれば，経口摂取が困難な場合が多くあることが想定されるため，低栄養や脱水状態を回避できるように，適切な栄養状態の確立を目指すため，医師との連携を密に行っていく必要がある。

また，口腔内の清潔も保持されにくく，細菌がたまりやすい状況と言える。細菌を誤嚥することで肺炎へ移行しやすいため，口腔ケアを行い肺炎を予防しなければならない。また誤嚥時に咳反射があればそれを確認できるが，反射のない誤嚥は，本人や家族に自覚のない誤嚥であり，肺炎（不顕性肺炎）を招くため，念頭に置いてケアにあたる必要があるといえる。

ここまでの観察で，外見的に食事をするための確認として，リスクの高いものを排除したことになる。リスクが排除できたら，正常な食事動作の観点で観察を続けていくことにする。

Q3 認知：知的水準の低下なし

身体状況のリスクを判断した後は，「食事に対する認知状況」を観察する。このフローチャート開始の大前提として，「食事がしたい」，「食事ができるのに何らかの原因で行えていない」状況で思考を展開しているため重度の意識障害の人は含まれていない。

さて，身体機能は何の問題もないのに，食事の認識ができず長時間・長期間にわたって食事を摂取することができなければ脱水や低栄養を招き衰弱する。「熱が出てぼんやりとして活気がない状態ではないか？」，「しっかりと覚醒している状況か？」などを観察する。具合が悪く，しっかり覚醒していない状態では摂食・嚥下機能は十分に発揮されない。

また上記以外に，食物や食事に関してしっかりと認知できているかどうか観察する。認知症の場合は様々なパターンがあるが，代表的なものを挙げる。

①食事拒否

原因としては，食事への関心が持てない，環境の変化が多く食事に集中できない，食事に対する不快感や食べさせられているというストレス，食事内容に不満や不安がある，など。

②自分から食べようとしない

原因は，他に気がかりなことがある，依存心が強すぎる，十分な睡眠がとれていない，生活リズムが乱れている，など。

③食事中に口の中に食物が残ったままになる

原因としては，身体機能の衰退，覚醒状況が持続しない，摂食機能低下，疲労感が強い，など。

フローチャートの**Q1**や**Q2**で「食べられそうだな」と身体機能面を判断した後に，「知的水準の低下なし」の査定が3番目になっているのは，先に記した精神状態を最初に疑ってしまうと，根本にある嚥

下機能自体の判断を誤ってしまいやすいからだ。

また，嚥下反射を確認するための判断テストとしてQ1でRSSTを用いているが，認知症の人には協力が得られにくい場合もあり，再度Q3で食事に関する阻害要因を判断できるのである。

食事を認知できるかどうかは，その後のすべての食べる動作に関連がある。そのため，目の前に食物を出されたら，それを食物としっかりと認識することができることが重要となるのだ。

認知に問題がある場合は，まずは，きちんと食事に集中できる環境をつくり，安全に食事できるように配慮をする必要がある。また，セルフケアが不足していることも考えられるため，適切な水分・食事を摂取できる方法を考案し，支援していく必要がある。

Q3で「知的水準の低下なし」がNOとなれば，認知症のフローチャートで，再度認知状態を観察していただきたい。

ここまでで，嚥下反射OK，口唇開口OK，認知障害もないことがクリアとなったら，食事を認知できている状況と判断し次のボックスへ進むことができる。

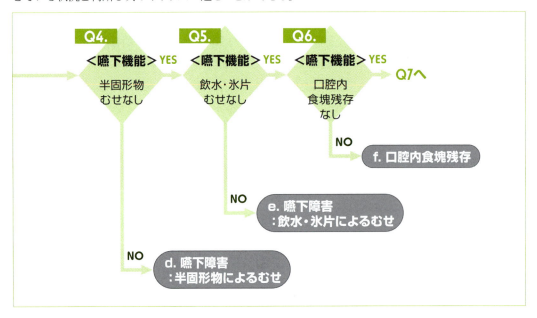

Q4 嚥下機能：半固形物むせなし　Q5 嚥下機能：飲水・氷片むせなし

ここからは，嚥下機能の障害の有無を詳細に観察していくフローチャートの流れになる。実際にQ4～6は口腔期～咽頭期を観察する。最初のボックスで嚥下反射を確認しているが，この段階では，「何で」むせているのか，を意識して観察することが重要なポイントである。

誤嚥は食物が気管に入ることであり，むせはその反射行為である。嚥下障害があるからといって，むせるとは限らないが，注意をしなければならないサインであるため判断材料の1つだ。

むせには，水分でむせる，水分以外でむせるといった形態による原因と，食事の前半でむせる，食事中にむせる，食事後半でむせるといった嚥下機能自体の原因とがある。それぞれの原因としては，嚥下反射が起こりにくい，飲み込みのタイミングのズレや飲むことに集中できていない，食物自体の刺激の強さ，のどに残ったものが気道に入るということが考えられる。そして誤嚥のリスクが高い人にとっての食物は危険要素となってしまうため，食事形態の観察が大切なのである。

水分のようにさらっとした液体は，口腔や咽頭通過が早く，嚥下反射の遅延がある人にとってはうまくタイミングが計れず，誤嚥につながりやすい。そのため，増粘剤でとろみをつけると誤嚥しにくくなる。

Q1でおそらく大丈夫と思われる人をRSSTにて確認できているため嚥下反射はあるとし，誤嚥を予防するためにも飲み込む動作ではこの思考過程でいくと，先に水分摂取を促し，だめならとろみをつけて少しずつ固形化していこうとなる。しかし，実際は嚥下反射の遅延している人は，液体ではむせてしまうが，とろみをつけるとうまく嚥下できる場合が多い。そのことから，ここのフローチャートの順番は，半固形からむせの状況を問うているのだ。

この段階では，嚥下を阻害する原因疾患や，高齢に伴う機能低下なども念頭に置いてアセスメントしなければならない。

また，嚥下反射の確認がとれており食事の認知ができる状態であるため，私たちが本来食事に求めているニーズとして，楽しく，おいしく，味わうことを念頭に置きながら，観察・アセスメントを続けていく。

そして，どのような食事形態でむせるのかを注意深く観察し，援助方法に関することを，介護者や関係スタッフへ伝える必要がある。ここでの観察や情報の提供は，緊急性は高くなくても，後々，状態悪化を招く可能性があるため注意が必要である。

むせなく飲み込めることが確認できれば，次のボックスで嚥下機能の最終チェックを行う。

Q6 嚥下機能：口腔内食塊残存なし

むせなく食事をすることが確認できたら，最後に口腔内の食塊残存を確認する。ここでは口腔内のトラブルや，麻痺などの機能的問題も大きく関与する。咀嚼を問題なく行うことができ，舌の動きにより咽頭に送り込み，呼吸を止めて飲み込む一連の流れを行った後，本当に飲み込めているかをここで確認する。また，食事中の食べこぼしも，口腔内での咀嚼や送り込み不十分な状態のサインである。

また，嚥下されたのに，咽頭内に食物が残っている場合がある。これを「残留」という。残留しやすい場所としては，喉頭蓋の上や食道入口部が主な2か所である。この場所は外見上では確認できず，そこに食塊が残留していても，いつ気道に落ちていくかわからない。ただし，咳反射がある人や，食後うがいをした際に食塊が出てくる場合には「残留」を疑うことができる。

また，食道部の障害がある人は，前段階の食事摂取の状況でもむせとしてサインを示し，さらに，この段階でも口腔内への逆流もあるため合わせて観察する必要がある。

このように，たとえむせなく嚥下できたとしても，口腔内に食塊があるようであれば，誤嚥しやすい対象と考え，ケアにあたる必要がある。

たとえば，食事前の準備運動をきちんと行い（冷却刺激や発声練習，開口運動など），食後は必ず口腔ケアを実施し，口腔内を清潔に保つ。本人が理解して行えるのであればきちんと説明し，家族や介護者へも情報を提供する。また，本人では実施することが困難であるならば，介入をしていかなければならない。

口腔内は雑菌の宝庫と言っても過言ではないため，清潔に保つよう観察と指導が重要となる。

ここまでで，問題なければ嚥下機能は異常なしと判断することができるため次のボックスへ進む。

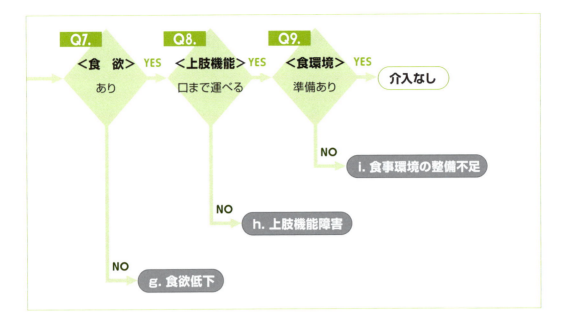

Q7 食欲：あり

嚥下機能に問題がないことが証明されたら、「食べる」意思・意欲を観察する。認知症状に関するフローチャートは前で判断しているので、ここまで問題なくきている人は、嚥下機能も認知症状も問題ないのに、「なぜ食べることに問題があるのか？」ということになる。

何らかの精神疾患が原因で食に関する意欲が湧かない人は、「食欲なし」となる。心因性が原因の場合は、その状況を把握し、食欲低下を引き起こしている原因を排除しなければならない。場合によっては、脱水や低栄養に陥る危険性があるからだ。そのため、専門家や主治医と連携して治療・看護が優先される。

それ以外の食欲低下の原因はないであろうか。高齢者であれば加齢に伴う運動量や代謝率の低下から欲求自体が低下してしまう。味覚障害があれば食事を楽しむ要素がないために食事という行為に拒否を示したり、慢性閉塞性肺疾患（COPD）のような疾患があれば、食事をすること自体が体力消耗につながる。その疲労感が食事への行為を億劫にさせてしまうことも考えられる。または、介助がなければ食べられない寝たきりの場合など、食べさせられているという思いが強くなれば、食事に対する強迫観念を持つ場合すらある。自分で調理ができない人であれば、嗜好の違いから食欲低下を引き起こすことも多い。

上記のような例を考えても、個人により原因は様々であり、何が原因で「食欲」を低下させているのかを観察することが大切なのである。

基本的には、食事は人間の基本的ニーズの中で高い欲求であり、それを阻害している要因を早期に解決し、本来の食事への楽しみを支援する必要がある。

「食欲」に問題がなければ、次は、セルフケアの部分に介入していく。

Q8 上肢機能：口まで運べる

精神症状の問題がなければ（解決されたら）、その他の食事に関する阻害要因としては、食べるために口まで運べるかどうかの身体機能の問題となる。

健康な人は，食事をする際に，食物を視覚に捉えてそれを口に運ぶために手を動かして口に運ぶ。しかしながら，何らかの疾患でこの一連の動作を行うことが困難な人もいる。

たとえば利き手（ここでは右手とする）がケガなどで使用できなくなり左手で食事をしなければならなくなったとする。箸は難しいためスプーンやフォークに変えても，口までこぼさずに運ぶことは難しい。また，右手で食べている時よりも，体のバランスがとりにくく，体を必要以上に傾斜させなければならない。

体幹や頸部が自由に動かせない人や，手指の拘縮が強い人，上腕の可動域制限がある人，麻痺があり片側を動かすとバランスが崩れやすい人，また食事動作で疲労しやすい人などは食事をする動作が困難な場合も多い。そのため，食事をするための姿勢や，その人に合ったポジショニングも大切な要因となる。

上肢の動かしやすさや食べやすさは，筋力や体力のみならず，姿勢の影響もあるため，これらを総合的に判断して食事ができる環境をつくることが望まれる。

したがって，嚥下機能や認知の確認，食欲を把握したら，ADLの観察を行う。麻痺のある人の観察にあたっては，何がどこまでできるのか，どの程度の障害があるのか，障害がある場合はどのような工夫をしているのか，様々な視点から観察をすることが必要である。

他の疾患に関しても同様に，疾患に伴うADLの状態を把握することが必要である。

もしここで機能的に問題があるとすれば，どこまでの回復が見込めるかの査定も重要であり，必要であれば，専門家と連携してリハビリの強化や，食事ができるような介助の手を調整しなければならない。

直接口に運ぶ経由での問題がないとするならば，最後のボックスで食事環境を確認する。

Q9 食環境：準備あり

ここまでで，食事をするにあたっての本人の機能的部分を確認し，精神症状も確認できたことになる。

そうすると，最後に食事ができない原因は何かを考えると，環境の問題である。

高齢者で買い物に1人ではなかなか行けず，食料の準備がままならない場合，一緒に買い物に連れて行ってくれる人の援助や，もしくは代わりに配達してくれる媒体が必要である。床上生活を余儀なくされている人は，人の手を借りなければ，もしくは，完全に準備をしてもらわなければ食事にたどりつけない。こういった場面は訪問看護では多く，毎日の食事に関する時間や食事の内容など環境調整が重要となるのだ。

基本的に，看護師が直接買い物や調理するまでの支援はできないが，観察していて必要と判断できるのであれば，ケアマネジャーへの報告や，調整が必要である。

人間は，視覚で食物を捉えて，嗅覚でおいしそうな匂いを嗅ぎ，食欲をそそられる。味覚も大切だが，その前に食事の楽しさを感じさせるには，環境の調整も大切な要素なのである。

ここのボックスでは，「準備」のみを問うているので，食べられるように何らかの用意がしてあれば，「YES」となり，最終的には「介入なし」となる。

食事に関するニーズへの援助のためには，ここまでの過程を観察し判断することは大切なことであ

る。嚥下機能・認知・運動機能・環境の調整がされているかを判断し，問題なければ介入の必要なしとなり，アセスメント終了すなわち看護介入終了となる。

　どのような状態・機能レベルでも「おいしく食べること」を前提に，安全に配慮した上で，人間の基本的な食事へのニーズを理解し，援助に関わる必要がある。

a

問題領域

\# 食事・栄養の障害
「嚥下反射の障害」

看護目標

1. 適切な栄養状態の確立・維持
2. 食事環境の整備
3. 嚥下状態の改善

看護計画

T‑P ①口腔ケア
　　②嚥下訓練
　　③経管栄養法管理
　　④経静脈栄養法管理
　　⑤精神支援
　　⑥環境調整

E‑P ①情報提供
　　②自己管理方法指導
　　③家族指導

b

問題領域

\# 食事・栄養の障害
「口腔準備期の障害」

看護目標

1. 食事摂取の工夫・確立・維持
2. 適切な栄養状態の確立・維持
3. 食事環境の整備

看護計画

T‑P ①口腔ケア
　　②嚥下訓練
　　③水分・食事摂取の援助
　　④精神支援
　　⑤環境調整

E‑P ①情報提供
　　②自己管理方法指導
　　③家族指導

c

看護計画

「認知症」のフローチャートへ

d

問題領域

\# 食事・栄養の障害
「嚥下状態の障害（半固形）」

看護目標

1. 食事摂取の工夫・確立・維持
2. 適切な栄養状態の確立・維持
3. 食事環境の整備
4. 誤嚥性肺炎の予防

看護計画

O‑P ①食事に関する身体機能
　　②食欲の有無
　　③食後，胸やけの有無

T‑P ①嚥下状態に応じた食事環境の調整
　　②身体機能に応じた食事環境の調整
　　③精神的支援
　　④口腔ケア
　　⑤嚥下訓練
　　⑥ケアマネジャーへ調整依頼

看護計画

E‐P ①情報提供
　　②自己管理方法指導
　　③家族指導

---

e

問題領域

＃食事・栄養の障害

「嚥下状態の障害（飲水・氷片）」

看護目標

1. 食事摂取の工夫・確立・維持
2. 適切な栄養状態の確立・維持
3. 食事環境の整備
4. 誤嚥性肺炎の予防

看護計画

O‐P ①食事に関する身体機能
　　②食欲の有無
　　③食後、胸やけの有無

T‐P ①嚥下状態に応じた食事環境の調整
　　②身体機能に応じた食事環境の調整
　　③精神的支援
　　④口腔ケア
　　⑤嚥下訓練
　　⑥ケアマネジャーへ調整依頼

E‐P ①情報提供
　　②自己管理方法指導
　　③家族指導

---

f

問題領域

＃食事・栄養の障害

「口腔内食塊残存」

看護目標

1. 食事摂取の工夫・確立・維持
2. 適切な栄養状態の確立・維持
3. 食事環境の整備
4. 誤嚥性肺炎の予防

看護計画

O‐P ①食事に関する身体機能
　　②食欲の有無
　　③食後、胸やけの有無

T‐P ①嚥下状態に応じた食事環境の調整
　　②身体機能に応じた食事環境の調整
　　③精神的支援
　　④口腔ケア
　　⑤嚥下訓練
　　⑥ケアマネジャーへ調整依頼

E‐P ①情報提供
　　②自己管理方法指導
　　③家族指導

g

問題領域

＃食事・栄養の障害
「食欲低下」

看護目標

1. 食事摂取の工夫・確立・維持
2. 適切な栄養状態の確立・維持
3. 食事環境の整備

看護計画

O‐P　①食事に関する身体機能
　　　②食後, 胸やけの有無

T‐P　①精神的支援
　　　②身体機能に応じた食事環境の調整
　　　③口腔ケア
　　　④ケアマネジャーへ調整依頼

E‐P　①情報提供
　　　②自己管理方法指導
　　　③家族指導

h

問題領域

＃食事・栄養の障害
「上肢機能障害」

看護目標

1. 食事摂取の工夫・確立・維持
2. 適切な栄養状態の確立・維持
3. 食事環境の整備

看護計画

O‐P　①食後, 胸やけの有無

T‐P　①精神的支援
　　　②身体機能に応じた食事環境の調整
　　　③口腔ケア
　　　④ケアマネジャーへ調整依頼

E‐P　①情報提供
　　　②自己管理方法指導
　　　③家族指導

i

問題領域

＃食事・栄養の障害
「食事環境の整備不足」

看護目標

1. 食事環境の整備

看護計画

O‐P　①食後, 胸やけの有無

T‐P　①食事環境の調整
　　　②ケアマネジャーへ調整依頼

E‐P　①情報提供
　　　②自己管理方法指導
　　　③家族指導

3. 生活をするためのしくみ 2) 排便したい

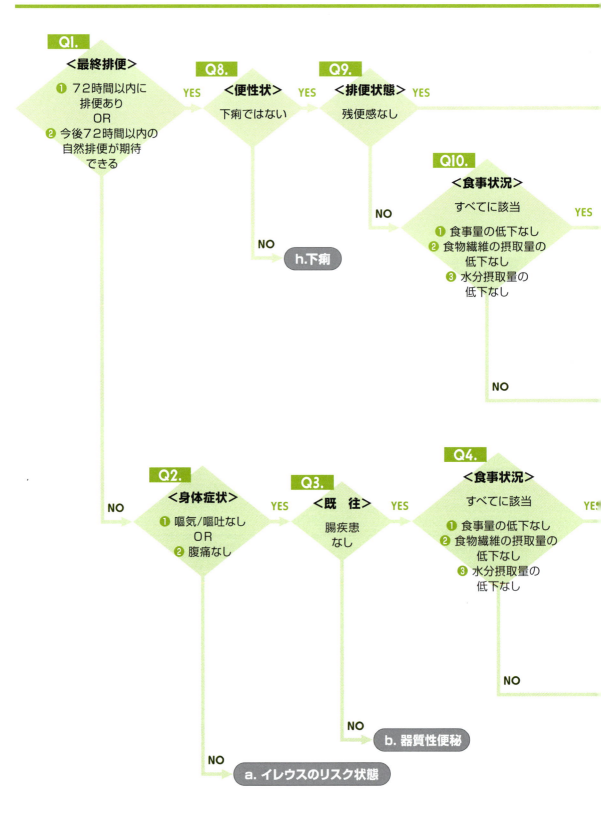

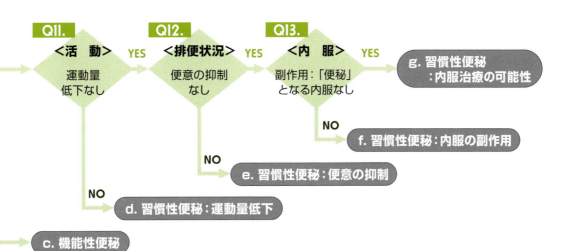

2）排便したい

①排便の阻害要因

　在宅療養において，排泄の問題は利用者本人・家族のみでは解決することが難しい問題であり，訪問看護師の力量が強く求められる事項の1つである。

　特に訪問看護サービス利用者のうち排便に関して問題を持つ人は6割を超えるという統計結果[※]からもわかるように排便コントロールは訪問看護においてとても重要な位置を占める看護技術となる。

　ここでは，まず便秘の正しい理解をした上で，利用者の状態を正確にアセスメントし，便秘の原因に対し正しい看護処置へと導くことができることを目的としている。

　便秘とは，一般的には便量が減少し，排便の回数が減少した状態を指すが，この便の量や回数には個人差が大きく判断には迷いが出る。しかし，臨床的には3日以上排便のない場合や便量が35g以下の時に便秘と定義されており，この定義に従って規定するのが現実的であると考える。また，たとえ毎日排便があったとしても少量で残便感等，不快症状が伴う時は便秘と判断する。

　排便は，食事，運動，精神面の影響を受けやすいと言われるが，正常な排便は朝起き上がる時から，その準備が始まり便の移動が始まる。また食事を摂ることで大腸の運動をさらに誘発し，これらの反射活動によって便は直腸に向けて便塊となって移動する。そして，便塊が直腸に送り込まれ直腸の内壁が伸展されたり移動によって粘膜を刺激することで排便反射が起こり便塊の移動はより活発化する。便が直腸へ入ることで直腸内壁が伸展し，その重さの刺激が骨盤神経を通じて種々の経路を経て大脳へ伝わり初めて便意となって感じることができる。しかし，排便を我慢すると排便の抑制の刺激が骨盤神経，陰部神経に伝わり，内肛門括約筋を緊張させ便意は消失する。このように排便を我慢する機会の多い人は，やがて便意を感じにくくなり慢性便秘症へ移行しやすくなる。高齢者や女性は弛緩性の便秘や直腸性の便秘が多いと言われている。

②便秘の分類

　便秘には大きく機能性便秘と器質性便秘，症候性便秘，薬剤性便秘がある。機能性便秘は慢性便秘と呼ばれるものが多く，①弛緩性便秘，②痙攣性便秘，③直腸性便秘の3つに分類される。排便のメカニズムを理解しそれぞれの便秘の原因を正しくアセスメントし対応することが排便コントロールをする上ではとても重要なポイントである。

　弛緩性便秘は，経産婦，臥床者によく見られ，食事量の低下，食物繊維の摂取不足，運動不足，加齢，腹筋力の低下などが原因となる。また，これらにより，腸管への機械的刺激が不足し腸蠕動の低下をきたす。その結果，腸の内容物が大腸に停滞し必要以上に水分吸収が進み，少量の硬い便が形成されることとなる。

　痙攣性便秘は，精神的ストレスや，過敏性大腸炎に代表される便秘である。自律神経失調により

※　石垣和子（主任研究者）2003
　　平成14年度厚生労働省老人保健事業推進費補助金 訪問看護事業所におけるサービス提供のあり方に関する調査研究事業報告書。

下部大腸が過度に痙攣性の収縮をするために，腸管内が狭まり大腸内容物の移送に時間がかかるため，便は硬く少量で時に兎糞状を呈す。

　直腸性便秘は，多忙，環境の変化，プライバシーの欠如，疼痛，不規則な生活などにより便意が繰り返し抑制されたり下剤や浣腸を乱用したりすることで起きる。これは直腸内圧に対する感受性が低下したことにより，直腸反射が減弱し，直腸内に便が溜まっても便意を生じなくなるためである。その結果，便が大腸に停滞する時間が長くなり水分が吸収され，硬便となる。

　器質性便秘は，腫瘍や炎症疾患，腸内容物の通過時間延長，腸蠕動の低下などにより起こる。

　症候性便秘は，脊髄損傷，脊髄腫瘍，脳血管疾患，甲状腺機能低下症，糖尿病性神経症，強皮症等により起こる可能性がある。

　薬剤性便秘は，主に抗コリン薬，抗パーキンソン薬，抗痙攣薬，向精神薬，麻酔薬，制酸薬，麻薬などの副作用として起こる。

③高齢者の身体的変化

　また訪問看護対象者の大多数である高齢者の身体的変化を理解することも重要なポイントとなるため少し触れておきたい。

　高齢者には様々な身体的な変化が現れる。神経そのものの反応が鈍くなることにより胃・結腸反射も起こりにくく直腸内に便が停滞してしまったり，また運動量の低下により筋力が低下し内臓が下垂し腸蠕動が鈍くなり，大腸の運動機能も低下，その結果ガスの吸収能力も落ちることとなる。歯が悪くなると，食物の咀嚼に問題が起き，十分に咀嚼できないまま嚥下することにより，消化が悪くなったり食事摂取量そのものが低下してしまう。腹筋の衰えにより，怒責がかけられず腸に便が停滞し水分吸収が進むと便が硬くなり，より排便困難になるというように便秘の要因はどんどん増える一方となる。また，そのことによって起こる周辺症状が大きく，不快感による不眠，食欲不振，気分不良，閉じこもり等，日常生活に影響を及ぼす可能性からも排便のコントロールは，高齢者にとって，最重要項目となるのである。ここでは便秘の原因をしっかり理解した上で正しい看護処置ができるようアセスメントを進めていくこととなる。

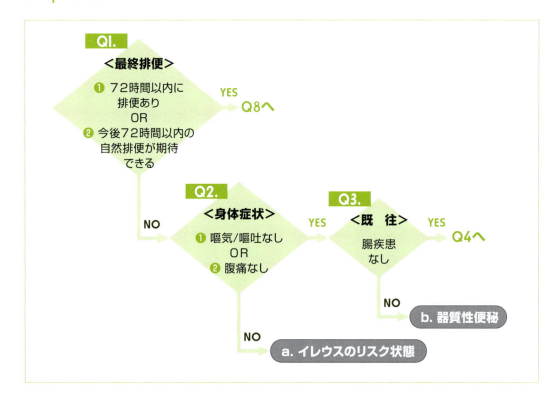

Q1 最終排便：72時間以内に排便あり，または今後72時間以内の自然排便が期待できる

　前述した定義より3日以内に便が出たのかどうかを判断するために72時間とする。最終排便の量が少なくオムツに付着する程度の場合であっても量は問わず最終排便として判断する。また，今，便が出ている場合であっても今後3日以内に自然排便が期待できるかどうか，便秘になる可能性があるかどうかを判断に加える。そして，3日間便が出ていなければ**Q2**へ進む。

Q2 身体症状：嘔気/嘔吐なし，または腹痛なし

　ここではまず，イレウスなどの緊急性を判断する。嘔気・嘔吐の有無（嘔気・嘔吐の回数や程度は問わない）あるいは，腹痛の有無を確認し，本人の自覚症状としての腹痛，および腹部を押さえてうずくまる動作などを確認する。こうした状況があれば問題領域『a. イレウスのリスク状態』が疑われ，この場合は，医師への報告Sとなり，緊急対応として医師にすぐ連絡をする。そして，追加情報として，①意識レベル，②四肢冷感・チアノーゼの有無，③嘔吐物の性状・臭気（便臭の有無）・回数，④腸蠕動音聴取，⑤腹部膨満感の有無，⑥苦痛症状出現からの経過（いつから・どんな症状か）を確認する。

　これまでの対応事例として，普段より便秘傾向であり週1回の排便コントロールで訪問している利用者から腹痛の訴えがあり早朝に緊急訪問した事例がある。訪問時，嘔吐なし，腹部を押さえ，「く」の字になる程度の腹痛があり，前日の夜より痛みが出現し「良くなると思って我慢していた」とのことであった。すぐに，**Q2**の「身体症状」の判断により主治医に連絡し，浣腸の指示があり実施した。反応はなく直腸内に便が触れない状態であったため再度主治医に状態報告し救急搬送と判断。結果，S状結腸の捻転による腸閉塞のため入院となった。高齢者の便秘は生死にも関わるような状況を引き起こす可能性もあり，排便コントロールの意味は大きいと再認識した事例であった。

Q3 既往：腸疾患なし

　Q2がYESの場合は，腸疾患の有無の確認へ進む。高齢者には便秘になる原因となる疾患が隠れていることも多く検査の確認が必要となる。腸疾患の既往歴がある場合，『b．器質性便秘』の問題領域へとなり，また看護ケアとしては排便援助の実践をし排便を促す。

　Q3の腸疾患がない場合は**Q4**「食事の状況」の判断へと進む。

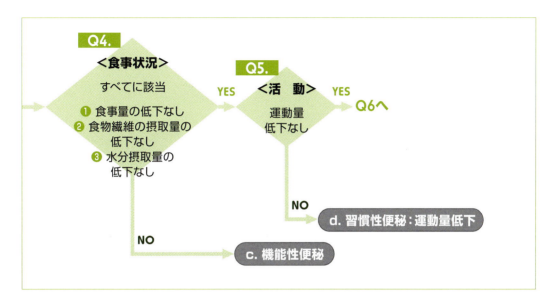

Q4 食事状況：すべてに該当　①食事量の低下なし，②食物繊維の摂取量の低下なし，③水分摂取量の低下なし

　ここでは，①食事量の低下，②食物繊維の摂取量の低下，③水分摂取量の低下を確認し，排便に影響を及ぼす可能性の高い食事の摂取状況についてアセスメントする。食事量の低下は1日だけではなく数日間という期間で低下の有無を判断する。食物繊維摂取量は偏った食事などで摂取量が低下していないか判断し，いずれも大まかに判断する。ここで問題がありNOへ進む場合は，看護師として口を出さずにはいられない何かがある状況と考える。すべてに該当する場合は**Q5**へと進む。

Q5 活動：運動量低下なし

　ここでは日常の運動量について確認する。実際の運動量に関して確認ができない場合は利用者の言葉により判断する。しかし，疑わしい場合には観察の手段を考えるか，運動量にも問題があるのではないかという視点で観察する。

　運動量の低下がない場合は，**Q6**へ進む。

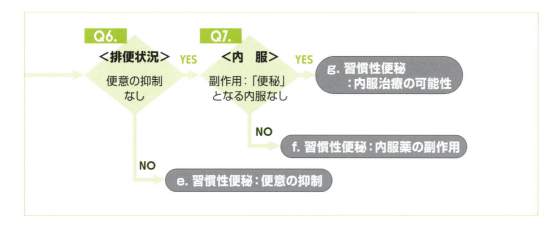

Q6 排便状況：便意の抑制なし

　便意の抑制の有無について確認する。ここでは便意はあり排便が可能な状態であるにもかかわらず，能力機能に応じた排泄用品がないために排泄ができない状態，または排泄に行くための介護力がない場合，羞恥心への配慮がないために我慢している状態など，便意を我慢しなければならない状態であるかどうかの判断をする。

　抑制のある場合は，『e. 習慣性便秘：便意の抑制』の問題領域となる。看護ケアとしては，①排便援助，②排泄環境の調整を進める。便意の抑制がない場合は**Q7**へと進む。

Q7 内服：副作用「便秘」となる内服なし

　次に，内服薬（利尿薬，鎮痛薬，向精神薬など）による副作用からの便秘の有無を確認する。内服薬の副作用が考えられる場合は，『f. 習慣性便秘：内服薬の副作用』の問題領域へと進む。ここでは看護ケアとして，①排便援助，②薬剤管理，③医師へ内服薬の調整依頼をする。指導内容として，①情報の提供，②自己管理方法指導，③家族への指導を個別性に合わせて実施することとなる。すぐに排便処置が必要である場合は，摘便，浣腸にて排便援助を行うが，様子観察が可能な状態であれば，主治医の指示により内服薬のコントロールを開始し経過観察から始める。

　副作用がなしの場合は，『g. 習慣性便秘：内服治療の可能性』の問題領域へと進む。

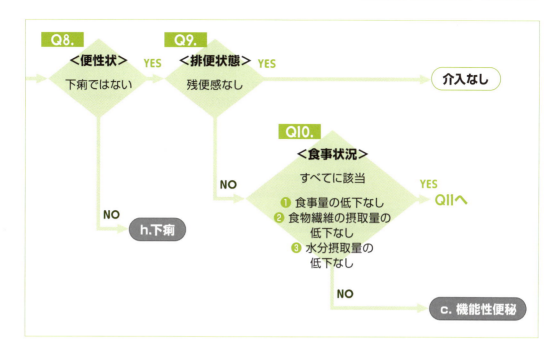

Q8 便性状：下痢ではない

Q1で便が出ている場合はQ8へと進む。

便秘でない場合に今度は下痢の有無を確認する。下痢は泥状〜不消化〜水様便などで，回数は問わない。下痢であると判断された場合は，下痢の問題領域へと進み，医師へその日中に報告する。なお，医師には情報として，①腹痛の有無・程度，②嘔気・嘔吐の有無，③腸蠕動音聴取，④腹部膨満感の有無，⑤肛門周囲，皮膚トラブルの有無・程度を観察し報告する。看護ケアは，①水分摂取の援助，②排泄援助，③保温，④薬剤管理，指導内容としては，①情報提供，②家族指導，③自己管理方法指導を個別性に合わせて実施する。高齢者の場合は，脱水による状態の悪化が考えられるため，水分の項目と合わせ，早急な対応，水分管理が必要である。Q8で下痢ではない場合は，Q9の残便感の有無の確認へ進む。

Q9 排便状態：残便感なし　Q10 食事状況：すべてに該当　①食事量の低下なし，②食物繊維の摂取量の低下なし，③水分摂取量の低下なし

残便感は便が残っている・出し切れない・肛門付近が不快・付着程度の排便しか見られないなどの状態である。残便感がなくすっきりしている場合は課題なく『介入なし』と判断する。

Q9で残便感がある場合は，便が出ていても便秘の可能性を考えQ10へと進む。

Q10ですべてに該当する場合は，Q11の運動量の低下の有無を確認する。

Q10の食事状況のチェックが1〜2個の場合は，『c. 機能性便秘』の問題領域へと進み，看護ケアとして，①排便援助，②食事環境の調整，指導内容としては，①情報提供，②自己管理方法指導，③家族指導を個別性に合わせて実施する。

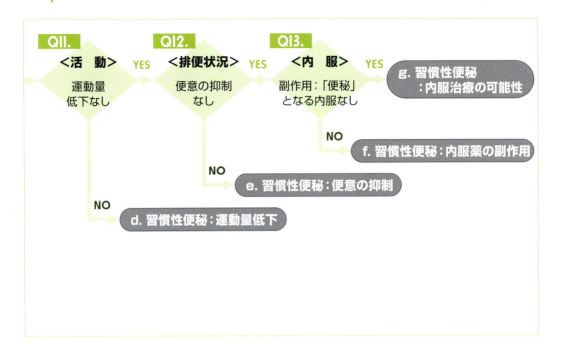

Q11 活動：運動量の低下なし　Q12 排便状況：便意の抑制なし　Q13 内服：副作用「便秘」となる内服なし

Q11で運動量の低下がない場合は，Q12便意の抑制を確認し，便秘の抑制がない場合は，Q13副作用「便秘」となる内服薬の有無を確認する。Q13がYESであれば，『g. 習慣性便秘：内服治療の可能性』へと進む。看護ケアとして，①排便援助，②薬剤管理，③医師へ内服薬の調整依頼，指導内容として，①情報提供，②自己管理方法指導，③家族指導を個別性に合わせて実施する。

また，Q12で便意の抑制がある場合は，『e. 習慣性便秘：便意の抑制』の問題領域へと進む。

排便の問題は決してこれだけで解決できる問題ではないが，利用者・家族の在宅療養における精神的・身体的負担を少しでも軽くし，在宅生活の質が維持向上できるかということは訪問看護師の力量により決定されてしまう面がある。正しいアセスメントができ，正しい看護判断のもと，正しい看護処置が実施できることが求められる。

a

問題領域

#排便に関する障害

「イレウス」

看護目標

1. 緊急医療の受診

看護計画

☆医師へ報告　S

O-P　①意識レベル（3-3-9度）
　　　②四肢冷感・チアノーゼの有無
　　　③嘔吐物の性状・臭気
　　　　（便臭の有無）・回数
　　　④腸蠕動音聴取
　　　⑤腹部膨満感の有無
　　　⑥苦痛症状出現からの経過
　　　　（いつから・どんな症状か）

T-P　①救急要請
　　　②応急処置

b

問題領域

#排便に関する障害

「器質性便秘」

看護目標

1. 不快症状の軽減・消失
2. 原因に合わせた予防

看護計画

☆医師へ報告　A

T-P　①排便援助

E-P　①情報提供
　　　②自己管理方法指導
　　　③家族指導

c

問題領域

#排便に関する障害

「機能性便秘」

看護目標

1. 適正な量の水分・食事（食物繊維）の確保
2. 不快症状の軽減・消失

看護計画

T-P　①排便援助
　　　②食事環境の調整

E-P　①情報提供
　　　②自己管理方法指導
　　　③家族指導

d

問題領域

♯排便に関する障害

「習慣性便秘」

(運動量低下)

看護目標

1. 運動量の維持
2. 不快症状の軽減・消失

看護計画

T‐P ①排便援助
　　 ②運動環境の調整

E‐P ①情報提供
　　 ②自己管理方法指導
　　 ③家族指導

e

問題領域

♯排便に関する障害

「習慣性便秘」

(便意の抑制)

看護目標

1. 排便環境の整備
2. 不快症状の軽減・消失

看護計画

T‐P ①排便援助
　　 ②排泄環境の調整
　　 ③ケアマネジャーへ調整依頼

E‐P ①情報提供
　　 ②自己管理方法指導
　　 ③家族指導

f

問題領域

♯排便に関する障害

「習慣性便秘」

(内服薬の副作用)

看護目標

1. 医療の受診
2. 不快症状の軽減・消失

看護計画

T‐P ①排便援助
　　 ②薬剤管理
　　 ③医師へ内服薬の調整依頼

E‐P ①情報提供
　　 ②自己管理方法指導
　　 ③家族指導

g

問題領域

♯排便に関する障害

「習慣性便秘」

(内服治療の可能性)

看護目標

1. 医療の受診
2. 不快症状の軽減・消失

看護計画

T‐P ①排便援助
　　 ②薬剤管理
　　 ③医師へ内服薬の調整依頼

E‐P ①情報提供
　　 ②自己管理方法指導
　　 ③家族指導

h

問題領域

♯排便に関する障害

「下痢」

看護目標

1. 早急な医療の受診
2. 下痢症状の改善

看護計画

☆医師へ報告　A

O-P　①腹痛の有無・程度
　　　②嘔気・嘔吐の有無
　　　③腸蠕動音聴取
　　　④腹部膨満感の有無
　　　⑤肛門周囲，皮膚トラブルの有無・程度

T-P　①水分摂取の援助
　　　②排泄援助
　　　③保温
　　　④薬剤管理

E-P　①情報提供
　　　②家族指導
　　　③自己管理方法指導

3. 生活をするためのしくみ　3）トイレに

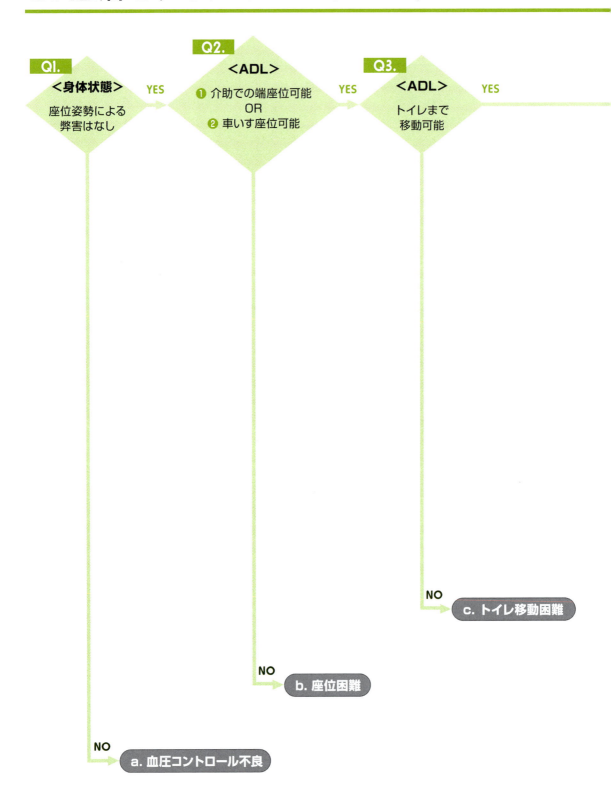

行きたい

3. 生活をするためのしくみ　3) トイレに行きたい

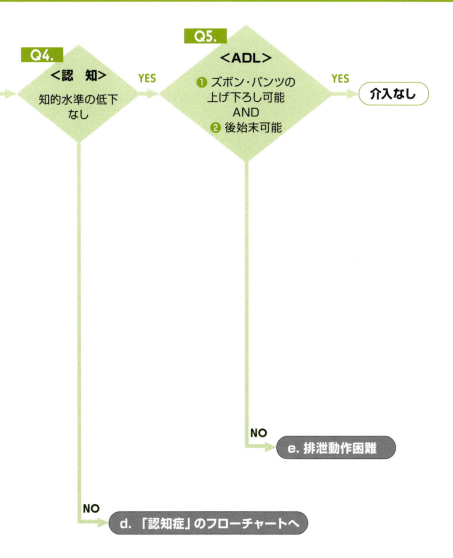

3) トイレに行きたい

①「トイレに行く」行為の阻害要因

　人間の生理的ニーズの中に,「排泄」がある。おいしい食事をし,それらが体内の腸管を通過し体外へ排出される。食事は,1人よりも家族や親しい仲間とするほうがおいしく,楽しいものだが,排泄は違う。体内での消化吸収を経て,不要なものとして体外へ排出されるため臭気を伴う。このため,用をたすのは当たり前のことだが,1人でしたい。

　人間にとって,このデリケートな行為を1人で行えなくなる状況がある。たとえば,筋力が弱くなり1人で歩いて行けない場合や,床上生活を余儀なくされるような病気や治療,障害など状況は様々だが,生活する上で当たり前の排泄行為が,何らかの理由で他者へ委ねなければならない状況はとても苦痛である。

　われわれは,上記のような苦痛(恥ずかしい気持ちや,自分でできないことの辛さなど)を受け止め理解した上で,従来の生活習慣に近い状態で支援することが求められる。

　筆者は,学生の頃の授業で入院時の患者役となり,患者はどのような生活をしているかという経験をしたことがある。患者設定は4人部屋でトイレは部屋になく,術後の安静のために排泄はトイレに行けずベッドサイドにポータブルトイレを設置されるという設定だ。病院のベッドは,睡眠や食事が一緒に行われる場所であり,そのすぐ横で排泄をしなければならない。カーテン1つで隣の患者としきられ,プライバシーは守られず,羞恥心への配慮もないといっても過言ではないだろう。排泄時の臭気や音などに対する自分自身の恥ずかしい気持ちを体験し,こんなにもトイレに行けないことが苦痛なのかと実感したのだ。

　在宅においては,自分の住みなれた場所で安心して用をたせる場所ではあるが,障害に伴い自由に身動きがとれないとなると話が違う。

　ここでは,健康であれば当たり前のようにできる生活の一部である行為として,「トイレに行く」という行為を阻害する要因について,フローチャートをもとに考えていく。

　ちなみに,「トイレに行く」ことは,生理的ニーズがあることに加えて,精神的な羞恥心の問題や環境的要因などもある複雑な問題である。

②トイレに行くためのアセスメント

　まず,トイレに行くために,何が必要であるのか。それは短い長いにかかわらず姿勢を維持できる身体状態であること。次に,介助の有無にかかわらず座っていられること。そして,トイレまで移動でき,その目的も認知でき,後始末ができること。この一連の動作がトイレに行くための必要な条件だ。

　座るという姿勢は頭部を挙上しているため,血圧が低下しやすい。この状態で血圧の急激な低下がある場合は,トイレでの座位姿勢を維持すること以前に,血圧のコントロールが必要であると考えられる。血圧が変動しやすい中で,無理やりニーズを優先させると,その先にどのようなことが起こるのか,その予測が必要となる。相手に理解してもらえるような状況の説明や,床上排泄の可能性が高いため環境の調整を行うこと,そして医師へ相談し血圧コントロールのための内服管理が重要で

ある。この身体状態がクリアとなれば座位を保てる運動機能を確認する，次のステップに移ることができる。

座位を保つには，頭部を支えるための頸部が安定しており，体幹を軸に四肢筋力が問題ないことと，また，起きた時に，ふらつきなく同一体位を維持できることが必要である。

Q2では，介助の有無にかかわらず座位が可能である，もしくは，車いすでの座位が可能かどうかを問うた。四肢筋力がなくとも介助の手さえあれば座位がとれるのであれば，トイレでの座位保持が可能であり，もしくはポータブルトイレでの排泄も可能となる。

この段階は，人の手や介護力をまだまだ必要とする段階である。

座位保持可能かどうかの確認がとれれば，次は移動の問題となる。何らかの手段を用いてトイレまで移動できるかを判断する。ここでは「移動」がメインとなるため，本人の歩行状態は問題ないがトイレまでの廊下に物が溢れていて移動ができなければ，判断はNOとして，トイレ移動可能となるような環境調整や看護提供が必要になる。

介助もしくは，1人でトイレにたどり着けるのならば，ここで一度認知症状を確認する。トイレに1人で行くことができる身体機能はあるのに，トイレに行く意味やトイレの場所がわからなくなったりすると，関連動作としてズボンの上げ下ろしや後始末も，ADLの要素だけでなくこの認知症状が大きな課題となるケースが多い。

ここまで，トイレに行き，何をするのかを認識できていることが確認できれば，次はセルフケアの問題になる。どの程度のセルフケアが不足しているのかを確認し，必要に応じてリハビリテーションの強化や，決まった時間での介助者の導入や調整が必要となる。排泄行為に伴う細かい運動機能が，介助の有無を問わず行えていれば，トイレに行くためのニーズはクリアしたことになり，アセスメント終了となる。

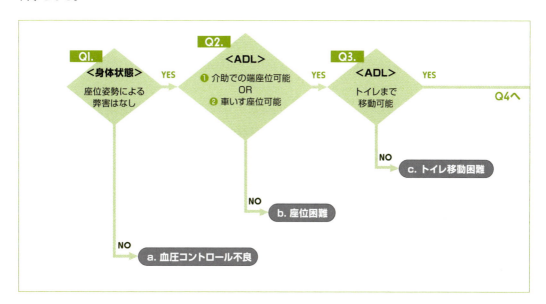

Q1 身体状態：座位姿勢による弊害はなし

トイレへ移動して用をたすには，介助のあるなしにかかわらず，座位を保持できなければならない。

その際，頭部を挙上して座位姿勢をとることで身体的に生じる弊害の有無を観察し，正常・異常の判断をせねばならない。

　起立性低血圧の人は，いきなり起き上がると，急な血圧の低下により転倒の可能性もある。神経難病で血圧不安定な人も，段階を踏んで頭部挙上を行う血圧コントロールが必要である。ベッド上臥床傾向の強い人も，身体状態の観察を行い，トイレで座位保持できるレベルが必須である。

　よって，「トイレに行きたい」というニーズのある人の場合，排泄に関する一連の動作に耐えうる身体状態が必要である。さらに，臥床状況から座位状況を保てるように，まずは血圧コントロール状況を確認し，心機能の障害を排除する必要がある。

　これらの状況より，「トイレに行きたい」ニーズがある場合の最初のアセスメントは，「座位姿勢による弊害なし」となるのである。

　訪問看護の現場の事例を紹介する。神経難病（パーキンソン病）の人で，排尿はオムツまたは尿器で行っていたが，週2回は浣腸で排便コントロールをしており，排便は「トイレに行きたい」というニーズがあった。しかしながら，臥位時と座位時の血圧の変動が激しく，通常臥位時の収縮期血圧は180mmHgあったが，座位では一気に100〜120mmHgまで低下する。調子が良ければ少しずつ血圧が安定するが，調子が悪い時はそのまま低下していく。これでは，トイレに行く前に倒れてしまい意識消失してしまうことが予測される。また，浣腸後の怒責により，さらに血圧の変動が起こりうる可能性が高い。そのため，トイレへ行く前に，段階的に頭部を上げていき，血圧変動の振り幅と下がり方を確認しながら，トイレへの移動を行っていたのである。変動の状況に関しては，医師に報告しながら行動の是非の判断を仰ぎ，リハビリテーションも併用して起立性低血圧に対する対応を行いながら，本人のニーズを支援した。

　よって，バイタルサインを確認し，頭部挙上に伴う身体状態の問題を解決することが，介入の一歩と言えるのである。

　しかしながら，血圧の変動が激しい人や，ADL低下が著しく援助の介入がない場合は，床上排泄やポータブルトイレを余儀なくされるため，環境の調整や羞恥心への配慮も合わせて考慮することが重要となる。

　また，本人のニーズを受け入れ，それが現在可能かどうかの見極めを看護師は行うと共に，家族や介護者へ観察の視点や介助方法について情報共有を行い，説明をする必要がある。

Q2 ADL：介助での端座位可能または車いす座位可能

　血圧コントロールに問題なく，頭部挙上に伴う弊害がないことの確認をしたら，実際に，移動の手段が図れるかのADLの状態を査定する。

　その最初の判断が，「介助での端座位可能」と「車いす座位可能」である。

　「介助での端座位可能」は，座位姿勢を介助あるなしにかかわらず保持できるかどうかが判断ポイントである。介助によって座位保持ができるのであれば，そこまでの移動手段と介助者さえいればトイレに行って用をたせる。もしくは，トイレまでは行けなくても，ポータブルトイレへの移動は可能であり，床上排泄は避けられる。

　この場合，訪問看護の現場で多くあった例は，筋力低下著明な人（ALSなど）の移動だ。四肢の筋力だけでなく，頭部を支える頸部の筋力も低下し始めている状況で，毎朝必ず，ポータブルトイレへ

の移動が習慣であった。筋力が低下しているため，移動においてもポータブルトイレでの座位保持の際も介助者が必要であった。このように移動や移動後も多くの介護の手が必要となるであろうが，介助での座位可能により，トイレで排泄を行えるのである。トイレをベッドと切り離すことで，生活のメリハリと今までの排泄習慣を維持できる。

　ただし，このような場合，頸部の支持力も重要であり，さらに筋力低下が認められるようであれば，安全性と介護力から他の方法も考えていく必要があるだろう。座位保持による持久力も問題となるため，時間を決めてなるべく生活のメリハリをつけられるよう支援をしたい。

　「車いす座位可能」は，車いすに移動しトイレまでの移動ができれば，ベッドサイドでなくてもトイレに行くことができること。

　訪問看護の現場で，脊髄損傷のため車いす生活をしている人がいた。排便コントロールが必要であり週3回訪問し座薬と摘便を行っていた。ベッドから車いすの移動を介助し，トイレへ行く。この時に使用していたのが，排便用車いすだ。乗車したまま，便器に合わせられ，便座に座って排便している状況になる。これもまた，座位がとれ，移動ができることでトイレへ行き排泄を行えるのである。

　よって，身体的観察で問題ないと判断された後は，座位がとれるかどうかが，ポイントとなるのである。

Q3 ADL：トイレまで移動可能

　ここでは，移動の手段は選ばない。独歩・杖歩行・介助歩行・車いすによる移動など，どれでもよいが，とにかく移動可能かどうかの判断をする。このボックスのアセスメントまできた人は，起き上がることによる身体状態に問題がなく，座位も保持できるという人だ。

　筋力や，関節可動域，体幹バランスにより起座動作や歩行動作は個人差が大きい。また，トイレに行く本人の能力はあるのに，トイレまで到達できない環境の問題がある。

　筋力や，関節可動域，体幹バランスは，リハビリテーションを導入して筋力アップもしくは現状維持を目指し，動作を維持できるように支援する。

　トイレまでたどり着けない家の構造上の問題や，足の踏み場もないほど雑然としているようであれば，環境整備をする必要がある。

　どのような状態であれ，トイレに移動するための阻害要因を排除できるよう支援することが大切である。

　たとえば，独居の高齢者がいる。住み慣れた家ではあるが，加齢により少しずつ今までのようにスムーズに動くことができなくなってきている。そのため，ベッドの周りにはいろいろな物が手に届く範囲に置かれている。認知症もなく身体の障害もないため，介護度は低くヘルパーによる介入も多くできない。そうなると，部屋の中は少しずつ雑然とし，動ける場所の可能性を狭めてしまっていることがある。そして，足元近くのゴミ箱で足をひっかけ転倒することで，こわいからと動かなくなってしまう。

　また，動作が鈍くなることでトイレまで間に合わず，途中で排泄してしまったりするなどの失敗体験から，精神的に大きな打撃を受け，トイレへの移動を躊躇してしまうこともある。

　このようにADLの低下だけでなく，環境もトイレ移動を阻害してしまう要因となるのだ。

　ADL低下でトイレまで移動できないのか，もしくは，環境によるものなのか，しっかりとした観察と判断が重要である。状況を判断した後は，リハビリテーションを導入するのか，環境整備を本人や

介助者へ教育するのか，様々な調整を働きかけていくことが，看護師としてやらなければならないことであるといえよう。

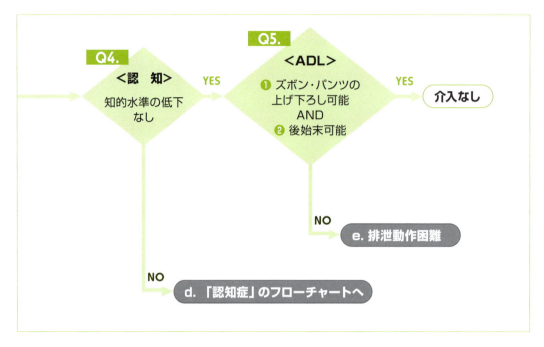

Q4 認知：知的水準の低下なし

さて，何らかの手段や環境調整により，トイレへの移動ができた。そうすると，次に考えなければならないことは，トイレでの一連の動作を行えるかどうか，またトイレの場所がわかるかどうか，排泄の必要性が理解できているかどうかだ。

これらの行動を阻害する要因が，認知症である。

認知症とは，脳や身体の疾患を原因として，記憶・判断力などの障害が起こり，普通の社会生活が送れなくなった状態である。時間が経過するにつれ，物忘れが徐々に進行していくのが特徴の1つである。

高齢者介護において最大の問題である「認知症」の対応の難しさとしては，見守りや声かけなど24時間の対応が必要なことが多い。

トイレに関しても，場所を忘れてしまい，たどり着けなかったり，オムツを外して不潔にしてしまったり，トイレで後始末ができなかったりと，トイレに行く目的すら全うできない状態がある。こういった状況下では，ADLに問題がなくても，トイレに行くことができない状態が起こるのだ。そのため，このボックスでは，トイレに関する認知ができているかを問うているのである。よって，ここでは確定診断がついていない人も含めている。

ここで，「NO」であれば，『d. 認知症のフローチャート』へ進み，何が問題なのかを，さらに考える。

ここで，認知の問題がなければ，**Q5**へ移動する。

Q5 ADL：ズボン・パンツの上げ下ろし可能＋後始末可能

最後のボックスは，衣服の着脱と後始末の確認だ。

ズボンの上げ下ろしは，排泄行為前後の運動機能を問う。介助によって行える場合も，これに当

てはまる。

　「後始末」に関しては，排泄行為の後「紙を取る」，「紙で拭く」，「水を流す」の一連の動作を行うことができるかどうかの運動機能と認知レベルを問う。介助によって行える場合もこれに含む。

　そして，介助の有無にかかわらず，パンツやズボンの上げ下ろしができ後始末もできれば，トイレに行けるとみなしている。

　しかしながら，本来自分で行うことができるのに，排便で疲労してしまいトイレから出られないようでは困る。どの程度のセルフケアが確立され実施できているのかを査定し，必要に応じて介助者を導入しなければならないし，家族がいれば協力を仰ぐ必要がある。これらの調整のためにケアマネジャーへ相談し，より細やかな環境調整への介入が必要である。

　また，本来はできるのに今日はできないという人の場合は，このボックスでは「NO」に進むことになる。なぜできないのかを考え調整できることは行う。疾患に応じてADLにも差が生じるため，リハビリテーションを強化していくのも，手段の1つである。

　トイレに行くために，以上 **Q1**〜**Q5** までのボックスで「NO」に至らずに進めたら，「トイレに行く」ことに関して，セルフケアは自立していると判断できる。したがって，介入の必要性がないため，アセスメントは終了となる。

a

問題領域	看護計画
＃心機能の障害 「血圧コントロール不良」	T-P ①服薬管理 　　②排泄環境の調整 　　③精神支援 　　④急激な血圧低下には緊急対応
看護目標 1. 医療の受診 2. 身体状況に応じた，排泄方法の改善 3. 介護負担軽減	E-P ①情報提供 　　②自己管理方法指導 　　③家族指導

b

問題領域	看護計画
＃運動機能の障害 「座位困難」	T-P ①排泄環境の調整 　　②機能訓練 　　③PT依頼 　　④ケアマネジャーへ調整依頼
看護目標 1. 座位可能 2. 身体状況に応じた，排泄方法の改善 3. 介護負担軽減	E-P ①情報提供 　　②自己管理方法指導 　　③家族指導

c

問題領域	看護計画
＃運動機能の障害 「トイレ移動困難」	T-P ①排泄環境の調整 　　②機能訓練 　　③PT依頼 　　④ケアマネジャーへ調整依頼
看護目標 1. トイレ移動可能 2. 身体状況に応じた，排泄方法の改善 3. 介護負担軽減	E-P ①情報提供 　　②自己管理方法指導 　　③家族指導

d

	看護計画
	「認知症」のフローチャートへ

問題領域	看護計画
♯運動機能の障害 「排泄動作困難」	T-P ①排泄環境の調整 　　 ②衣服の調整 　　 ③機能訓練 　　 ④ケアマネジャーへ調整依頼
看護目標	
1. 排泄動作可能 2. 身体状況に応じた，排泄方法の改善 3. 介護負担軽減	E-P ①情報提供 　　 ②自己管理方法指導 　　 ③家族指導

3. 生活をするためのしくみ　4）入浴したい

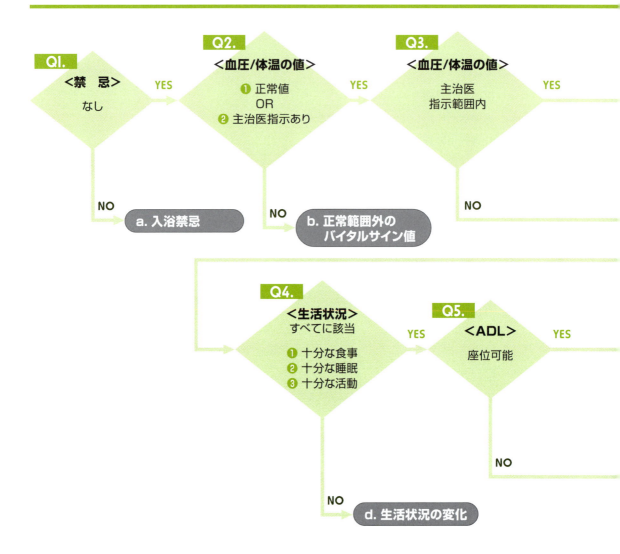

3. 生活をするためのしくみ　4) 入浴したい

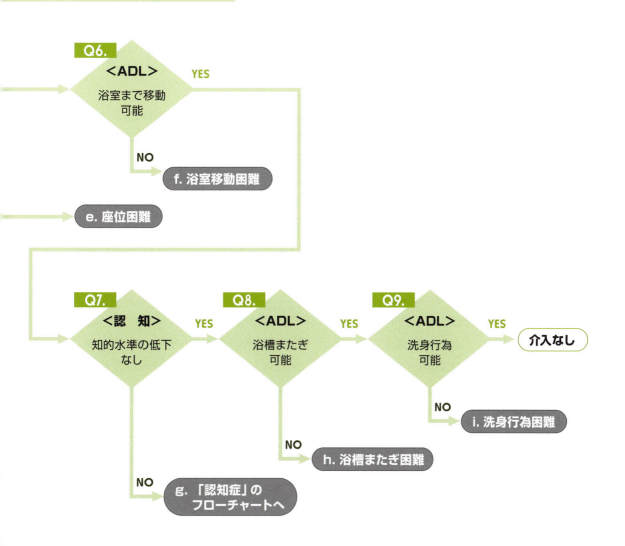

4）入浴したい

①入浴の阻害要因

　入浴の目的とはいったい何であろうか？「体を清潔に保つ？」それも大切な目的の1つだが，しかし，入浴における目的は人それぞれであろう。「リラックスしたい」，「半身浴で汗をかきたい」，「1人になって考えごとをしたい」，「ストレッチをしたい」「桶に徳利を入れて，晩酌をしたい（健康面からは，決してお勧めしませんが…）」など，1つの行為の中に，様々な楽しみを盛り込むことができるのが「入浴」なのである。

　しかし，「どんどんお風呂に入っていただきましょう！」と言えるほど簡単なものではない。入浴が体にもたらす影響はプラスばかりには働かないのである。東京都の調べ[※]では，入浴関連の死亡事故は年間1万5000人とも言われ，その60％は75歳以上の高齢者である。また致命傷には至らないまでも，「浴室で倒れる」も含めるとするならば，この数字は相当な数になることが容易に推測できる。

　習慣であり楽しむ要素もある「入浴」が，危険と隣り合わせであるという事実が，利用者が「入浴したい」と看護師に相談をする理由である。看護師は，より安全・安楽に，その人らしい方法での入浴を提供しなければならない。

②入浴のアセスメント

　このフローチャートでは，初めに身体的なリスクを排除する。「入浴禁忌という医師の指示はないか？」，「バイタルサインは正常範囲を逸脱していないか？」，「医師の指示として，入浴許可とされるバイタルサインの数値は示されているのか？」などである。そして，そのすべてがクリアだという人にも，「（食事・睡眠・活動で）いつもと変わったことはないか？」とさらに質問を重ねる。数値に現れない異常もあるということを前提に，生活面での変化からアセスメントを試みるのだ。

　その次にADLの状況を判断する。まず「座位は可能か？」を確認する。ここでの入浴は家庭の風呂を指すため，座位がとれない状況での入浴は，物理的に（おそらく身体的にも）厳しいという判断である。そして，「浴室への移動は可能か？」を判断する。身体能力だけではなく，浴室への移動手段がなければ入浴方法は再検討の必要が生じる。

　そして認知機能の症状として「行動障害はないか？」を**Q7**で問うのだが，なぜこの順番で？　と思われるかもしれない。しかし，こう考えてほしい。①移動困難な認知症の人と認知症ではない人，②移動可能な認知症の人と認知症ではない人，この①と②ではどちらのほうが入浴方法に差異が出るであろうか。答えは後者，移動可能な場合である。詳しくは本文の中で述べるが，このような理由から行動障害の有無をここで確認することにした。

　最後は，浴室の中での行為動作の確認として2つを挙げる。「浴槽をまたぐことは可能か？」，「洗身行為は可能か？」である。浴槽をまたげなければお湯につかることは困難であり，洗身行為ができないのであれば，何かしらの援助方法が必要になる。

　これらすべてがYESとなることで，初めて「入浴したい」に対して「どうぞ」と言えるのである。

※　（財）東京救急協会
　　「平成12年度　入浴事故防止対策調査研究委員会」の推定数

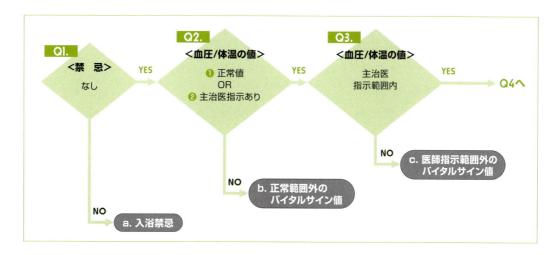

Q1 禁忌：なし

ここでは，入浴という行為そのものが，身体に悪影響を及ぼす状態にあるかどうかを判断する。たとえば，発熱性の疾患や，化学療法の後で著しく体力を消耗している，炎症反応が強く出ている患部があり冷却療法を行っているなどの状態で，医師から入浴禁止の指示が出ている場合を指す。状態を見て医師に報告をすることも看護師の役割なのである。回復の過程を医師に伝え，「このような状態です。そろそろ入浴の許可をいただけますか」と橋渡しをしていく。

そして，「許可が出るまで我慢してください」と言うだけではなく，代替案の検討も必要である。その人がどのような理由から入浴を希望したのかをアセスメントし，入浴に代わるものとして同等の満足を得られる方法を提案するのである。

Q2 血圧/体温の値：正常値，または主治医指示あり

次にバイタルサインの測定である。入浴可否の判断基準となるのは「正常値」である。しかしここで1つ問題が出てくる。そもそも，判断の基準は正常値でよいのだろうか。確かに，血圧・体温ともに基準となる値は存在する。だが体温・血圧ともに個人差があり，血圧などは軽度の運動や精神的な緊張によっても上下するものである。正常値よりも，通常のその人の値を参考として判断をするほうが理にかない，また現場ではそのように動いているはずである。この投げかけは，当然のように開発メンバーの看護師からもあがった。しかし，考えてみてほしい。どんなに経験の浅い看護師でも，またどんな状況下であっても使えるアセスメントを目指して開発をしたフローチャートである。「通常の範囲」では，判断する看護師によってばらつきが出るのではないだろうか。たとえば，初回訪問時：128/60mmHg，2回目：150/70mmHg，3回目：160/74mmHg，4回目：162/70mmHg，この4回目で入浴可否の判断をしようとした時，どのように考えるだろうか。「収縮期が高いけれど，前回も高かったから大丈夫」とするのか，「絶対に入浴はだめです」と断るのか。また自分が訪問をしたことのない人へ緊急訪問をする場合など，それ以前の情報を持っていないとしたら，どのように判断をして良いのかわからないことになる。

以上のようなディスカッションを経て，基準を正常値と定めた。そして個人差に留意をするということで，正常値を外れはするが医師から許可の範囲を指示されている場合に限り，YESとして次の設問へ進むこととした。

Q3 血圧/体温の値：主治医指示範囲内

　血圧・体温の値が正常値の場合は，YES→**Q4**に進む。そして主治医の指示がある人は，ここで指示の範囲内であるか否かの判断をする。範囲内であればYESへ，範囲外であればNOに進み，入浴以外の方法を提案する。

　筆者の経験から，思い出す人がいる。その人は，高血圧・右麻痺・言語障害で，車いすの生活をしていた。もともとのはっきりとした気性に障害が加わり，少々頑固な（怒り出すと止められない）性格であった。そして入浴が大の楽しみで，いつも訪問看護を心待ちにしてくれていた。

　しかし，血圧が難関で，主治医許可上限値の「収縮期血圧180mmHg」を超えることのほうが多いのである。しかも血圧が高いとなると「そんなはずはない！」と激怒。「この血圧計を使え」とご自分の血圧計を持ってきて，それでも高値だと「お前（奥様）がスタートボタンを押せ！」，「いや，（マンシェットの）巻き方が悪い！」，「深呼吸をするから待て！」「もう一度，さっきの血圧計で測れ！」とヒートアップ。これでは血圧が下がるわけがない。しかも，もう誰の言葉も耳に入らない。

　奥様から事情を聞く限りでは，看護師訪問2時間前の血圧は160mmHg台。降圧薬の薬効時間が影響をしているのだろうかと，訪問時間を変更したが，結果は同様であった。それならばと，スピードアップ作戦を実行した。看護師の顔を見て「今日は入浴できるかな…」とドキドキする前に，測定をするというものだ。看護師は挨拶もそこそこに血圧を測定する。そうすれば，どうだろうと考え出す前に結果は出る。結果は…大成功！　イライラして血圧を高めることなく，入浴を楽しめるようになったのだ。血圧が高い＝入浴不可ではなく，どうしたら血圧を上げずに安全に入浴できるかを考えたケースである。

　さて安全にとは言うものの，実際入浴は身体にどのような影響を与えるのだろうか。大きな影響要素は3つある。1つは血圧上昇だ。特に冬場は脱衣室や浴室の温度が低く，裸になった寒冷刺激により血管が収縮する。また高温湯（42℃以上）では，交感神経が緊張し血圧はさらに上昇する。動脈硬化を起こしている血管では，急激な血圧の変化に耐えられずに出血することも考えられる。

　2つ目は体温上昇で，入浴により体が温められると，体温が上昇する。体温が上昇すると末梢血管が拡張し血圧は低下し，血流はゆっくりとなる。そして発汗により血液濃度も上昇するのである。

　最後に，水圧による影響である。心不全など心機能が低下している場合，家庭の浴槽であっても水圧が心臓に与える影響は大きい。これを最小限に抑えるには半身浴が望ましいのだが，「肩までつからないと，風呂に入った気がしない」と言う人も多い。

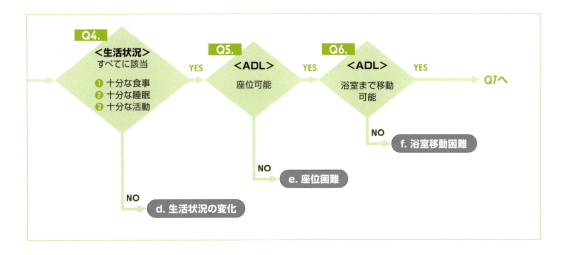

Q4 生活状況：すべてに該当　①十分な食事，②十分な睡眠，③十分な活動

　ここでは数値として現れる前の「なんだか調子が悪い状態」を判断する。この判断基準として，生活の3大柱「食事・睡眠・活動」の3点を挙げた。この3点が共に十分であるならば，生活面での大きなトラブルはないと考える。

　前述したが，入浴が身体に与える影響は大きい。十分な食事が摂れていない，睡眠，活動が不足している，または過度な状態であるならば，体は何がしかのダメージを受けている。入浴という以前に，ダメージを調整する看護を優先するべきである。

Q5 ADL：座位可能

　入浴姿勢として，座位が可能か否かは重要なポイントである。血圧の変動が大きく，座位失神を頻発しているようでは座位可能とは言えない。また，関節拘縮により股関節が屈曲しない人では，家庭風呂入浴は物理的に難しい。

　座位可能であれば　YES→**Q6**へ進む。座位が不可能であるならば，NO→座位困難で，座位が可能になるような看護および入浴に代わる方法を考える必要がある。

Q6 ADL：浴室まで移動可能

　ようやく浴室が登場する。しかし，ボイラー付きの車で浴槽をベッドサイドまで運び，3人がかりで入浴の介助をする訪問入浴サービスとは違い，ここでは何らかの手段で浴室まで移動しなければならないのである。

　自立歩行・杖歩行・手すりを利用した伝い歩行・手つなぎ介助歩行・車いす・おんぶ・抱っこ，何でもよい。とにかく，移動することが可能であるかを確認するのである。

　たとえば，車いすなら移動できるという人でも，浴室までの廊下が物で溢れていたり，車いすを介助してくれる人がいない，車いすをレンタル・購入する金銭的ゆとりがないなどの場合は，移動可能→NOである。『f. 浴室移動困難』に進み，困難を解消する手立てを考案，調整する。

　以前，このような人がいた。もともと大きな病名はなく，あえてつけるなら「廃用症候群」。とにかく動かない。生活のほとんどをベッド上で過ごし（ゆえに，ベッド上には生活必需品が完備。結果，身動きすら不自由な状態に），動かないから，循環不良となり，関節は硬くなり，筋肉はやせ，ますます動きたくない体をつくり上げていく。

なぜ動かない状態になったかと言えば，主治医の一言が原因。「おばあちゃん，もうお年なのですから無理はいけませんよ。ゆっくり，ゆっくりとね」このよく交わされる一言が「私のためを思ってくれている」と感動を呼び，以来極力動かない生活が始まってしまったのである。

　さてそんな生活であるから，もちろん入浴はしていない。人間，垢では死なないとは言うものの，それも程度の問題である。何年も清拭のみで生活を続けていると，同居している者のほうが臭気に疲弊し音をあげる。そう，息子さんのたっての希望で入浴介助が実現した。しかし，「浴室までの移動」がそれはそれは困難であった。オムツ交換の動作1つでも「ゆっくりよ。ゆっくり」と10分間もかかる人である。2階の自室から1階の浴室への移動は，気が遠くなるくらいの時間と労力を要した。

　これでは苦行のような入浴となってしまうため，訪問入浴を提案。当初は「他人を家に上げたくない」（息子さん）と，「大勢の人の前で裸になるなんて…」（本人）と難色を示していたが，入浴スタッフに「大事なお姫様のように接してほしい」と申し送った結果，何とか合格点をもらえるようになった。浴室での入浴だけにこだわらず，最良の方法を提案していくことも重要なのである。

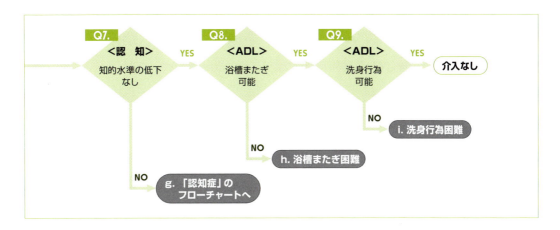

Q7 認知：知的水準の低下なし

　認知症が進行すると，自分がなぜ入浴を介助されているのかわからなくなる。すると，自分だけ服を脱ぎ介助されるということに違和感を持ち，強い拒否を示す。「何をするのですか！　人を呼びますよ！」と大騒ぎになるのである。果ては，裸で逃げ回る，石鹸の泡だらけで浴槽に飛び込む，浴槽の中で排泄をする，浴槽から出るという指示がわからずにのぼせてしまうなど。このようなことは訪問看護では日常茶飯事であるが，本人・家族の精神的ダメージは計り知れない。そこで，ここでは認知症の人には適した援助方法を選べるように，判断のボックスで振り分ける。

　ではなぜこの位置で判断をするのかといえば，移動手段のあるなしで介入の度合いに差があるからである。移動できない人であるならば，介助を受けることにある程度の受け入れがあり，認知症があっても大きな混乱を招くことは少ない。しかし，特に自立歩行可能な人はその認識は薄く，「自分1人で大丈夫」となりやすい。

　よって認知症の人は，**Q7**「知的水準の低下なし」→NOに進み，『g.「認知症」のフローチャート』へ進む。

Q8 ADL：浴槽またぎ可能

　さて，身体面での不安がなく，浴室まで移動もでき，さらに認知症でない人である。残るハードルは2つ。浴槽に入れるのか，そして洗身行為ができるのかである。

　Q8では，浴槽に入ることができるのかを判断する。この浴槽に入ることが困難なために介助を受けているケースは実に多い。特に昔ながらの深いタイプの浴槽をまたぐことは，下肢の筋力が低下し，バランス力も不安定な人は一苦労である。

　Q8「浴槽またぎ可能」→YESは，1人で（もしくは介助により）浴槽をまたぐことが可能であり，浴槽から出ることも可能な人を指す（入るより出るほうが困難である）。

　NOに進んだ人に対しては，何らかの援助方法の提案が必要である。最近では入浴に関する様々な福祉用具がある。浴槽の上にボードを渡し，そこに腰を下ろしてから足を湯船に入れるものや，座った状態のまま電動で湯船に沈むことのできるものなどがある。また，浴槽と床の高低差を少なくさせるために踏み台を置くことも一案である。手すりを1本取りつけるだけで，片足でのバランスが向上し浴槽に入ることができたというケースもある。

　これらをコーディネートする役割は，介護保険制度においてはケアマネジャーであるかもしれない。

また，より福祉用具に詳しいのは，実際に用具を取り扱っている福祉用具専門相談員であろう。しかし，ここで看護師が果たす役割も大きい。身体状況，生活状況，家屋状況のみならず，趣味，嗜好，こだわりのポイントまで把握している訪問看護師だからこその情報提供を行ってほしい。

Q9 ADL：洗身行為可能

最後の設問は，洗身行為が可能であるかである。入浴に様々な効能・目的があるにしても，体を洗わないというわけにもいかない。自分でどうしても洗えないのであれば，手段を講じる必要がある。

体を洗えない理由は大きく分けて次の2つであろう。上肢に障害があり機能的に困難であるか，もしくは体を洗うという行為が認知できないかである。このうち，認知症は先に別フローチャートに進んでいるため，実質ここでは上肢機能障害の人が残ることになる。

Q9「洗身行為可能」→NOであるならば，なぜ，どのような行為ができないのか，どのような工夫・援助があれば可能となるのかをアセスメントし，入浴の自立に向けてサポートをする。人の手を介する援助が避けられないにしても，極力最小限の援助とし，「痒いところに"自分の"手が届く」ことが理想である。

そして，この**Q9**「洗身行為可能」→YESになり，初めて自立した入浴が実現するのである。入浴は，体と心をリフレッシュさせる特効薬である。ぜひとも，「入浴なんて無理」と言う人にも，なぜ困難なのか，フローチャートを参考に検討を重ねてほしい。

最後に，心身機能への負担を最小にする基本的な入浴の約束事項を確認する。
1. 入浴の前後には，水分の補給をする。
2. 寒い時期は，脱衣所・浴室をあらかじめ温めておく。
3. 高温の湯（42℃以上）は避ける。
4. 半身浴が望ましい（肩にタオルをかけると温かい）。
5. 長風呂は避ける（入湯時間は5〜7分程度）。
6. 浴槽から出る際には，ゆっくりと出る。

a

問題領域	看護計画
＃入浴の障害 「入浴禁忌」	T‑P ①清潔の援助（入浴以外） 　　②保温 　　③リラクセーション
看護目標	
1. 身体状態に応じた，保清方法の改善	E‑P ①情報提供 　　②自己管理方法指導 　　③家族指導

b

問題領域	看護計画
＃入浴の障害 「正常範囲外のバイタルサイン値」	☆医師へ報告　A O‑P ①全身状態 　　②苦痛症状の有無
看護目標	
1. 早急な医療の受診	T‑P ①清潔の援助（入浴以外） 　　②保温 　　③リラクセーション E‑P ①情報提供 　　②自己管理方法指導 　　③家族指導

c

問題領域	看護計画
＃入浴の障害 「医師指示範囲外のバイタルサイン値」	T‑P ①清潔の援助（入浴以外） 　　②保温 　　③リラクセーション
看護目標	
1. 医療の受診 2. 身体状態に応じた，保清方法の改善	E‑P ①情報提供 　　②自己管理方法指導 　　③家族指導

d

問題領域

♯ 入浴の障害

「生活状況の変化」

看護目標

1. 生活変化原因の軽減・除去
2. 身体状態に応じた，保清方法の改善

看護計画

T - P ①睡眠・食事・活動環境の調整
　　　②清潔の援助
　　　③保温
　　　④リラクセーション

E - P ①情報提供
　　　②自己管理方法指導
　　　③家族指導

e

問題領域

♯ 入浴の障害

「座位困難」

看護目標

1. 座位可能
2. 身体・環境状況に応じた，保清方法の改善

看護計画

T - P ①清潔の援助
　　　②保温
　　　③リラクセーション
　　　④機能訓練
　　　⑤ケアマネジャーへ調整依頼

E - P ①情報提供
　　　②自己管理方法指導
　　　③家族指導

f

問題領域

♯ 入浴に関する障害

「浴室移動困難」

看護目標

1. 浴室までの移動
2. 身体・環境状況に応じた，保清方法の改善

看護計画

T - P ①清潔の援助
　　　②保温
　　　③リラクセーション
　　　④機能訓練
　　　⑤移動環境調整
　　　⑤ケアマネジャーへ調整依頼

E - P ①情報提供
　　　②自己管理方法指導
　　　③家族指導

g

看護計画

「認知症」のフローチャートへ

h

問題領域

♯入浴に関する障害

「浴槽またぎ困難」

看護目標

1. 浴槽のまたぎ
2. 身体・環境状況に応じた, 保清方法の改善

看護計画

T - P ①清潔の援助
　　　②保温
　　　③リラクセーション
　　　④機能訓練
　　　⑤浴室環境調整
　　　⑥ケアマネジャーへ調整依頼

E - P ①情報提供
　　　②自己管理方法指導
　　　③家族指導

i

問題領域

♯入浴に関する障害

「洗身行為困難」

看護目標

1. 介助入浴

看護計画

T - P ①清潔の援助
　　　②保温
　　　③リラクセーション

E - P ①情報提供
　　　②自己管理方法指導
　　　③家族指導

3. 生活をするためのしくみ　5）外出したい

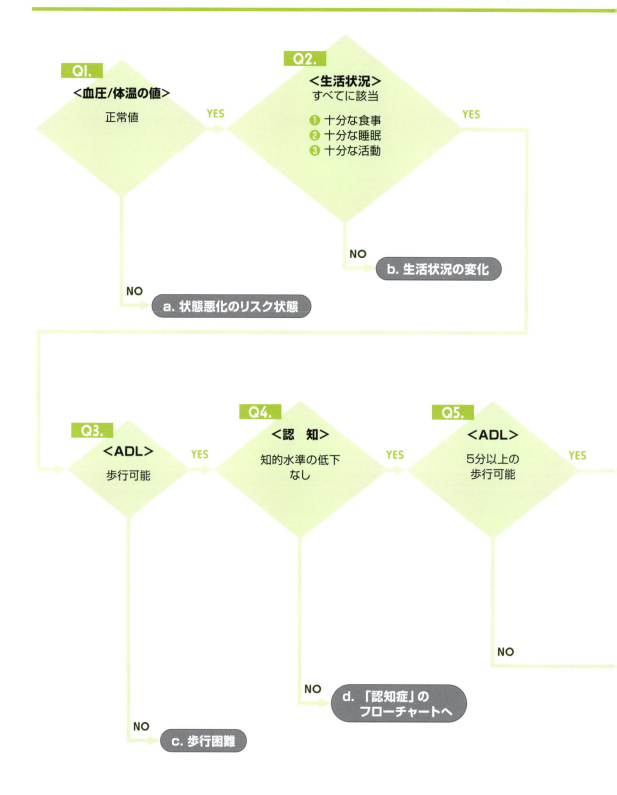

3. 生活をするためのしくみ　5) 外出したい

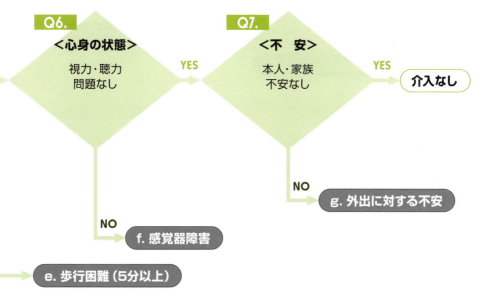

5）外出したい

　人は加齢と共に身体機能や体力が低下していくものである。しかし，誰もがその自分自身の変化（老い）をごく当たり前のこととして受け入れることができるとは限らない。行動範囲が狭くなることは，自信や生きがいの喪失にもなりかねない。「外出する」ということは，自己の存在価値を確認することができるほどの大きな意味がある。

　アセスメントフローチャートに沿って，何か問題はないかを確認することは，外出を実現するためだけではなく，安全に外出するために必要不可欠である。

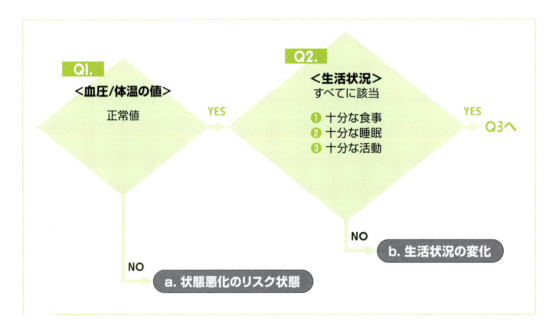

Q1　血圧/体温の値：正常値

　まず，体調が安定していなければ，外出は危険である。外出するのであれば，準備として血圧や体温の値を測定し正常であることを確認する。異常値であれば問題領域『a. 状態悪化のリスク状態』である。状態によっては外出を控える。血圧，体温が正常値でない場合は疾患や今までの経過により外出の可否を判断することになる。いずれにしても医師へ報告し，指示を仰ぐ。

Q2　生活状況：すべてに該当　①十分な食事，②十分な睡眠，③十分な活動

　血圧，体温に異常がなければ，①食事，②睡眠，③活動についていつも通り，十分な状態であるかどうかを確認する。食事や水分摂取量がいつもより少ない，昨夜は眠れなかった，なんとなくいつもと違って元気がない，集中力がない，筋緊張が高い，失調症状が激しいなど気になる様子が見られる時は，無理をしない。①食事，②睡眠，③活動のいずれかでも十分ではない，ということであれば，問題領域『b. 生活状況の変化』である。身体機能の低下かもしれないし，疾患からくる症状の進行や悪化かもしれない。急激な変化であれば，外出を検討する余地もないと思われる。しかし，なんとなくの変化であっても，看護師だからこそ気づくその変化を見逃さずに観察する。そして，①

食事, ②睡眠, ③活動が十分でないということがその人にとって何を意味するのかをアセスメントする。体調や状況に合わせた移動手段や移乗手段などの方法を検討する必要があるかもしれない。なんとなくの気づきから，幅広い観察と様々な支援方法の検討が必要である。

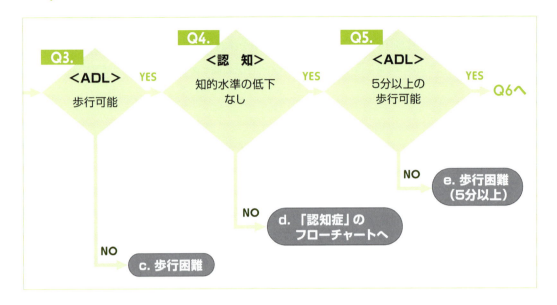

Q3 ADL：歩行可能

　現状の歩行について，装具，杖などを使用していても，危険がなく独歩可能であるなら問題はない。しかし，独歩は可能であるが見守りや軽介助がないと危険な人や，独歩が不可能な人は，問題領域『c. 歩行困難』である。独歩が可能であっても筋力の低下はないか，可動域制限はないか，杖の使い方が間違っていないか，歩容はどうか，など危険が予測される理由に対してはリハビリテーションなどを行う必要がある。転倒を予防するために何が必要か，何ができるかを考える。独歩が不可能であれば，移動手段や移乗手段などの方法を検討する必要があるかもしれない。身体機能の低下により外出をあきらめるのではなく，どんな手段を使って外出するかにより，外出したい気持ちを満たすことができるかもしれない。

Q4 認知：知的水準の低下なし

　ここまでの歩行機能についての問題がなかったとしても，認知症があると一人で外出することは危険である。目的がわからず，判断ができなければ危険である。認知症の有無を確認し，認知症であれば問題領域『d. 認知症』である。認知症については，サブアセスメント『d.「認知症」のフローチャートへ』へ進む。

Q5 ADL：5分以上の歩行可能

　歩行機能に問題がなく，記憶力・判断力などにも問題がなく，独歩ができても，心肺機能の低下などで，5分以上の歩行ができないことがある。体力により外出できる範囲が決まるのである。5分以上の歩行が不可能な場合は，問題領域『e. 歩行困難（5分以上）』となる。心肺機能に合わせた時間設定や，身体状態・疲労に合わせた福祉用具の利用なども検討すべきである。体力増強目的のリハビリテーションなども有効である。体力があり，心肺機能の不安もなければ，5分以上は歩行可能であるだろうし，外出することに問題はない。

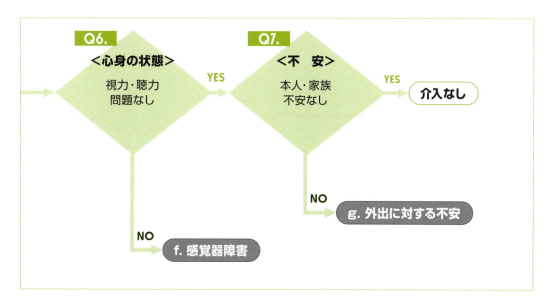

Q6 心身の状態：視力・聴力問題なし

次は体力に問題がなくても，視力や聴力に問題がある場合，何らかの手段が必要となる．問題領域『f. 感覚器障害』である．白内障，緑内障などによる視力低下，網膜剥離による視野狭窄などで外出時はかなりの危険があっても，「大丈夫」との思い込みで危険な外出を繰り返している人もいる．安全に外出できるために何が必要か提案することで危険を回避できるのである．

Q7 不安：本人・家族不安なし

Q6までの歩行を障害する要因にすべて問題がなくても，1人の外出は心配であり，不安などの気持ちの問題がある場合，問題領域『g. 外出に対する不安』となる．精神疾患などがなければ，恐らく自信がつけば問題は解決するはずである．なぜ不安なのか，何が心配なのかに共感し気持ちに即した精神支援をすることで問題は解決する．

この「不安」がないようであれば，『介入なし』となる．

ヴァージニア・ヘンダーソンは基本的看護の構成要素14項目のうちの12番目「患者の仕事あるいは生産的職業を助ける」の中で，「普通，人間が活動しない状態にいると起こりがちな自分の無価値観をいやがうえにもつのらせる結果になりやすい」と述べるとともに，「人は精神的に生産的であれば，たとえ肉体的に限度があっても，ベッドにしばられて年月を過ごしながらも，実のある老年まで生きることができる」と述べている．外出できなくなっても，別の方法や手段を使って物事を成し遂げたという気持ちを与えることができるのが看護師である．「外出したい」のフローチャートにより導き出されるプロトコルはその人らしい方法であれば，無価値観から存在価値を感じることへの助けとなるのである．

a

問題領域

♯外出に関する障害

「状態悪化のリスク状態」

看護目標

1. 早急な医療の受診

看護計画

☆医師へ報告　A

O-P　①全身状態

b

問題領域

♯外出に関する障害

「生活状況の変化」

看護目標

1. 身体状況に応じた外出方法の提案
2. 医療の受診
3. 治療指針に応じた，生活習慣の改善

看護計画

☆医師へ報告　B

T-P　①睡眠・食事・活動環境の調整
　　　②身体状態・疲労に配慮した外出支援

E-P　①情報提供
　　　②自己管理方法指導
　　　③家族指導

c

問題領域

♯外出に関する障害

「歩行困難」

看護目標

1. 身体状況に応じた外出方法の提案
2. リハビリの継続

看護計画

T-P　①機能訓練
　　　②身体状態・疲労に配慮した外出支援
　　　③ケアマネジャーへ調整依頼

E-P　①情報提供
　　　②自己管理方法指導
　　　③家族指導

d

看護計画

「認知症」のフローチャートへ

e

問題領域

♯外出に関する障害

「歩行困難（5分以上）」

看護目標

1. 身体状況に応じた外出方法の提案
2. リハビリの継続

看護計画

T-P　①機能訓練
　　　②身体状態・疲労に配慮した外出支援
　　　③ケアマネジャーへ調整依頼

E-P　①情報提供
　　　②自己管理方法指導
　　　③家族指導

f

問題領域

♯外出に関する障害
「感覚器障害」

看護目標

1. 感覚器障害の解消
2. 身体状況に応じた外出方法の提案

看護計画

T-P ①感覚器の障害に応じた，介助方法・歩行ルートの調整
　　②メガネ・補聴器などの使用を勧める
　　③専門科受診を勧める

E-P ①情報提供
　　②自己管理方法指導
　　③家族指導

g

問題領域

♯外出に関する障害
「外出に対する不安」

看護目標

1. 不安の緩和・除去

看護計画

T-P ①精神支援
　　②精神状態に配慮した外出支援
　　③ケアマネジャーへ調整依頼

E-P ①情報提供
　　②自己管理方法指導
　　③家族指導

3. 生活をするためのしくみ　6）眠りたい

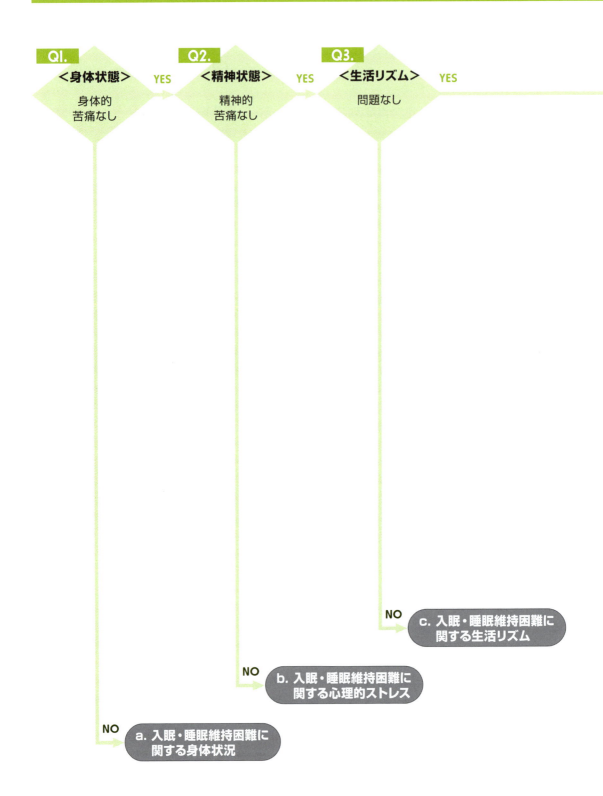

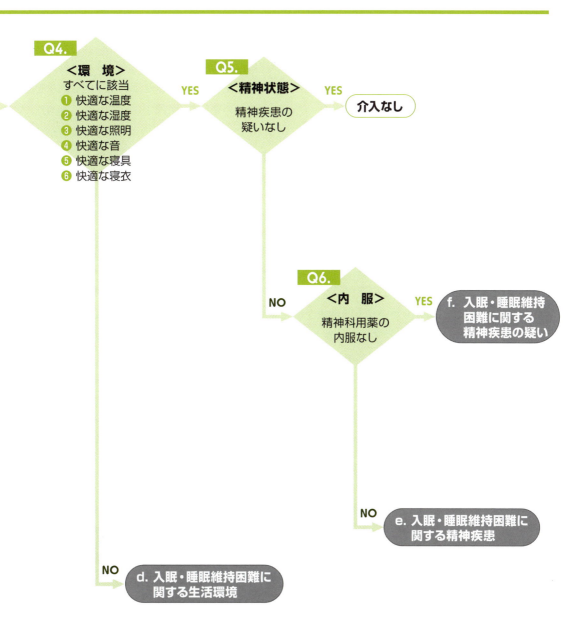

6）眠りたい

①眠りとは

　アブラハム・マズローの欲求段階説で言う生理的欲求は，欲求の中で最も根底を支える下位の欲求である。これは，空気，水，食べ物，睡眠など，人が生きていく上で欠かせない基本的な欲求を指している。人は下位の欲求が満たされると，その上の欲求の充足を目指すとされている。「眠りたい」とは，十分な安息，安眠が得られない時に抱く感情であり，まさに生理的欲求である「睡眠」が満たされていない状況を表している。睡眠が不足したままの状況では，いらだちや不快感を覚え生活の質が損なわれる。また，病気になり，生命維持を脅かされることにもなりかねないのである。

②眠りの阻害要因

　睡眠が満たされない状況を引き起こす要因としては，1．身体的要因，2．心理的要因，3．生理的（リズム）要因，4．環境要因，5．精神疾患的要因，6．薬理的要因，が挙げられる。しかし，眠れない本人にとってそれらのどの要因が安息，安眠を妨げているのかわからないこともしばしばある。看護師が利用者の「眠りたい」という欲求を満たすためには，まず，眠れない本人にとっての要因を理解することが必要である。その要因をフローチャート「眠りたい」のロジックに従って考え進めることで，具体的な要因を導き出し，効果的な解決方法を知りうることができるのである。

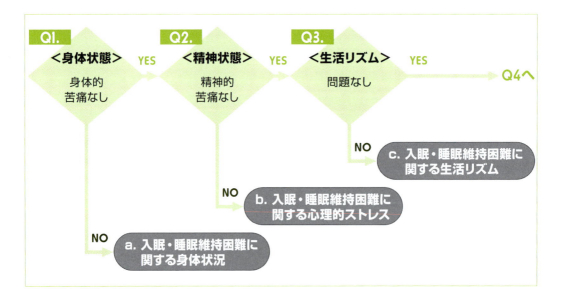

Q1　身体状態：身体的苦痛なし

　まず，身体的要因がないか，から考え進める。痛み，痒み，発熱，喘息発作などの症状があると，どんなに良い室温，心地良いベッドであっても，睡眠薬を服用したとしても，安息，安眠の効果は得られない。よって，身体的要因は最初に解決すべきである。もし身体的苦痛があれば，問題領域は『a. 入眠・睡眠維持困難に関する身体状況』となる。苦痛の原因が痛みであれば疼痛緩和を，痒みであ

れば掻痒緩和を，喘息発作時は安楽な姿勢や呼吸法の指導と薬物療法などを，それぞれ症状に合わせた対応をする。また「睡眠時無呼吸症候群」があると熟睡感が得られない。

その他，「むずむず脚症候群」はふくらはぎや足先がむず痒くなったり，ほてったりして眠れず，「周期性四肢運動障害」は睡眠中，足の筋肉が連続して痙攣するため眠れない。何らかの器質的疾患が要因であることもあり，専門医受診の検討を視野に入れ主治医への報告をする。

Q2 精神状態：精神的苦痛なし

身体的要因がなければ，心理的要因がないかを考える。ストレス，精神的ショック，生活上の不安などにより夜も眠れず，思い悩んでいることもあるかもしれない。精神的苦痛があれば問題領域は『b. 入眠・睡眠維持困難に関する心理的ストレス』である。どんなストレスなのか，どんなショックなのか，どんな不安なのか，どんな恐怖なのか，精神的苦痛の原因を理解する。また話を傾聴することで，心理状態を把握することができる。問題を明らかにすることができれば適切な解決策が見出せる。

Q3 生活リズム：問題なし

次に身体的にも，心理的にも，安眠，安息を妨げる要因がないのであれば，生理的（リズム）要因がないかを考える。一般的には海外旅行時に陥る時差ボケや，交代制勤務で深夜勤務などに変わったため眠れないなどの状況を言う。夜間眠れないと訴える人の中に，起床時間が昼頃であったり，長時間の昼寝をしている場合も少なくない。昼夜逆転である。生活リズムに問題があれば問題領域は『c. 入眠・睡眠維持困難に関する生活リズム』である。一定の生活リズムを保たないと，睡眠と覚醒のリズムをコントロールしている生体時計の機能にズレが生じると言われる。このためできるだけ規則正しい生活習慣を指導するのである。

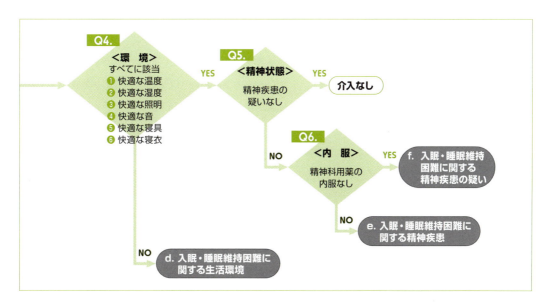

Q4 環境：すべてに該当　快適な①温度，②湿度，③照明，④音，⑤寝具，⑥寝衣

Q3までは，眠れない本人自身の問題である。本人自身に問題がないのに安眠，安息が得られないとなると，環境要因に問題はないか考える。環境の変化，温度，湿度，照明，音，寝具，寝衣

などが睡眠環境としてふさわしいものではないかの情報を収集する。問題と思われる環境要因が1つでもあれば，問題領域は『d. 生活環境』である。他の人にとっては何でもないことが，とても大きな要因になることもある。エアーマットのモーター音が，全く気にならない人もいれば，一晩中眠れずひどい騒音だと感じる人もいる。本人を取り巻く環境は人によって様々であり，受け止め方も様々である。在宅とはその人がその人らしく生活する場である。看護師側の押しつけでは解決にはならない。環境を理想論で変えることは解決策でない。もしかするとフローチャートを逆戻りし，心理的要因となるストレスをかけてしまうことにもなりかねない。解決策は慎重でなければならない。

Q5 精神状態：精神疾患の疑いなし

本人自身に問題がなく，本人を取り巻く環境にも問題がないのに眠れないということになると，精神疾患の可能性を考える。気分の落ち込みや高揚，極度の不安感，幻覚や妄想，表情の硬さ，認知障害など精神疾患を疑う症状を伴っていれば，「うつ病」，「神経症」，「統合失調症」，「認知症」などの精神科領域の疾患の疑いがある。内服薬を確認し，精神科用薬の内服があれば，すでに精神疾患の診断を受けているということであり，服薬コンプライアンスに注力すべきである。問題領域は『e. 精神疾患』である。

Q6 内服：精神科用薬の内服なし

精神科用薬の内服がなければ問題領域『f. 精神疾患の疑い』である。精神疾患を疑う症状があるのだから，専門医受診を視野に入れ，主治医に症状の報告をする。

もし気分の落ち込みや高揚，極度の不安感，幻覚や妄想，表情の硬さ，認知障害など精神疾患を疑う症状を伴っていなければ，疑うことはできないため全く問題ないということで，『介入なし』となる。しかし，「眠りたい」という訴えがあることが前提であるのだから，なぜ訴えているのか要因が見つかるまで繰り返しのアセスメントが必要である。

ヴァージニア・ヘンダーソンは，看護は人間の基本的欲求を基礎として，その欲求の分析から引き出される行為を基本的看護と述べている。ヘンダーソンの著書の中で基本的看護の構成要素14項目のうち，5番目に「休息と睡眠を助ける」という看護活動が挙げられている。

要するに「眠りたい」という欲求はより健康な生活を，もしくは健康を維持する生活を目指す上で，それは当然の主張である。そして，欲求が満たされるべく看護を提供することは基本的な看護ということである。しかし，基本的な看護とはいえ，10人いれば10通りの看護の形が存在するはずである。そこで，睡眠が満たされない状況を引き起こす要因をロジックに従って考え進めることで，できるだけ効果的な解決方法が導き出せるのである。

a

問題領域	看護計画	
♯睡眠障害 「入眠・睡眠維持の困難に関する身体状況」	O-P	①心理的ストレスの有無 ②生活リズム ③生活環境 ④精神状態
看護目標 1. 身体状況の改善	T-P	①睡眠を妨げる身体状態へ対応調整 ②精神支援 ③リラクセーション ④環境調整 ⑤薬剤管理
	E-P	①情報提供 ②自己管理方法指導 ③家族指導

b

問題領域	看護計画	
♯睡眠障害 「入眠・睡眠維持の困難に関する心理的ストレス」	O-P	①生活リズム ②生活環境 ③精神状態
看護目標 1. 心理的ストレスの解消	T-P	①精神支援 ②リラクセーション ③環境調整 ④薬剤管理
	E-P	①情報提供 ②自己管理方法指導 ③家族指導

c

問題領域	看護計画
#睡眠障害 「入眠・睡眠維持の困難に関する生活リズム」	O-P ①生活環境 　　②精神状態 T-P ①精神支援 　　②リラクセーション 　　③環境調整 E-P ①情報提供 　　②自己管理方法指導 　　③家族指導
看護目標 1. 生活リズムの改善	

d

問題領域	看護計画
#睡眠障害 「入眠・睡眠維持の困難に関する生活環境」	O-P ①精神状態 T-P ①環境調整 　　②精神支援 　　③リラクセーション E-P ①情報提供 　　②自己管理方法指導 　　③家族指導
看護目標 1. 生活環境の整備	

e

問題領域	看護計画
#睡眠障害 「入眠・睡眠維持の困難に関する精神疾患」	☆医師へ報告　B O-P ①精神・生活状態 　　②精神疾患治療薬のコンプライアンス状況 T-P ①環境調整 　　②薬剤管理 E-P ①情報提供 　　②自己管理方法指導 　　③家族指導
看護目標 1. 医療の受診 2. 治療指針に応じた，生活習慣の改善	

f

問題領域

♯睡眠障害

「入眠・睡眠維持の困難に関する精神疾患の疑い」

看護目標

1. 医療の受診

看護計画

☆医師へ報告　B

T-P　①環境調整

E-P　①情報提供
　　　②自己管理方法指導
　　　③家族指導

3. 生活をするためのしくみ　7）痛みのない

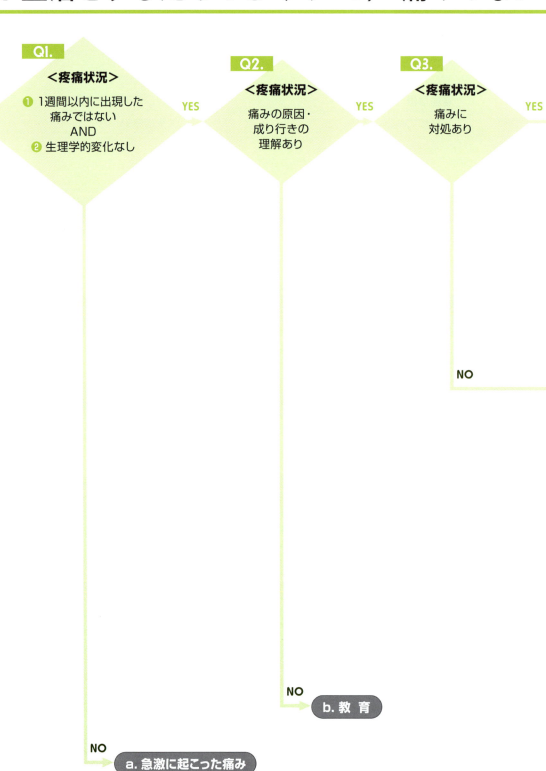

生活をしたい（非がん性疼痛）

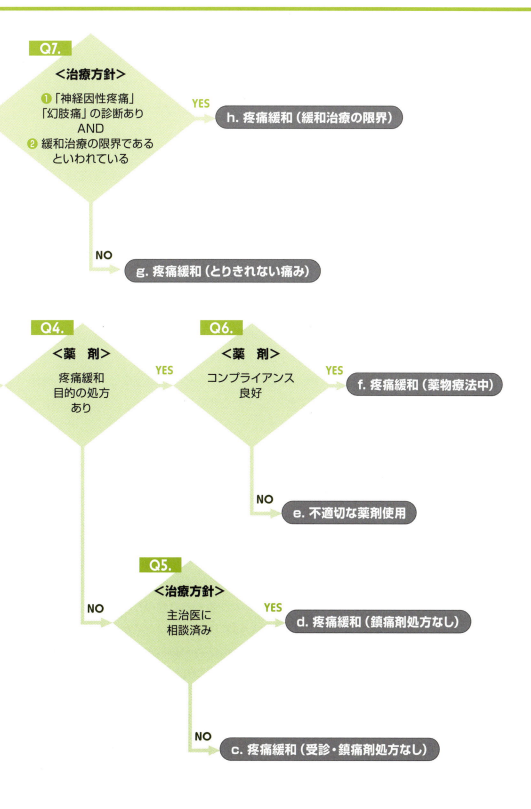

7) 痛みのない生活がしたい（非がん性疼痛）

①痛みとは

　「痛み」は，目に見えない症状であり，体温や血圧のように測定することもできない。本人だけが感じる不快な感覚で，そして不快な感情を伴う体験である。痛みは本人だけが感じる主観的なものなので，感じ方は千差万別であり，表現の方法もそれぞれである。したがって，本人が痛みを訴えていても，あまり痛そうな表情に見えなかったり，日常と同じ行動をとっていたり，訴える時だけは苦しい表情が見てとれても，次の瞬間，テレビを見て笑っていたりすると，「本当に痛いのだろうか？」と思ってしまうことがある。しかし，痛みは主観的なものなので，本人が痛いと言っている以上，看護師はまず本人の訴えを信じるところから，アセスメントを始める必要がある。

　生活をする上で痛みが存在するということは，どういうことだろうか。痛みの程度により生活に及ぼす影響は大きく違うが，一般的に痛みが存在すると，食欲が低下する，眠れなくなる，または眠りが浅くなる，行動範囲が狭まる，集中力が低下する，イライラする，表情が乏しくなる，人づきあいが億劫になるといったことが，生活や行動に起こる。またこれらの症状・行動が，その他の身体的・心理的・社会的な苦痛の症状を引き起こし，痛みが別の苦痛を呼ぶという痛みの連鎖反応を起こすことがある。さらに，イライラや不安，抑うつといった心理的因子や社会参加，人づきあいの機会の減少などによる孤独感や喪失感といった社会的因子が，身体的痛みを修飾していることもある。よって，痛みをアセスメントする上では，身体的痛みそのもののアセスメントだけでなく，その他の身体的な症状や心理的要因・社会的要因も含めたアセスメントが必要である。

②痛みとの共存と疼痛緩和

　治療でとることのできる痛みは，治療を受けることが大前提だが，その場合でも痛みの治療を受けながらも生活は続けていかなければならない。すなわち，当面の間，痛みとの共存が必要となってくる。また，痛みの中には，手術や薬物治療などによってすっきりとることが可能な痛みばかりではない。後遺症として痛みが残存したり，現代の医学では治療の限界とされるものもある。さらに，ある程度の痛みはとれたとして，それが本人の望む緩和レベルのものでなかった場合にも，痛みと共に生活をするための支援・看護が必要である。

　そのように考えると，痛みの程度に違いはあるが，多かれ少なかれ，痛みと折り合いをつけた生活を送る必要があると言えるのではないだろうか。痛みとうまく共存できるかどうかは，痛みそのものの程度と，痛みによって引き起こされる症状の程度，さらには痛みを修飾している心理・社会的要因の及ぼす影響による。そして，痛みを感じる閾値を上昇させるその人なりの対処方法を見つけ，生活の中に取り入れることにより，痛みの感じ方そのものを変化させられるかにかかっている。

　痛みは本人にしかわからない主観的なものであるから，様々な疼痛緩和のアプローチがうまくいっているかどうかは，本人にしか評価できない。痛みの管理・対処を医師や看護師に任せきりにするのではなく，自分の生活の一部として，主体的に疼痛緩和の対処行動がとれるようになれば痛みとうまく折り合いをつけて生活することも可能だ。自分自身が痛みをコントロールしているという感覚を持

つことができれば，生活の維持，さらには質の向上につながる可能性がある。

さて，痛みのアセスメントをする場合，まず，痛みの種類を見極める必要がある。

痛みは，身体の警告反応でもある。特に急激に起こった痛みは外部からの侵襲や体内に起こった異常により，組織の損傷の増大を防ぐ役割がある。この急激に起こった痛みのほとんどは，原因の治癒により消失するため，速やかに治療を受け，痛みの原因を排除する必要がある。以下，フローチャートに沿って解説する。

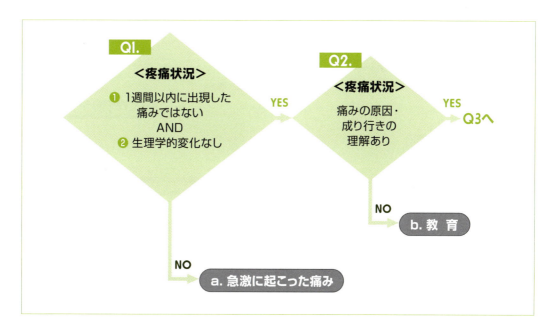

Q1　疼痛状況：①1週間以内に出現した痛みではない＋②生理学的変化なし

ここでは，急激に起こった痛みをチェックする。

前回訪問時になかった痛みが出現している。さらに，血圧の上昇，脈拍数の増加，呼吸数の増加，瞳孔散大，発汗などの生理学的変化を伴う場合には，生体内に炎症などの組織の損傷が起こっている可能性を疑い，早急な受診へつなげる必要がある。治療による痛みの消失とともに生命の維持を図る。そのため，ここでの看護計画は「医師へ報告　A」となる。

これは，新たな部位の痛みだけでなく，これまであった部位においても，これまでとは明らかに異なる急激な痛みが出現した場合も含まれる。新たな組織の損傷が考えられるからである。

急激な痛みではなく，いわゆる慢性的な痛みは，生活の中で共存が求められる。

Q2　疼痛状況：痛みの原因・成り行きの理解あり

以降は，痛みを持ちながら生活していくための方策・看護計画を導き出すためのアセスメント・フローチャートである。先に述べたように，痛みを持ちながら生活をするには，患者による主体的な痛みの管理・対処行動が求められる。そのためには，まず，この痛みがどうして起こっているのか，患者本人・家族が原因を知ることである。さらに今後，この痛みをとることのできる治療があるのか，その治療とはどういったものか，治療の効果とリスクはどうかなどを理解する必要がある。とることのできない痛みの場合も，痛みが及ぼす障害と生活への影響はどうか，などの理解が必要である。そ

の理解がない場合には，まず医師とのインフォームド・コンセントを踏まえ，それを補う形での教育が看護計画となる。ここでは，インフォームド・コンセントの実施のための調整も看護師の役目となる。

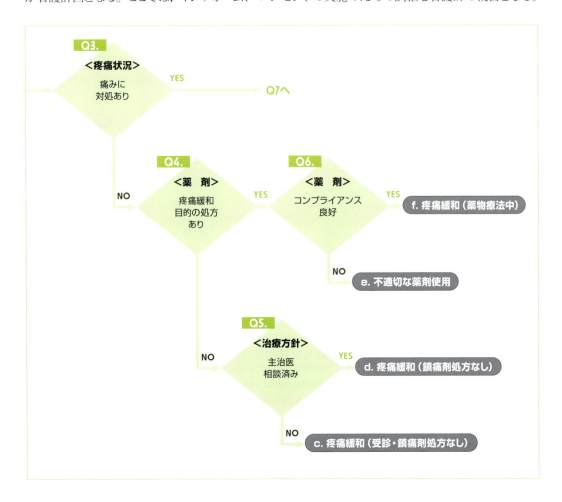

Q3 疼痛状況：痛みに対処あり
　次に，慢性的な痛みの場合，すでに薬物療法を含めた，何らかの痛みへの対処があるかどうかをチェックする。

Q4 薬剤：疼痛緩和目的の処方あり
　さらに，何らかの痛みへの対処をしていない場合は，薬物療法の効果の可能性を確認する。

Q5 治療方針：主治医相談済み
　疼痛緩和目的の処方がない場合に，本人がこの痛みについて医師に相談・受診をしているのか確認をする。医師への相談・受診をしておらず，何の対処もしていない場合は，まず，医師へ報告し，薬物療法の適応であるかどうかの診断をしてもらう必要がある。
　医師の診断の結果，薬物療法の適応でないため処方がないとなった場合，薬物療法以外の疼痛緩和のケアを提供する。また，生活の中での対処方法を指導し，痛みとの共存を目指す必要がある。

Q6 薬剤：コンプライアンス良好

　Q4に戻り，疼痛緩和目的の処方を受けていても痛みがある場合に，服薬コンプライアンスの状態を確認する。ただ単に飲み忘れないというだけでなく，効果や副作用についても理解し，医師や看護師に伝えることができるような薬物管理の教育が必要である。

　服薬コンプライアンスが良好で，それでも痛みが存在するという場合は，薬剤そのものが合っていないのか，量が不十分なのか，薬剤に抵抗する痛みなのかということを考える。しかし，ここではまだ，薬物以外の対処についてもなされていない状態なので，まずは，薬物以外の疼痛緩和のケアを行う。先にも述べたように，身体的痛みは心理・社会的要因に修飾されている場合がある。本人の痛みの訴えに対し理解を示すだけで，不安や孤独感など心理的な痛みも軽減され「看護師さんが話を聞いてくれて，気持ちが楽になったら痛みも少し楽になった気がする」と言われた，という経験がないだろうか。その上で看護師は，患者が生活と痛みの折り合いをつけるための日常生活の工夫や自分自身で行うことのできる対処行動を実践できるよう指導していくことが重要である。

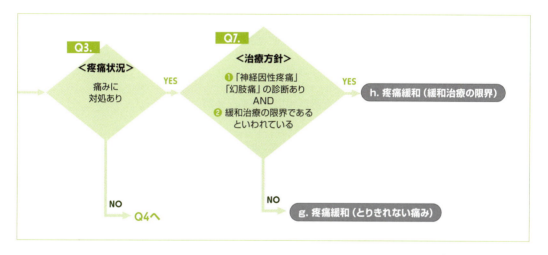

Q7 治療方針：①「神経因性疼痛」「幻肢痛」の診断あり＋②緩和治療の限界といわれている

　Q3の「疼痛状況：痛みに対処あり」で，YESを選択し，患者が痛みの原因と成り行きを理解し，薬物療法を含めた対処を行っていても，まだとることのできない痛みがあるとなった場合に，その痛みは緩和治療の限界と言われている病態であるかどうかのチェックを行う。帯状疱疹の後遺症などの神経因性疼痛や四肢切断後の幻肢痛は，完全になくすことは非常に困難である。さらに，治療方法はあるが，それが患者個人にとってリスクが高く，生命に危険を及ぼす場合などは，その人にとって，この痛みに対しての緩和治療は限界となる。

　Q7の「緩和治療の限界」であるかどうかは，医師の診断をもとにチェックするが，それだけでなく，具体的に1つひとつの痛みをアセスメントする必要がある。そして，できる限りの治療を含めた緩和ケアを提供する必要がある。その上で，やはり緩和治療の限界であるとなった場合に，**Q7**はYESへ進むこととなる。安易にYESへと進むことのないようにしたい。少しでも何らかの治療・対処方法に疼痛緩和の可能性があるならば，NOへ進み，十分に医師との話し合いが行われるべきである。

　緩和治療の限界である場合は，そのことについて医師と十分な情報交換・話し合いを行う。そして，医師または看護師は患者が納得できるように，根拠と説得力をもった説明を，本人が理解できるまで

何度も繰り返し行う必要がある。この時の医療者の対応が，この後の痛みに大いに影響するので気をつけなければならない。

　治療法がない，またはリスクが高く治療ができないと宣告された場合に，医療または主治医から「見放された」，「捨てられた」と感じる患者がいる。そのような感情は，不安や孤独感，イライラなどの心理的な要因となり，さらには医療不信といった社会的な要因にもなる。そして，ただでさえ完全にとることのできない身体的な痛みが増強するのである。

　完全にとることのできない痛みを抱えた患者に対しては，痛みの感じる閾値を上昇させ痛みを緩和させる因子を増やし，患者の痛みの感じ方そのものを変えることのできる関わりを持ちたい。

　たとえば，痛みによって行動が制限され，日常生活を変えざるをえなかった人に対し，これまでの生活に少しでも近づけるよう工夫を提案し，日常生活を維持することである。日常生活の維持は，自分で自分の生活を決定していく自己コントロール感を持つためにも重要である。疼痛の管理・対処そのものにも，この自己コントロール感を持っているかが影響する。

　日常生活の維持が，本アセスメントの目的である。そして，日常生活の工夫を「一緒に行う」という看護計画は，訪問看護師として生活を通して患者の苦痛に共に向き合い，傍にいて支え続けることを保証する意味も含む。

○**看護計画**

　看護計画について述べる。すべての看護計画に，安楽な姿勢，マッサージ，リラクセーション，日常生活援助を挙げている。

　特にマッサージは，痛いところに手を当てる看護の原点のような行為である。患者が痛いと訴えた時，病院であればすぐに医師に報告し，薬を処方してもらえるが，在宅では医師へ報告しても，痛みの治療・ケアが開始されるまでには時間を要する。その間，看護師は何をするのだろうか。まず，ベッドサイドに座り，「どこが痛みますか」と尋ね，その部位をさわるのではないだろうか。そして，「ここがどのように痛むのですか」と質問を重ねながら，さすってはいないだろうか。実は，こういった看護師の行為は看護行為と意識もしていないかもしれないが，実は，痛みの閾値に影響する，緩和因子の1つである。

　その他，安楽な姿勢やリラクセーションなどは，すでに自分なりの対処として患者自身が行っている場合がある。しかし，それをそのままにせず，なんとなく行われている行為を看護師の視点で医療的な根拠と結びつけて実施できるようにしたい。なぜなら，痛みの対処行動の根拠を知ることで「この行動をすると痛みが緩和される」という結果に対する期待を高めることができるようになる。痛みの管理・対処に対する主体的な取り組みの第一歩となるだろう。そして，痛みによってどんな日常生活が障害されているのかを共に考え，どうすれば自立できるのか，どの部分の援助が得られれば痛みを増強させることなく，日常生活を維持できるのかを考え，援助していく。

　完全にとることのできない痛みとして残った問題領域（疼痛緩和）には，看護目標として，痛みと折り合いをつけた生活を挙げている。痛みを感じるのが患者自身なら，疼痛緩和のケアの効果を感じるのも患者自身である。痛みを抱えながらも，自分なりの対処を行い，生活を維持していくのもやはり患者自身なのである。看護師は，そのために医療がやり残したことはないかをアセスメントし，患者の自己コントロールを助ける看護計画をこのフローチャートで導き出すことができる。

a

問題領域

#疼痛

「急激に起こった痛み」

看護目標

1. 早急な医療の受診

看護計画

☆医師へ報告　A

T - P　①安楽な姿勢
　　　　②マッサージ
　　　　③リラクセーション
　　　　④日常生活援助

E - P　①情報提供
　　　　②自己管理方法指導
　　　　③家族指導

b

問題領域

#疼痛

[教育]

看護目標

1. 原因・成り行きの理解

看護計画

☆医師へ報告　B

T - P　①安楽な姿勢
　　　　②マッサージ
　　　　③リラクセーション
　　　　④日常生活援助

E - P　①情報提供
　　　　②自己管理方法指導
　　　　③家族指導

c

問題領域

#疼痛

「疼痛緩和」（受診・鎮痛剤処方なし）

看護目標

1. 医療の受診

看護計画

☆医師へ報告　B（できるだけ早く）

T - P　①安楽な姿勢
　　　　②マッサージ
　　　　③リラクセーション
　　　　④日常生活援助

E - P　①情報提供
　　　　②自己管理方法指導
　　　　③家族指導

d

問題領域

♯疼痛

「疼痛緩和」（鎮痛剤処方なし）

看護目標

1. 痛みと折り合いをつけた生活
   （自己コントロール）

看護計画

T-P ①日常生活の工夫を一緒に考える
　　②安楽な姿勢
　　③マッサージ
　　④リラクセーション
　　⑤日常生活援助
　　⑥心理的ケア

E-P ①情報提供
　　②自己管理方法指導
　　③家族指導

e

問題領域

♯薬物の使用管理

「不適切な薬剤使用」

看護目標

1. 正しい服用（使用）

看護計画

T-P ①服薬の方法を一緒に考える
　　②安楽な姿勢
　　③マッサージ
　　④リラクセーション
　　⑤日常生活援助
　　⑥心理的ケア

E-P ①情報提供
　　②自己管理方法指導
　　③家族指導

f

問題領域

♯疼痛

「疼痛緩和」（薬物療法中）

看護目標

1. 適正な薬物療法・生活習慣

看護計画

T-P ①日常生活の工夫を一緒に考える
　　②安楽な姿勢
　　③マッサージ
　　④リラクセーション
　　⑤日常生活援助
　　⑥心理的ケア

E-P ①情報提供
　　②自己管理方法指導
　　③家族指導

g

問題領域

♯疼痛

「疼痛緩和」（とりきれない痛み）

看護目標

1. 望む生活の確保

看護計画

☆医師へ報告　B

T - P　①日常生活の工夫を一緒に考える
　　　　②安楽な姿勢
　　　　③マッサージ
　　　　④リラクセーション
　　　　⑤日常生活援助
　　　　⑥心理的ケア

E - P　①情報提供
　　　　②自己管理方法指導
　　　　③家族指導

h

問題領域

♯疼痛

「疼痛緩和」（緩和治療の限界）

看護目標

1. 痛みと折り合いをつけた生活
　　（自己コントロール）

看護計画

T - P　①日常生活の工夫を一緒に考える
　　　　②安楽な姿勢
　　　　③マッサージ
　　　　④リラクセーション
　　　　⑤日常生活援助
　　　　⑥心理的ケア

E - P　①情報提供
　　　　②自己管理方法指導
　　　　③家族指導

3. 生活をするためのしくみ　8）痛みのない

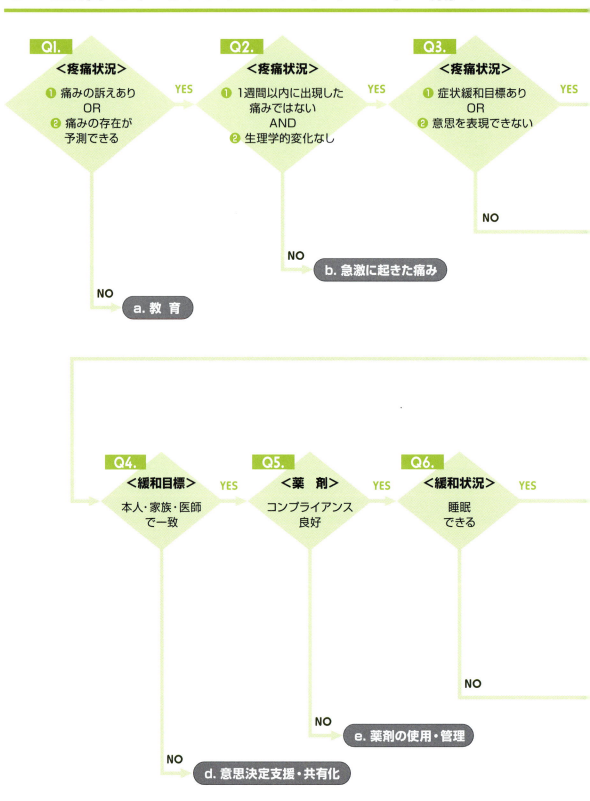

生活をしたい（がん性疼痛）

3. 生活をするためのしくみ　8）痛みのない生活をしたい（がん性疼痛）

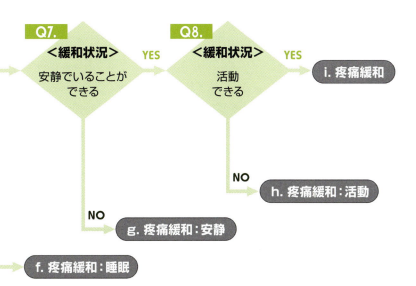

8）痛みのない生活をしたい（がん性疼痛）

①がんの痛みの特徴

　がん性疼痛も，先に述べた「非がん性の痛み」と同様「本人だけが感じる不快な感覚，かつ不快な感情を伴う体験」である。私たち看護師は，本人が痛いと感じている事実と向き合うところから，アセスメントを始めなければならない。

　がんの痛みをアセスメントする際の特徴は，身体的な痛みだけでなく，それを修飾している心理・社会・霊的な痛みを含めてトータルペインとして捉える必要があることである。これは，がん患者に限ったことではないというものの，がん患者ではことさらに強調される。

　がんは，かつてのように不治の病ではなくなってきたが，日本人の死因の第1位であり，未だ「がん」であると告知を受けて「死」を意識する人は少なくないはずだ。「死」を意識する中で，患者は痛みをどのように感じるのだろうか。

　たとえば，このような患者を受け持った経験はないだろうか。痛みの出現が，がんそのものの進行と考え，それを認めたくないばかりに痛みを訴えない人。痛みを訴えることで，医療者が痛みにばかり関心を持ち，治療の妨げになってしまうのではないかと考え，正しく痛みを伝えない人。痛みと闘うことで病気と闘っていると感じている人。痛みを何らかの「罰」として，痛みに耐えることそのものに意味を見出している人。

　その人にとっての痛みの意味は，正しい理解ができているかどうかだけでなく，その人なりの意味を持っていることがある。患者の経験や気持ちに寄り添うことがアセスメントの第一歩であることを忘れてはならない。

　たとえば，ここに40歳の乳がん患者がいたとする。家族は夫と小学生の娘が1人おり，会社員としてフルタイムで仕事をしている。痛みの症状は，右の股関節に骨転移しており，常に痛みがあり，立ち上がりや歩行動作で増強する。痛みが常に存在するために食欲が低下し，不眠である。通勤や家事などの普段の動作も思ったように行動ができない。さらには子どもとのふれあいの瞬間にさえ痛みを感じるため，治療や鎮痛薬の効果が出ないことに怒りを感じており，また，痛みが悪化することで病状が進行しているのではないかと恐怖を感じている。家庭での主婦としての役割や母として妻としての役割も思うように果たせなくなり，不安感や孤独感を感じるようになる。痛みが悪化すれば仕事も休まざるを得なくなり，職場へ迷惑をかけて申し訳ないと思う気持ちや収入が得られず経済的な不安を抱えることになる。そういったことから「なぜ私がこんな目に合わなければならないのか」，「家族に迷惑をかけてまで自分は生きている価値があるのだろうか」といった，アイデンティティを揺るがすような不安感や喪失感を感じる。

　この事例のように，骨転移による股関節の「身体的痛み」が，食欲不振や不眠といった痛み以外の症状にも影響を与え，治療や鎮痛薬の効果が出ないことへの怒りや病状の悪化に対する恐怖感といった「心理・精神的痛み」により修飾され，家族や社会での役割を果たせないことや経済的な不安からくる「社会的痛み」，さらに，自己の存在意義が揺らぐといった「霊的痛み（スピリチュアルペイン）」によっても修飾され，痛みの因子は複雑に絡み合っている。これが図3-7のトータルペイン（全人的苦

痛)という考え方である[1]。身体の痛みばかりをとり除こうとしても，心理・精神的痛み，社会的痛み，霊的痛み(スピリチュアルペイン)も含めた，トータルペインの視点で痛みを捉えケアをしなければ，がん患者の痛みに向き合っていることにはならない。

　なぜ，身体的痛みを修飾する因子のアセスメントが必要なのか。トワイクロス(Robert Twycross)は，痛みの閾値に影響する因子として表3-2の項目を挙げている[1]。この痛みの因子は，身体的痛みを修飾し痛みの閾値を低下させる。つまり，痛みの感じ方を増強する因子と言われている。痛みの閾値を低下させる因子を少なくし，痛みの閾値を上昇させる因子を増やすことで身体的痛みを緩和することができるのである。

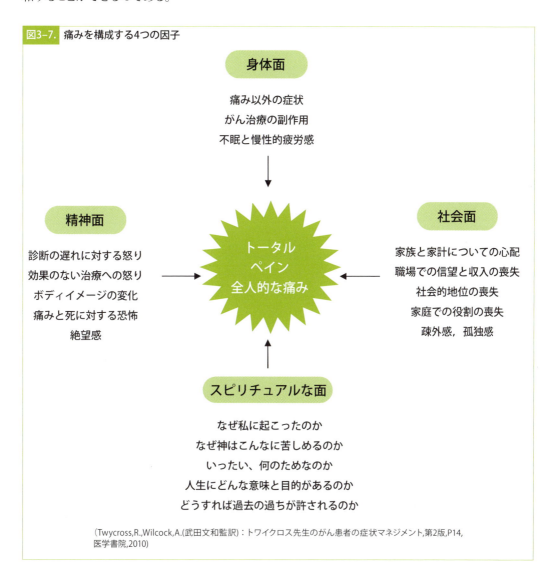

図3-7. 痛みを構成する4つの因子

(Twycross,R.,Wilcock,A.(武田文和監訳)：トワイクロス先生のがん患者の症状マネジメント,第2版,P14,医学書院,2010)

表3-2. 痛みの感じ方に関する因子

痛みの感じ方を増強する因子	痛みの感じ方を軽減する因子
不快感	他の症状の緩和
不眠	睡眠
疲労	理解
不安	人とのふれあい
恐怖	創造的な活動
怒り	緊張感の緩和
悲しみ	不安の減退
抑うつ	気分の高揚
倦怠	
孤独感	
社会的地位の喪失	

Twycross, R., Wilcock, A.（武田文和監訳）:トワイクロス先生のがん患者の症状マネジメント（第2版）, p13, 医学書院, 2010

②がんの痛みの緩和

　がんの痛みの緩和に，アセスメントが重要なことはもちろんだが，生活の維持のために患者の主体的な関わりが重要なことも「非がん性の痛み」と同様である．がん性疼痛も，本人にしかわからない主観的なもので，疼痛緩和のアプローチが効果的であるかどうかも本人にしか評価できない．痛みの管理・対処行動を主体的にとれるようになれば，自分自身が痛みをコントロールしているという感覚を持つことにより，生活の維持，質の向上につながる可能性は大きい．

　しかし，「非がん性の痛み」との違いは，がん患者では終末期を迎えた時に，自ら対処行動を行うという主体的な管理が難しくなるということにある．これまで行ってきた対処行動を，誰か（家族や看護師など）に委ねる形で痛みに向き合っていくことはできる．そのために家族や医療者は，患者が行ってきた，痛みの管理・対処行動を理解しておく必要がある．その前提として，患者の緩和目標を共通理解しておく．

　すべての患者が，すべての痛みをとりきってほしいと思っているわけではない．前述のように，痛みに耐えることに生きる意味を見出している人もいるだろう．薬を使うことで多少の眠気やボーっとした感じになるのが嫌で，我慢できる程度に痛くなければいいという人もいるだろう．誤解による緩和目標は，説明・教育により理解を促す必要があるが，正しく理解をした上での緩和目標は尊重されるべきではないだろうか．ただし，あくまで必要な情報を十分提供し，本人が納得できるまで根拠をもとに説明した上で，家族や医師とも十分に話し合う必要がある．「本人が少しくらい痛くてもいいと言っているから」といって，安易に緩和目標の設定はしてはならない．

　また，初めに決めた緩和目標が療養期間すべてにおいて有効であるわけではない，ということも理解しておきたい．患者の気持ちは揺れるものである．痛みの状態やその他の身体症状，その時の精神状態，家族の状況などによって緩和目標は変わっていく．そのつど，丁寧な痛みのアセスメントと患者・家族への情報提供や，具体的な緩和方法の説明を繰り返し行い，新しい緩和目標を設定し疼痛緩和ケアを提供することが看護師の役割である．

　このがん性疼痛を緩和し，生活を維持するためのアセスメントをスタートする場合，対象はがんと診断されていることとしている．

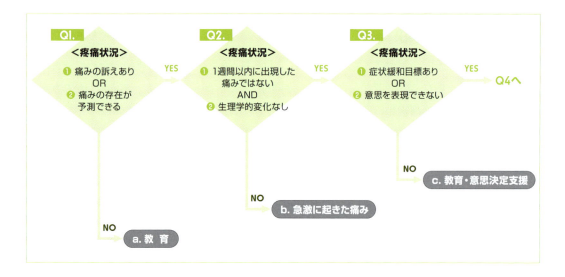

Q1 疼痛状況：①痛みの訴えあり，または②痛みの存在が予測できる

まず，今現在，痛みがあるかどうかを聞く。痛みは主観的なものだから，本人が痛みを訴えているかチェックする。

ここでは，その痛みががん性のものかどうかは判断しない。また，本人の訴えはないが病状の進行具合，表情や行動，生活状況から痛みの存在が予測できる時はYESに進む。

主観的な感覚である痛みの有無に，観察による判断を加えた理由は，患者は自身の痛みの意味づけや理解不足，看護師との不十分な信頼関係などの理由から，痛みを訴えない，訴えることを我慢している可能性があるからである。または，意識レベルの低下している患者も想定される。

このチェックボックスで痛みの訴えがなく，痛みの存在が予測もされずNOとなった場合，プロトコルは「介入なし」ではなく，「教育」である。今後，痛みが出現することを予測し，速やかな対処のために患者・家族への教育を行う。まずは，患者自身が痛みの管理・対処に主体的に関わる必要があること，そして，鎮痛薬や副作用対策に使用される薬について理解できるように教育をしていく。これらのことについて理解をすることは，患者自身の生活に合わせた管理・対処に不可欠で，生活の質の向上に役立つ。

Q2 疼痛状況：①1週間以内に出現した痛みではない＋②生理学的変化なし

ここでは，患者が訴えている痛みが急激に起こった疼痛であるかどうかのアセスメントを行う。

急激に起こった痛みの中には，がん性疼痛でないものも考えられる。たとえば，ぎっくり腰や感染による痛みである。「非がん性の痛み」と同様，治療すればとりきれる痛みは治療を優先する。しかし，がん患者の場合，病状や予後を考慮し，痛みの原因となっている病態や疾病の根本治療を行わないこともあるだろう。治療をするかどうか，家族，医師との十分な話し合いがもたれるべきである。

がん性疼痛の急激な出現も考えられる。その場合も，痛みの原因・種類・緩和方法などについて医師と早急に話し合う必要があるため，看護計画は「医師へ報告　A」である。

Q3 疼痛状況：①症状緩和目標あり，または②意思を表現できない

次に本人の緩和目標の確認を行う。この目的の1つは，疼痛緩和に本人が主体的に関わることにある。そのためには，先にも述べたように，十分な情報提供をもとに教育を行い，患者が理解をし

ていることが前提となる。

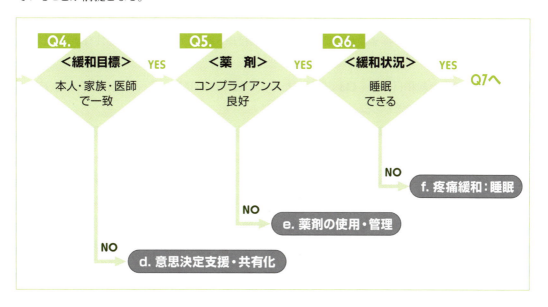

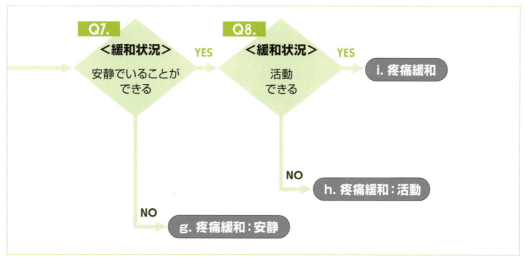

Q4 緩和目標：本人・家族・医師で一致

　本人の緩和目標が家族・医師と一致したものであるかのアセスメントをする。もちろん看護師も一致した緩和目標を持つ必要がある。

　ここでは，患者や家族の正しい理解だけでなく，医師の考えも重要になる。しかし，主観的なものである痛みの情報（心理・精神的痛み，社会的痛み，霊的痛みの状況も含む）が必ずしも医師に正確に伝わっていない場合もある。よって，医師によってはレスキュードーズの指示に使用回数の制限がついていたり，WHOの3段階除痛ラダーに沿った処方でなかったりする場合もある。

　看護師は医師の指示に基づいて看護を提供しなければならず，訪問看護においても主治医の記入した訪問看護指示書がなければ看護は提供できない。このため，看護師も十分な知識を持って，患者に必要な医療・看護の提供を医師に提案できるようになるべきだと考える。

　患者・家族を中心としたサポートチームは医師・看護師・多職種がそれぞれ専門の立場で，患者

の利益を第一に考え，意見交換ができる関係であるべきである。筆者の経験では，その場合のコーディネーターの役割を医療と生活の両面を熟知している訪問看護師が担うとスムーズにいくという印象がある。このチーム全体で，疼痛緩和目標を含めた療養目標・在宅ケアの方向性を共有することが重要である。

　ここで一致を見た緩和目標は，**Q3**で確認した本人の緩和目標同様，状況の変化に合わせて何度も話し合いを持たれるべきである。

Q5　薬剤：コンプライアンス良好　Q6　緩和状況：睡眠できる　Q7　緩和状況：安静でいることができる　Q8　緩和状況：活動できる

　Q5では，薬剤使用のコンプライアンス状況をアセスメントする。そして，**Q6**「緩和状況：睡眠できる」，**Q7**「緩和状況：安静でいることができる」，**Q8**「緩和状況：活動できる」のチェックボックスでは，チームで一致した緩和目標を前提として，睡眠・安静・活動ができるレベルでの疼痛緩和ができているかをアセスメントする。もちろん，十分な緩和ができていない場合の看護計画は，まず，薬の内容が合っているのか，量が十分なのかなどのアセスメントを踏まえ，医師へ報告をする。さらに，身体的痛みだけでなく，心理・社会・霊的痛みを含めたアセスメントを行い，疼痛閾値を上昇させる緩和因子を増加させるための関わりを行っていく。

　このアセスメントは身体的痛みだけを対象としたように理解されるかもしれない。しかし，アセスメントをスタートする時点で，がん患者の痛みとは，身体的痛みだけではないという知識を看護師が持っていることが前提となっている。同様に，緩和目標の一致を含めたサポートチームのコーディネーター役となる看護師は，ペインマネジメントに必要な知識を持っていることを前提としたい。

　疼痛緩和には，患者自身の主体的な取り組みが必要だと述べ続けてきたが，がん患者は残された貴重な時間を家族と過ごし，その生活を維持するために文字通り命をかける。そこに関わる看護師も，患者の真剣な気持ちに十分に応えられるよう，看護師としてのスキルと，患者・家族に真剣に向き合い，最後まで寄り添い続けることのできる人間性が求められる。

引用文献
1) Twycross, R., Wilcock, A.（武田文和監訳）：トワイクロス先生のがん患者の症状マネジメント（第2版），P13〜14，医学書院，2010

参考文献
1) 高橋美賀子，梅田恵，熊谷靖代：新装版ナースによるナースのためのがん患者のペインマネジメント，P1〜6，17〜25，75〜86，87〜100，日本看護協会出版会，2014
2) 田村恵子編著：Nursing Mook14がん患者の症状マネジメント，P10〜13，40〜41，学習研究社，2002

a

問題領域

\#がん性疼痛

「教育」

看護目標

1. 痛みの理解
2. 痛みの表出
3. 主体的な薬物（非薬物）療法への取り組み

看護計画

T - P ①主治医と痛みの経過を予測する

E - P ①情報提供
　　　②自己管理方法指導
　　　③家族指導

b

問題領域

\#急性疼痛

「急激に起きた痛み」

看護目標

1. 早急な医療の受診

看護計画

☆医師へ報告　A

T - P ①安楽な姿勢
　　　②マッサージ
　　　③リラクセーション
　　　④日常生活援助

E - P ①情報提供
　　　②自己管理方法指導
　　　③家族指導

c

問題領域

\#がん性疼痛

「教育・意思決定支援」

看護目標

1. 痛みの理解
2. 痛みの表出
3. 主体的な薬物（非薬物）療法への取り組み

看護計画

T - P ①意思決定プロセスへの援助

E - P ①情報提供
　　　②自己管理方法指導
　　　③家族指導

d

問題領域

\#がん性疼痛

「意思決定支援　共有化」

看護目標

1. 疼痛緩和目標の一致

看護計画

☆医師へインフォームド・コンセントの依頼　A

T - P ①インフォームド・コンセントの内容を本人・家族・医師・看護師その他のサポートメンバーが共通理解できるよう，カンファレンス開催の調整

看護計画

T - P ②共通理解が得られないときは，管理者がコーディネートを図る
　　　③情報提供・説明を繰り返しても納得が得られない場合には，セカンドオピニオンを提案する

E - P ①情報提供

---

e

問題領域

♯薬剤の使用・管理

「薬剤の使用・管理」

看護目標

1. 正しい服用（使用）

看護計画

T - P ①薬剤管理

E - P ①情報提供
　　　②自己管理方法指導
　　　③家族指導

---

f

問題領域

♯がん性疼痛

「疼痛緩和（睡眠）」

看護目標

1. 睡眠の確保
2. 自己効力感の向上

看護計画

☆医師へ報告　A

T - P ①日常生活の工夫を一緒に考える
　　　②安楽な姿勢
　　　③マッサージ
　　　④リラクセーション
　　　⑤日常生活援助
　　　⑥心理的ケア

E - P ①情報提供
　　　②自己管理方法指導
　　　③家族指導

---

g

問題領域

♯がん性疼痛

「疼痛緩和（安静）」

看護目標

1. 安静の確保
2. 自己効力感の向上

看護計画

☆医師へ報告　A

T - P ①日常生活の工夫を一緒に考える
　　　②安楽な姿勢
　　　③マッサージ
　　　④リラクセーション
　　　⑤日常生活援助

		看護計画
		T-P ⑥心理的ケア
		E-P ①情報提供
		②自己管理方法指導
		③家族指導

h	**問題領域**	**看護計画**
	＃がん性疼痛	☆医師へ報告　A
	「疼痛緩和（活動）」	T-P ①日常生活の工夫を一緒に考える
		②安楽な姿勢
	看護目標	③マッサージ
	1. 活動の確保	④リラクセーション
	2. 自己効力感の向上	⑤日常生活援助
		⑥心理的ケア
		E-P
		①情報提供
		②自己管理方法指導
		③家族指導

i	**問題領域**	**看護計画**
	＃がん性疼痛	T-P ①日常生活の工夫を一緒に考える
	「疼痛緩和」	②安楽な姿勢
		③マッサージ
	看護目標	④リラクセーション
	1. 望む生活の確保	⑤日常生活援助
	2. 自己効力感の向上	⑥心理的ケア
		E-P ①情報提供
		②自己管理方法指導
		③家族指導

4. サブアセスメント　1）浮腫

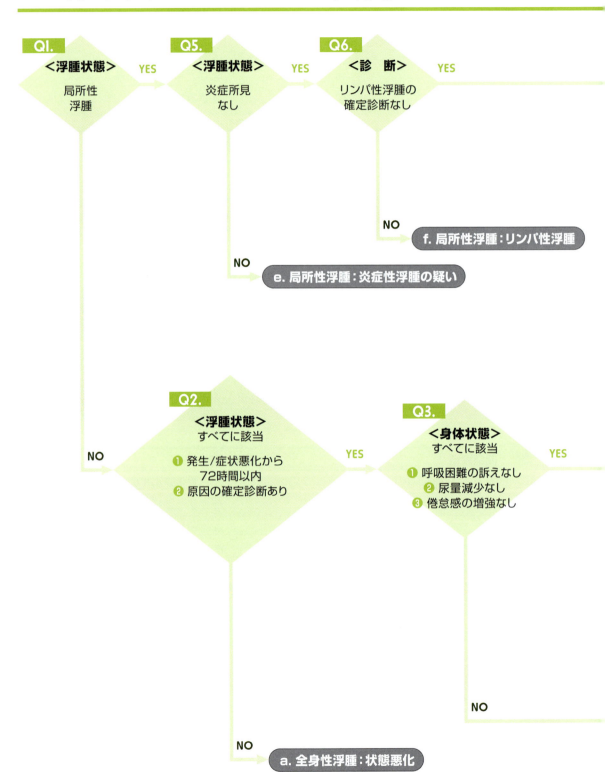

4. サブアセスメント　1) 浮腫

g. 局所性浮腫：静脈性浮腫の疑い

Q4.
＜治療＞
すべてに該当
❶ 浮腫原因の診断/治療あり
❷ 治療に対するコンプライアンス良好

YES → **d. 全身性浮腫**

NO → **c. 全身性浮腫：コンプライアンス不良**

b. 全身性浮腫：状態悪化のリスク状態

1）浮腫

①浮腫とは

　体内の水分は，全体量の2/3を占める細胞内液と1/3の細胞外液に分けられる。さらに細胞外液は，血液と間質液（細胞と細胞の間にある水分）に分類され，この間質液が異常に増加すること，それが浮腫である。過剰な間質液は毛細血管内に吸収，もしくはリンパ管を通じて排出されることにより一定量を保つというしくみであるが，浮腫の場合，このしくみに何らかの原因によるトラブルが生じているのである。

　このフローチャートは，身体所見および治療状態から浮腫に至った原因を推測し，緊急性を判断すると共に，効果的な看護を提供できるよう問題領域を選定するものである。

　浮腫は出現範囲により，「全身性浮腫」と「局所性浮腫」に二分される。全身性浮腫には，原因により心性浮腫・肝性浮腫・腎性浮腫・栄養性浮腫・内分泌性浮腫・妊娠性浮腫・薬剤性浮腫・突発性浮腫（原因不明）があり，内科的治療が優先される。また治療に対するコンプライアンス状況によっては，急激に状態が悪化するリスクも高い。

　一方，局所性浮腫には静脈性浮腫・リンパ性浮腫・炎症性浮腫・血管神経性浮腫があり，これらは静脈やリンパ管の通過障害か，炎症などによる毛細血管の透過性亢進により生じる。

　このように全身性か局所性かを見分けることで，大まかな浮腫の概要が見えてくる。局所性の浮腫であれば，炎症の所見やリンパ性浮腫という診断がついているのかを確認し，全身性浮腫であれば，発症・悪化の時期，確定診断の有無，全身状態，治療状況，コンプライアンス状況などを問い，原因を絞り込んでいくのである。

　そして原因を絞り込むことと同時に，緊急性の判断を行う。訪問看護の現場では，浮腫を重要な情報であると自覚していない人が多いことに驚かされる。特に，女性は下肢の浮腫が日常的になっているためか，重篤な浮腫が出現していてもその延長線と捉えてしまう傾向にある。「変わったことはありませんよ」という言葉を鵜呑みにし，心不全の状態悪化に気がつかない，もしくは，蜂窩織炎の発見が遅れたなどがあっては医療の専門職である看護師とはいえない。浮腫の状態は，必ず看護師の目で見て，手で触り，計測をすることが必要であり，聞き取った情報のみを鵜呑みにすることは大変危険な行為なのである。そして緊急性が高いと判断したならば，速やかに医師に報告を行うことが求められる。

②浮腫のアセスメント

　また治療を始めても，その日のうちに完全に消失するとは言えないのが浮腫である。いかに苦痛を軽減させ，安全，安楽に生活するためのサポートができるか，これも訪問看護師の力量にかかっている。その人の生活状況を踏まえた実現可能な方法を模索し，関係機関と連携・調整を図りながら進めていくのであるが，実のところ，この生活面での支援は軽症で長期間患っているという人にこそ困難な事例が多い。痛みや歩行困難といった明らかな身体的支障がない，もしくは緩やかに悪化しているという場合，そのために自分の生活習慣を改めようとはなかなか思えないものなのである。

しかし，そのような人に対してこそ，系統立てたアセスメントが必要であり，つかず離れずの粘り強いサポートが効果をもたらすのである。

浮腫の出現部位，程度の差は様々であるが，まずは先入観を捨ててフローチャートを見てほしい。看護師として何ができるのか，整理の手助けがここにある。

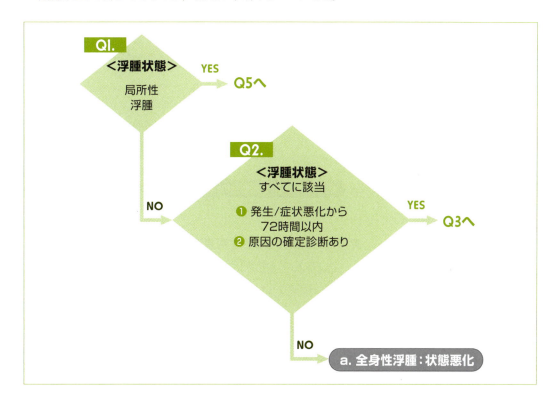

Q1 浮腫状態：局所性浮腫

スタートのボックス「**Q1**局所性浮腫」では，局所性浮腫と全身性浮腫の判別を行う。

浮腫を認めた部位が局所のみかそうではないかを見るのであるが，全身性浮腫であっても重力の関係から，臥位では顔が，座位や立位では下肢に強く浮腫が現れるため注意が必要である。

局所性浮腫の場合YESに進み**Q5**へ，全身性浮腫の場合NOで**Q2**へ進む。

Q2 浮腫状態：すべてに該当　①発生/状態悪化から72時間以内，②原因の確定診断あり

全身性浮腫の場合，最初の判断は緊急性の有無である。発生もしくは状態悪化から72時間以内であるかを問い，72時間すなわち概ね3日間以上放置されている浮腫ではないことを確認する。そして原因の確定診断がされているか，治療方針が定まっているものであるかを重ねて確認するのである。ここで，NOに進む人は，72時間以上放置された全身性浮腫で，浮腫の原因も不明であるという極めて危険なケースである。もちろん受診した結果，「なんだ，大したことはなかった」と胸をなでおろすこともあるだろう。しかし，それは検査をしたから判明したわけであり，看護師の経験から診断名を推測するべきものではない。

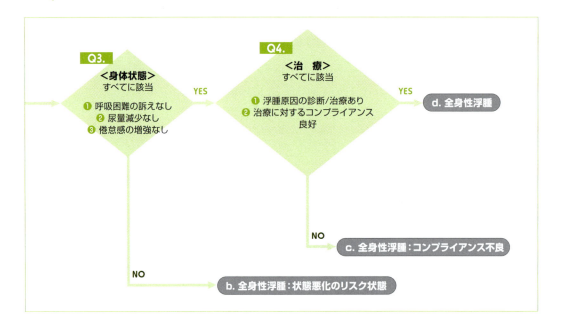

Q3 身体状態：すべてに該当　①呼吸困難の訴えなし，②尿量減少なし，③倦怠感の増強なし

Q3では，何らかの確定診断がついている人の状態悪化について確認するが，ここでは，数ある全身性浮腫の原因の細かな症状については確認しない。この判断の指標とするものは呼吸困難感と尿量減少の2つである。つまり，重篤な心不全，腎不全を想定しての判断である。

心不全は，心臓が十分なポンプ機能を果たせなくなる病態であるが，血液を送り出す能力が低下すると，心臓から前方へ血液が進みにくくなり，心臓の後方，血液を受け取る側で血液のうっ滞が生じる。体の各部分にうっ滞が起こると浮腫となり，肺に血液うっ滞が起こると呼吸困難感が生じる。同様に腎臓も機能障害が進行し，体外に尿が排出されなければ，浮腫と共に肺にも水分が貯留し呼吸困難感を伴う。

また各臓器に水分が停滞するのであるから，必然的に尿量は減少する（卵が先か，にわとりが先かであるが）。

呼吸困難として「息苦しい」，「息が吸えない」などの訴えと，オムツ交換やトイレ回数の減少などから推定する尿量の減少，このどちらか一方，もしくは両方が出現した場合は，『b. 全身性浮腫：状態悪化のリスク状態』である。NOへと進み，意識レベルや頸静脈怒張の有無などの観察を行い，医師へその場から連絡をする。この際，安楽な体位がとれるような援助をすることも忘れずに行ってほしい。

呼吸困難の訴えも尿量の減少も見られないことが確認できた時は，YESで**Q4**へ進む。

Q4 治療：すべてに該当　①浮腫原因の診断/治療あり，②治療に対するコンプライアンス良好

全身性浮腫最後のボックスは，治療状況である。診断がついている疾患について，①治療を受けているのか？　②その治療に対するコンプライアンスは良好か？　を確認する。

診断がついているのだから，治療をしているのは当然だと思うだろう。しかし，通院の煩わしさから足が遠のいてしまう人や，金銭的な問題，疾患や薬に対する誤った思い込みなどから治療を打ち切ってしまう人も現実には大勢いるのである。そこで，まず治療を今現在も続けているのかを確認し，次にコンプライアンス状況の詳細を確かめる。

コンプライアンス状況のアセスメントは訪問看護師が得意とする分野であろう。治療方針に従って生活を送っているか，様々なものを手掛かりに情報を収集する。たとえば内服状況を確認する場合，「薬？　きちんと飲んでいますよ。おしっこを出す薬でしょ」と本人から返答があったとしても，浮腫の改善が見られないならばここでは引き下がれない。残薬を見せてもらったり，家族に内服状況・トイレの回数などを尋ねるなどはもちろん，了承を得た上でごみ箱をのぞいたり，「お薬を飲むとトイレが近くなって大変ですよね」と会話からひもとく（悪く言えばカマをかける）こともある。

　他にも食事制限や運動制限など，理解はしていても順守することが難しいものもある。しかも，これらの多くは「1か月だけ我慢してください」という類の制限ではなく，長期にわたって続く制限なのである。どんなに小さな制限であっても，監視（失礼）の目がある病院ではなく，自宅で守り続けるということは至難のわざなのである。

　ではコンプライアンスが不良であるとなった場合，看護師はどうしたらよいのだろうか。まずは原因の究明である。なぜ守ることができないのか。治療方針に対する理解が不十分なのか，説明された情報を誤って解釈をしているのか，あえて状態を悪化させたいのか，守りたい気持ちはあるのだが守ることが困難な環境であるのか，すっかり忘れてしまったのか，うっかりミスか，魔がさしたのかなど様々なことが考えられる。原因により，介入の方法も手段も変わってくる。それを見極めた上で，効果的な看護介入を試みてほしい。

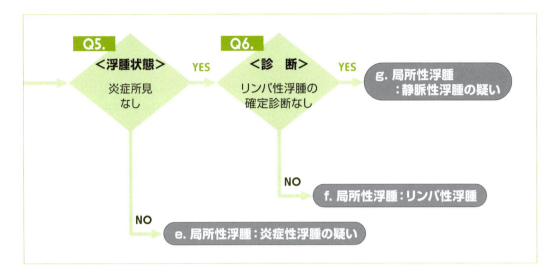

Q5 浮腫状態：炎症所見なし

さてQ1へと戻り，局所性浮腫であった場合，浮腫を軽減させるには保温・マッサージなどによる循環促進のケアが代表的である。しかし，禁忌もある。炎症性の浮腫(接触性皮膚炎・蜂窩織炎など)である。むろん看護師が炎症所見のある部位を温めることはしないであろうが，治療の必要性からここで判別を行う。

念のために記述するが，炎症所見とは「疼痛」，「熱感」，「発赤」，「腫脹」の4項目である。これらが見られた場合には，速やかに医師に報告し，指示を仰ぐ。

Q6 診断：リンパ性浮腫の確定診断なし

最後の判断ボックスである。ここで，静脈性の浮腫とリンパ性の浮腫を判別する。設問として「リンパ性浮腫の確定診断なし」とした理由は，静脈性浮腫と比較するとリンパ性浮腫の人が確定診断を受けているケースが多いからである。がんのリンパ節転移やリンパ節郭清術後(リンパ節郭清範囲の大きい乳がんや子宮がんに多い)に出現するリンパ性浮腫は，弾性ストッキングの着用や弾性包帯法，リンパドレナージが効果的ではあるが，どんな状態に対しても効果があるというものではない。状態によってはかえって悪化を招く場合もある。ここでNOとなったリンパ性浮腫の人には，医師との情報交換を密に行いながらケアをしていく必要がある。

また弾性ストッキングや弾性包帯は，見よう見まねで使用できるものではない。きちんと指導を受け，観察ポイントも熟知した上でなければ触らないほうが安全である。以前，筆者の経験でこのような人がいた。訪問すると「手が痛い…」と床にうずくまっているのだ。痛いという右腕を見ると，皮膚はチアノーゼを呈し，氷のように冷え切っていた。看護師が触っても感覚がないという。話を聞くと，「孫が訪ねてきたので，その孫に弾性包帯を巻いてもらった」という。慌てて弾性包帯を外すと，幾重にもくっきりと包帯の跡がつき，数か所からは皮下出血も見られた。包帯を外したが回復は見られず，緊急受診となりそのまま入院となった。看護師自身で使用する時はもちろんのことだが，巻き直しを依頼する可能性のある家族にも，確実な手技をマスターしてもらう必要がある。

ここでYESとなった場合は，静脈性浮腫の疑いとなる。ここで「疑い」とした理由は，リンパ性浮腫の疑いはあるものの確定診断がついていない人も含まれるからである。静脈性浮腫に対するケアを

実施しても浮腫の改善が見られない場合は，その旨を医師へ報告する。

　さて，では静脈性浮腫の疑いのある人にどのようなケアをするのか。静脈性浮腫は，重力に抗って静脈血を心臓に戻すことが困難になっている状態である。保温・マッサージ・運動などを行い，血液循環の促進を促す。加えて重要になってくるのは生活面でのアドバイスである。衣服調整（衣服による絞めつけで，さらに重症化することがある）や具体的な運動の提案，自分でできるマッサージや足浴の指導，水分や塩分の摂り方，症状が辛い時の対処法など，その人の生活に適したアドバイスが必要なのである。そして，行動に移すことができるかどうか，またその後も継続できているかどうか，サポートしていくことが重要となるのである。

a

問題領域

#循環・代謝機能の障害

「全身性浮腫：状態悪化」

看護目標

1. 早急な医療の受診

看護計画

☆医師へ報告　S

O-P　①意識レベル（3-3-9度）

T-P　①救急要請

　　　②応急処置

b

問題領域

#循環・代謝機能の障害

「全身性浮腫：状態悪化のリスク状態」

看護目標

1. 早急な医療の受診
2. 治療指針に応じた，生活習慣の改善

看護計画

☆医師へ報告　A

O-P　①意識レベル（3-3-9度）

　　　②頸静脈怒張の有無

T-P　①安楽な体位

　　　②安静と休息

　　　③環境整備

E-P　①情報提供

　　　②自己管理方法指導

　　　③家族指導

c

問題領域

#循環・代謝機能の障害

「全身性浮腫：コンプライアンス不良」

看護目標

1. 治療指針に応じた，生活習慣の改善

看護計画

☆医師へ報告　A

T-P　①環境調整

　　　②ケアマネジャーへ調整依頼

E-P　①情報提供

　　　②自己管理方法指導

　　　③家族指導

d

問題領域

#循環・代謝機能の障害

「全身性浮腫」

看護目標

1. 治療指針に応じた，生活習慣の維持

看護計画

T-P　①生活支援

E-P　①情報提供

　　　②自己管理方法指導

　　　③家族指導

e

問題領域

♯ 循環・代謝機能の障害

「局所性浮腫：炎症性浮腫の疑い」

看護目標

1. 早急な医療の受診
2. 治療指針に応じた，生活習慣の改善

看護計画

☆医師へ報告　A

T - P　①指示に基づく処置
　　　　②清潔の援助
　　　　③環境調整

E - P　①情報提供
　　　　②自己管理方法指導
　　　　③家族指導

f

問題領域

♯ 循環・代謝機能の障害

「局所性浮腫：リンパ性浮腫」

看護目標

1. 治療指針に応じた，生活習慣の改善
2. ボディイメージ変容の許容

看護計画

T - P　①心理的ケア
　　　　②環境調整
　　　　③マッサージ
　　　　④保温
　　　　⑤必要時，医師へ調整依頼

E - P　①情報提供
　　　　②自己管理方法指導
　　　　③家族指導

g

問題領域

♯ 循環・代謝機能の障害

「局所性浮腫：静脈性浮腫の疑い」

看護目標

1. 治療指針に応じた，生活習慣の改善

看護計画

T - P　①環境調整
　　　　②保温
　　　　③マッサージ
　　　　④リハビリテーション
　　　　⑤衣服調整
　　　　⑥心理的ケア

E - P　①情報提供
　　　　②自己管理方法指導
　　　　③家族指導

4. サブアセスメント　2）皮膚トラブル

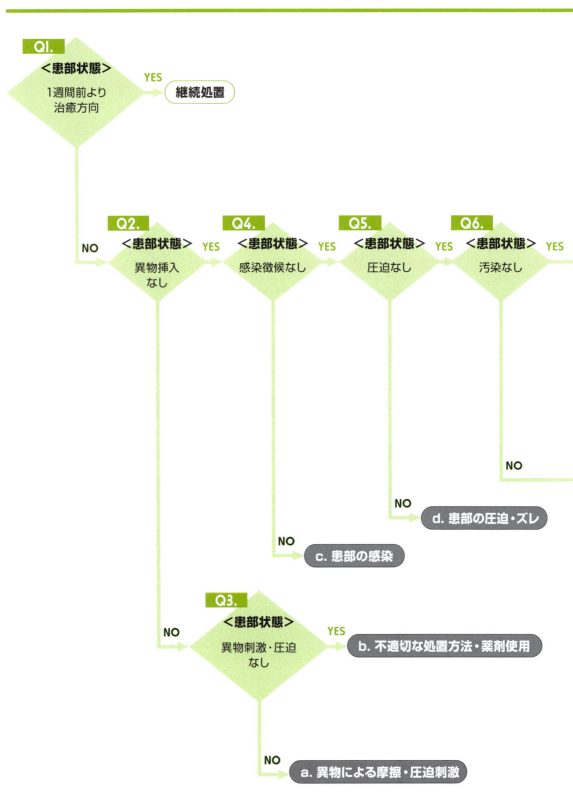

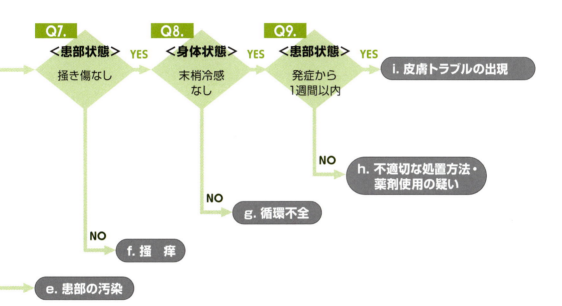

2）皮膚トラブル

①皮膚トラブルとは

　このアセスメントフローチャートは「皮膚トラブルを治すのは，本人の自然治癒能力である」という考え方で進んでいく。そもそも人間には，創傷治癒のメカニズムが自然に備わっている。少し乱暴な物言いかもしれないが，大多数の「皮膚トラブル」は自らの力で治すことが可能なのである。

　大枠の治癒過程を想起してみる。
1. 血管収縮および血小板凝集による止血
2. 好中球・マクロファージによる壊死組織の取り込み
3. 線維芽細胞・表皮細胞の増殖，肉芽形成
4. 血管再生
5. 組織の再生

　また，滲出液は細胞が自由に動き回ることができるように湿潤環境をつくり上げ，その滲出液に含まれる細胞成長因子（Growth Factor）は，好中球やマクロファージ，線維芽細胞を呼び寄せる働きをするのである。このように，皮膚組織にはダイナミックな自然治癒のメカニズムが備わっているのである。

②皮膚トラブルの要因

　それでは，なぜ治らない（治癒遅延も含む）皮膚トラブルがあるのだろうか。理由は明白である。
1. 自然に備わっている「治癒能力」を阻害している（であろう）因子が存在している。
2. 「治癒能力」そのものに問題がある。

　このどちらか一方，もしくは両方によるものなのである。

　治癒能力そのものだけが問題である場合，残された解決策は「治療」となり，看護師ではなく医師が専門とする分野となる。しかし，生活の中に何らかの阻害因子が存在しているのであれば，それらを掘り起こし，判断し，改善することは訪問看護師の役割であり，大いに期待されるところでもある。異物による刺激・圧迫刺激はないか，感染徴候はないか，創部の圧迫はないか，汚染はないかなど，これらを1つずつアセスメントすることで，介入すべき問題領域が明確となり，適切な環境の提供へと近づくことができるのである。実際には，在宅でこの阻害因子をゼロにすることは非常に困難な場合もある。しかしこの視点から介入し，生活と医療の両面から取り組むことで，突破口が開けるかもしれない。

　さて，ここで数ある皮膚トラブルを，1つのアセスメントフローチャートで見ていいのか？　という疑問が浮かぶかもしれない。

　つまり，「皮膚トラブル」とは，正常な皮膚組織に何らかの外的刺激が加わり損傷を受けた状態，すなわち正常ではない状態である。その外的刺激の原因により，切創，裂創，咬創，挫創，擦過傷，熱傷，凍傷，湿疹，白癬，褥瘡，放射線障害など，多くの状態に分類される。これらをひとくくりに考えてよいのかということである。

確かにそれぞれに治療方法が存在し，治癒までの必要な日数も違う。被覆材や使用する軟膏も様々である。しかし，損傷を受けた皮膚が治癒する過程は，全く変わらない。マクロファージや線維芽細胞が活躍し，肉芽が形成されて血管が再生され上皮が完成する。そのためには，同じように新たな細胞をつくる環境として十分な血流が必要であり，汚染や感染は治癒の妨げになるのである。これが，「治癒段階を評価するフローチャート」ではなく「治癒能力を阻害しているものを判断するフローチャート」とした理由である。「ここまで治りました」というものを評価するフローチャートでは次の看護につながらない。ここでは，「治癒能力を阻害しているものはないのか？」という視点でアセスメントし，治癒能力を最大限に引き出す看護をする。

では，判断のボックスをスタートから見ていこう。

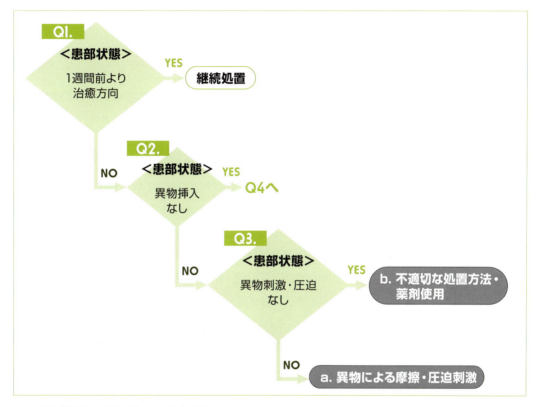

Q1 患部状態：1週間前より治癒方向

先にも述べたように，このフローチャートは治癒能力を阻害するものはないかを考えるものである。悪化している，前回から変わらない，というような患部を前に，「なぜ？」と考えていくツールである。そのため，「1週間前より治癒方向」であるならばアセスメントの必要はない。YESに進み，このままの治療と生活を継続できるようサポートしていけばよいだけである。

ただし，判断に迷った時には注意をしてほしい。「治癒方向である」とはっきり言い切れない原因があるのである。「うーん，小さくなった気はするけど，計測するとそうでもないか…もっと縮小してもいい時期だし」，「基底面の色が前回よりきれいなピンク色のようだけど…はっきりしないな。光の加減かも…」というような場合は，迷わずNOの判断をする。そしてその先の判断で，本当にこのままの処置でよいのかを再度確認をすればよいのである。

またはっきりと改善方向であると言い切るには，材料が必要となる。熟練した看護師は見た目の印象で良し悪しを判断できるものだが，他の人に状態を伝えるには「治ってきていますよ」ではわからない。大きさ・深さ・滲出液の量・感染徴候の有無・ポケットの有無・肉芽形成の状態・壊死組織の有無・コンプライアンス状況など，客観的指標が必要になるのである。それらの情報を踏まえて，導入設問である**Q1**を考えてほしい。

Q2 患部状態：異物挿入なし

治癒の方向に向かっていないとしたら，では何が治癒の邪魔をしているのか考えていけばよい。**Q2**では，異物挿入の有無を確認する。ここでイメージするものは，膀胱留置カテーテル・気管カニューレ・胃ろうカテーテルなどの挿入部の創傷である。治療上どんなに必要不可欠のものであっても，創部にしてみればカテーテルやカニューレは異物以外の何ものでもない。その異物との折り合いを見つけることが必要になるのである。

異物挿入なしならば，YESへ進む。挿入ありはNOで**Q3**の「異物刺激・圧迫」なしの判断を行う。

Q3 患部状態：異物刺激・圧迫なし

異物挿入があるならば，その異物による刺激や圧迫が創傷の治癒を妨げている可能性が高い。在宅でよく見かけるケースに，尿道口の潰瘍形成がある。これは膀胱留置カテーテルを下腹部に固定するテープを剥がしたことで，姿勢を変えるたびにカテーテルが尿道口にぶつかり，その刺激で潰瘍が形成されるというものである。テープを剥がしてしまう理由としては，「引っ張られて嫌だ」，「陰毛に絡まり痛い」，「テープが痒い」など様々であるが，この物理刺激を解決しなければ，潰瘍は改善されない。テープを貼る位置を変更する，陰毛をカットする，下腹部の皮膚に保護剤となるローションを塗る，テープの素材を変える，衣服に固定できるよう工夫をする，蓄尿バッグをレッグタイプ（大腿に固定するもの）に変更するなど，原因と生活習慣に合った方法を提案する。

また，胃ろうカテーテル挿入部の潰瘍や不良肉芽形成，出血の報告も多い。尿道カテーテルとは違い本人からの痛みや苦痛の訴えは少ないが，毎日ケアをする家族の精神的不安は大きい。そして，栄養剤のもれなどから感染創ともなりやすい。これはカテーテルのサイズや種類の変更，処置方法の再検討なども必要となるため，早急な医師との連携が望ましい。

このように，「**Q3** 異物による刺激・圧迫なし」がNOであるならば，『a. 異物による摩擦・圧迫刺激』の問題領域が選択され，それに対応した看護目標・看護計画が導き出されるのである。

一方で，異物はあるけれど刺激にも圧迫にも関与していないのであれば，考えられることは，『b. 不適切な処置方法・薬剤使用』である。ここで本当に創傷の状態に適した処置方法と薬剤の使用が提供されているのかを確認する。一見問題がないように感じても，実際に家族がケアをしている様子を見ることで改善点が見えてくる場合もある。経過が長くなっている創傷であっても「以前からずっとこんな感じだから」とあきらめずに，「なぜ？」と考えるべきである。

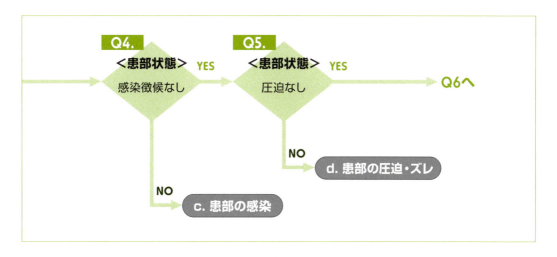

Q4 患部状態：感染徴候なし

次に、「治癒方向に向かっていない創傷で異物挿入はない」という場合を見ていこう。

Q4では感染徴候の有無を問う。言うまでもなく、感染は創傷治癒の大敵である。感染徴候の特徴である、①滲出液の急激な増加、②滲出液の色・においの変化、③周囲の発赤・腫脹、④局所の疼痛・熱感を観察し、感染徴候なしがNOであれば、医師へ報告し治療方法について指示を仰ぐ必要がある。

では、前回訪問から感染徴候が見られ、すでに感染に対する治療が始まっている場合はどう考えるのか。**Q1**で治癒方向であるならば継続処置する。治癒の兆しが見られない場合は、ここで医師へ報告をする。

さらに「感染徴候あり＝医師へ報告」だけでは、看護師の仕事とはいえない。感染源となったものを推測し、処置方法の変更を提案できなければならない。ここで重要なことは、「継続可能な方法であるか」である。在宅では教科書通りの提案では意味をなさない。実行に移せるだけのマンパワーとケア物品が不可欠であり、それも金銭的ゆとりに左右されるシビアな現実がある。またそれらが十分であっても、理解力の不足や、感情的に行動に移せないというケースもある。それらを調整し継続的に実行できるよう、理解力に合わせた教育、指導を（決して押しつけるのではなく）行わなくてはならないのである。

Q5 患部状態：圧迫なし

感染徴候なしの次は、圧迫の有無である。この「圧迫」は体重による圧迫だけを指すのではない。創傷部分の血流を妨げる血管圧迫を総じて、「圧迫」と称する。また、圧迫にズレが加わって生じる「ポケット」の有無についても注意が必要である。

人間の毛細血管内圧は通常32mmHgで、これ以上の外圧が加わると毛細血管が閉塞され血流がストップすると言われている。そしてこの血流障害が長時間続くと、創傷治癒どころか、新たな皮膚損傷を招くのである。手の甲を軽く指で押してみてほしい。数秒後に指を外すと、白く変化していた皮膚に血流が戻り元の肌色となるだろう。この感覚である。たったこれだけの外圧でさえ、血流を妨げてしまうのである。創傷治癒には酸素と栄養を運ぶ血流が欠かせないということを念頭に、常に圧迫はないかと観察する目が必要になるのである。

圧迫には、大きく分けて2つのタイプがある。1つは自分の体重により圧力がかかっているものであ

る。特に、臥床や車いすなどに長時間同一体位を余儀なくされている人に多く、麻痺や意識障害などで自力での体圧分散が難しい人は要注意である。さらにやせていて、クッションとなる脂肪が少なく骨が突出している人ではさらにリスクが高くなる。褥瘡好発部位である仙骨部には、臥床時で体重の44％の重さがかかる。体重50kgの人の場合、1か所に22kgの重さがかかるのである。仙骨部に創傷があるならば、家にある物品をフルに活用し、なんとか除圧できる策を練らなければならない。最近は、体圧分散機能のついたマットレスや枕など様々な介護用品が開発されている。その人の状況（身心および家屋・経済・介護状況すべてを含む）を考慮し、家族やケアマネジャー、福祉用具専門相談員などと相談をすることも有用である。

　また、もう1つのタイプは、患部の処置そのものによる圧迫である。「えっ？」と思われるかもしれないが、結構見かけるものである。たっぷりのガーゼで、四隅をぴっちりテープで抑え込めば、簡単に圧迫虚血状態が完成する。ガーゼを交換した時に、ガーゼの網目模様が創に残っていたということはないだろうか？　ガーゼの厚み分だけ、患部がへこんでいたということは？　これは看護師の指導で改善可能なタイプである。見逃さないでほしい。

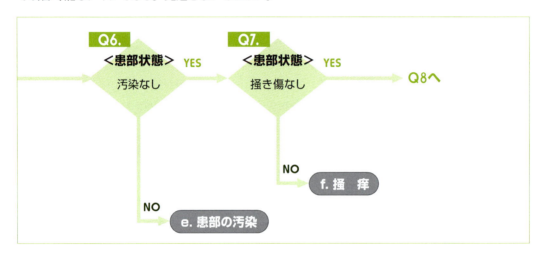

Q6 患部状態：汚染なし

　汚染は治癒の阻害因子である。これに異論はない。汚染原因により程度の差は見られても、便・尿・唾液・膿などは創傷の細菌培地となり養分となるものである。しかし、これをゼロにすることは不可能なケースもある。詳しくは後述するが、このQ6の「汚染なし」は、汚染状態に対して最大限の保清策がなされているかを判断するものと解釈してもらいたい。

　では、汚染が避けられないケースというものには何があるか。一番は肛門周囲の創傷である。凹凸がある・動きが大きい・体重がかかりズレを生じやすいなど、被覆材固定には悪条件が重なっているこの部位において、いつあるかわからない排便の汚染を完璧に防ぐことは不可能である。同じように陰部付近の創傷も被覆材固定は難しく、尿汚染と過湿潤という最悪な環境になる。場合によっては、創傷治癒を優先させるために膀胱留置カテーテルや肛門にタンポンを挿入するという話も聞くが、生活の質を考えた時に誰にでも活用できる手段ではない。他にも、ストマ周囲の腸液による潰瘍や気管カニューレ挿入部の唾液汚染など、避けられない汚染は存在する。

　避けられない汚染であるならば、どうしたら汚染を最少にすることができるかを考えるべきである。

いつ・誰が・どのような方法で処置をすることが，最大限の効果につながるのか，またそれは継続可能なプランであるのか，この検証が重要なのである。

Q7 ＜患部状態＞　掻き傷なし

　Q7では掻き傷の有無を確認する。掻くという行為は，掻痒感がある時はなかなか自制することができない。日中はなんとか我慢をしていても，入眠後，寝具により体が温められることで毛細血管が拡張し，神経刺激物質が放出され掻痒感が増強し，無意識に手が伸びてしまうという図式である。そして掻破刺激により上皮化途中の新しい肉芽は破壊され，炎症，感染をも誘発する。「痒い」→「掻く」→「皮膚に傷ができる」→「治癒過程で掻痒感出現」→「掻く」，この悪化サイクルを断ち切らなければ，創傷治癒は遅延するばかりなのである。加えて，精神的にも大きなストレスとなるため，痒みありという情報は極めて重要な意味を持つ。

　なぜ痒みが出るのか？　原因は様々である。乾燥・肌に接触しているものの刺激・アレルギー・糖分過多・疲労・睡眠不足など。この中で圧倒的に多いものは乾燥である。特に高齢者は脱水傾向に傾きやすく，肌の保湿力も低下している。粉をふいたような乾燥状態の人に対しては，いつの間にかガリッと引っ掻き，血だらけに…ということも想定しておかなければならない。

　いずれにしろ，掻痒感に対しては早急の介入が必要である。保湿・処置用品の見直し・衣服の調整・清潔の援助（掻破時の損傷を最小限にとどめるためには，こまめに爪の手入れも必要である）・掻痒感増強時には冷却するなど，考えられる手を尽くす。それでも効果が得られない場合は，抗アレルギー薬などの薬剤の併用も検討する必要がある。主治医と連携を取り，介入を進めてほしい。

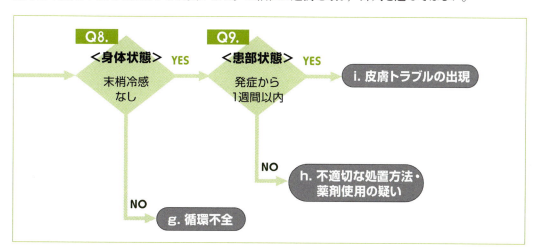

Q8　身体状態：末梢冷感なし

　ここまで，感染徴候・圧迫・汚染・掻き傷の有無を確認してきた。次は，**Q8.**末梢の冷感の有無を問い，循環状態に問題がないか確認をする。先の「**Q5**　圧迫なし」でも血流に焦点を当てているが，ここではさらに1歩進んで観察をする。「進んだというわりに冷感の有無を見ろとは，なんと原始的な」と思われるかもしれない。しかし，訪問看護師の一般的な持ち物は，血圧計・聴診器・体温計に加えて手と目と耳と鼻である。そこで循環状態の判断基準となるものは血圧測定値と，目で見て判断するチアノーゼの有無，そして手で触って判断する冷感の有無である。血圧値が問題になるほど全身状態が悪い時は，のんびりと創傷のアセスメントはしていられないであろう。またチアノーゼの確認は，

部屋の採光に左右されてしまう。薄暗い室内では，判別が難しい場面もあるのだ。手で触れて判別できる「冷感の有無」は，極めて在宅向きの方法である。末梢に手を当てて，ひやっとしたら間違いなく血流に障害がある。「**Q8** 末梢冷感なし」はNOに進み，血流を促進させるようなケアを実践すればよい（患部の感染徴候がある人は先に選別されているので，感染状態の患部を保温する・マッサージするというような心配はない）。

血流を促進させるためには，保温，衣服の調整（薄着というだけではなく，衣服の締めつけにも注意する），室温調整，温かい飲み物や食べ物など献立の工夫，運動（他動・自動），マッサージ（患部を避ける）などが考えられるが，生活面での調整で改善が見受けられない場合は，医師に報告し指示を確認する。

Q9 患部状態：発症から1週間以内

最終判断のボックスは，「**Q9** 発症から1週間以内」の判断である。このボックスまで進んでくるものは，創傷治癒能力を阻害する因子をすべて排除した上で，さらに治癒に向かわないものである。考えられることは2つある。それは，不適切な処置方法・薬剤の使用をしている，もしくは発症から1週間以内の新しい創傷であるかである。

前者の場合，変化する患部の状態に処置変更が追いついていない場合がある。黒色壊死の部分は溶解消失したにもかかわらず，黄色期・赤色期になってもまだイソジン®シュガーパスタ軟膏を使用しているようなケースである。せっかく良質の肉芽が形成されつつある創傷から，大量のグラニュー糖で水分を奪い，細胞成長因子を干からびさせてしまっているのである。こうなると治療とは呼べない。早急に，湿潤環境を提供できるような処置方法に変更すべきである。他にも情報不足による（そう思いたい）残念なケースをたくさん目撃してきた。そういう場面で，医師に客観的な意見として看護師の判断を伝えるためにも，前述の**Q1**から**Q8**のアセスメント材料は必要なのである。これだけ阻害因子は排除されているのに，治癒していないという事実を裏づけにして，現状を正確に報告することが重要なのである。共に1人の人をサポートする医療職として，共通の言語で情報のやり取りを行いたい。

最後に，こんな質問に答えよう。

「上肢の熱傷で皮膚トラブルのアセスメントをしています。今回新たに，圧迫による水疱創を踵に発見しました。同時に複数か所の患部がある場合，どのように活用したらいいですか？」

1人の人が，複数の皮膚トラブルを抱えているという場合である。このような場合，その患部ごとにアセスメントを行う必要がある。なぜならば，その患部ごとに治癒を妨げている要因は違うからである（同じ場合もあるが，いつまでも続くとは限らない）。複数ある皮膚トラブルには，それぞれに番号をつけて管理をするとわかりやすい。

皮膚トラブルは，自然治癒を最大限に引き出すことで驚くほど治る（全身状態が回復に向かえない場合は当てはまらないが，悪化を最小に食い止めることはできる）。目で見て効果を実感できることも，患者，家族を含めたモチベーションアップにつながる。是非，試してほしい。

a

問題領域

♯ 皮膚に関する障害

「異物による摩擦・圧迫刺激」

看護目標

1. 異物による摩擦・圧迫刺激の改善

看護計画

O-P ①患部の状態
　　 ②処置の状態

T-P ①適切な固定方法・処置方法への変更
　　 ②皮膚保護剤使用の検討
　　 ③患部処置
　　 ④清潔援助

E-P ①情報提供
　　 ②自己管理方法指導
　　 ③家族指導

b

問題領域

♯ 皮膚に関する障害

「不適切な処置方法・薬剤使用」

看護目標

1. 処置方法・薬剤使用の再検討

看護計画

☆医師へ報告　A

O-P ①患部の状態
　　 ②処置の状態

T-P ①患部処置
　　 ②適切な処置方法への変更
　　 ③清潔援助

E-P ①情報提供
　　 ②自己管理方法指導
　　 ③家族指導

c

問題領域

♯ 皮膚に関する障害

「患部の感染」

看護目標

1. 早急な医療の受診
2. 感染の発生・拡大予防

看護計画

☆医師へ報告　A

O-P ①患部の状態
　　 ②処置の状態

T-P ①患部処置
　　 ②清潔援助
　　 ③継続可能な処置方法の検討

		看護計画
		E-P ①情報提供
		②自己管理方法指導
		③家族指導

d

問題領域	看護計画
♯皮膚に関する障害	O-P ①患部の状態
「患部の圧迫・ズレ」	②処置の状態

看護目標	
1. 圧迫・ズレの改善	T-P ①適切な固定・処置方法の提案
2. 感染の発生・拡大予防	②患部処置
	③ケアマネジャーへ調整依頼
	E-P ①情報提供
	②自己管理方法指導
	③家族指導

e

問題領域	看護計画
♯皮膚・清潔に関する障害	O-P ①患部の状態
「患部の汚染」	
	T-P ①新たな洗浄までの時間・方法・回数・手順の提案
看護目標	②患部処置
1. 清潔の維持	③ケアマネジャーへ調整依頼
	E-P ①情報提供
	②自己管理方法指導
	③家族指導

f

問題領域	看護計画
♯皮膚・清潔に関する障害	T-P ①保湿
「掻痒」	②処置用品（ガーゼ・テープ）の見直し
看護目標	③衣服調整
1. 掻痒感の改善	④清潔の援助
	⑤掻痒感増強時は，部分的に冷却

	看護計画
	T - P ⑥改善されない掻痒は，医師へ報告し，抗アレルギー剤などの薬物使用も検討
	E - P ①情報提供 ②自己管理方法指導 ③家族指導

g

問題領域	看護計画
♯心臓機能に関する障害 「循環不全」	T - P ①保温 ②衣服調整 ③室温調整
看護目標	④温かい飲み物や食べ物を摂取 　・献立の工夫 ⑤運動（他動・自動） ⑥マッサージ（禁忌疾患に注意）
1. 循環状態の改善	E - P ①情報提供 ②自己管理方法指導 ③家族指導

h

問題領域	看護計画
♯皮膚に関する障害 「不適切な処置方法・薬剤使用の疑い」	☆医師へ報告　A T - P ①患部処置
看護目標	E - P ①情報提供 ②自己管理方法指導 ③家族指導
1. 早急な医療の受診	

i

問題領域	看護計画
♯皮膚に関する障害 「皮膚トラブルの出現」	☆医師へ報告　A T - P ①患部処置
看護目標	E - P ①情報提供 ②自己管理方法指導 ③家族指導
1. 早急な医療の受診	

4. サブアセスメント　3）認知症

Q1.
❶「認知症」の診断あり
OR
❷ 受診継続中／検討中

YES → 生活をするためのしくみフローチャート「認知症のフローへ」

NO ↓

Q2.
「長谷川式テスト」で20点以上である

YES

NO

4. サブアセスメント　3）認知症

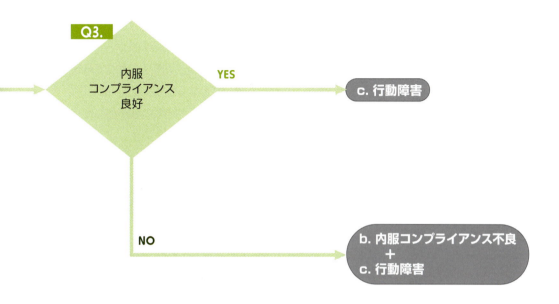

3）認知症

①認知症とは

「あれ？ 今なに話していた？」，「お財布…どこに置いたかな？」

年齢を重ねていくと，このようなちょっとした物忘れが多くなる。記憶としてはあるのだが，必要な時に思い出せない。また新しい出来事を覚える能力も，残念だが衰えてくる。判断力も然りである。これは正常な反応で，老化による脳の機能低下である。しかし，認知症となると話は違う。話をしていたというエピソード自体を忘れ，財布は自分が置き忘れたはずはないので，「うちの嫁が盗んだ」となるのである。

認知症は，脳の中に病的な変化が起こって生じる知的活動の低下であるが，めずらしい疾患ではない。2012年度厚生労働省の調査によると，65歳以上で認知症とされる人は約462万人，予備軍（軽度認知症）の約400万人と合わせると800万人を超え，65歳以上の実に4人に1人という数になる。人口の高齢化が進む現代では，認知症は決して他人事ではないのである。

それほど，身近なはずの認知症ではあるが，家族にとっては「うちの母に限って，認知症なんてありえません」，「あんなに気丈だった父が認知症なんて，これは何かの間違いだ」と，家族であるがゆえに認められない，認めたくないという心情が働く。これも，認知症の人を抱える家族ゆえの葛藤なのである。

このフローチャートには，「生活をするためのしくみ」のフローチャートから「知的水準の低下あり」と判断された人が入ってくる。あえて「認知症である」という診断名の判断基準を避けた理由は，上記のように受診すら難しい人たちを考慮してのことである。診断名がついている，ついていないにかかわらず，「食事をする」，「トイレに行く」，「入浴する」，「外出する」といった生活行動が「知的水準の低下」により阻害されているということは，それに対する看護介入が必要だということである。ではフローチャートの判断のボックスを確認しながら，アセスメントの詳細を解説していく。

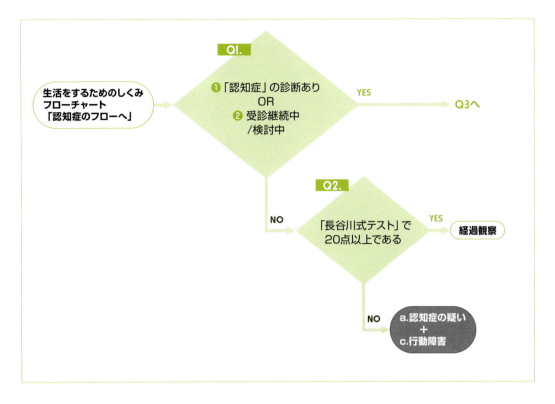

Q1 ①認知症の診断あり，または②受診継続中/検討中

ここでは，知的水準の低下による生活行動の障害（行動障害）に対し，医療的なアプローチをしているのかを問う。まず「認知症」という確定診断が出ているのかどうかを確認する。診断名は，できれば「アルツハイマー型認知症」，「レビー小体病」など認知症を起こす元の病名まで判別してほしいが（元の病名により症状の出方や治療方法も変わってくるからである），現実には詳細な診断名がついていないことも多いため，この判断ではそこまでの言及をしない。「認知症」だけで良しとする。

そして診断名はついていないが受診中，もしくは受診を検討中であるという人も，ここでは「医療的なアプローチをしているもの」とし，YESに進む。診断の有無も重要であるが，行動障害に対し周囲の人間の関心があるかどうかも肝心なのである。

Q2「長谷川式テスト」で20点以上である

Q1でNOに進んだ人について，長谷川式テストを実施する。診断もついていなければ，受診も考えていない，しかし，看護師の目から見ると「認知症では？」と疑わしいケースを想定してもらいたい。家族や本人が「問題ありません」と言っても，「そうですか」と引き下がるわけにはいかない。治療の開始時期は大いに生活の質を左右するものであり，また病気からくる症状であるという認識を持たずに認知症特有の行動に対応していくことは，大変困難なのである。

しかし，先にも述べたが，家族の一員を「認知症である」と認めることは心情的に難しい。自分の肉親に対して，赤の他人である看護師から「認知症だと思うので受診してください」などといきなり言われたら，「もしかしたら…」と思っていたとしてもいい感情は持たないであろう。ましてや全く考えていなかった家族であるならば，激怒されてもおかしくはない。客観的な指標を出した上で家族の心情も踏まえつつ話を進めなければ，トラブルになることは火を見るよりも明らかなのである。そのため，

医学の世界において信頼性の高い評価手法により，認知症の可能性を評価したい。ここでは長谷川式テストと想定したが，必ずしも長谷川式テストである必要はない。客観的テストの結果からも認知症である確率が高くなって初めて，それを踏まえての行動障害の説明，介護方法などの提案，受診を勧めることができるのである。

　ここで，テストの点数が良くYESに進んだ場合はどうするべきか。この時点では，明らかな客観的指標がなく，看護師の「もしかしたら…？」という勘のみである。勘があてにならないというわけではないが，それだけで「認知症」の判断に進むにはリスクが高い。ここは「もしかしたら」の思いを含めつつの「経過観察」を続ける。

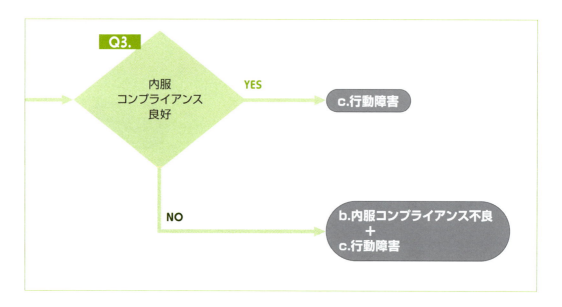

Q3 内服コンプライアンス良好

　Q1に戻り，ここでYES（認知症の診断がある，または受診中/受診を検討中）に進んだ先の判断を解説する。認知症の症状に対して処方された内服薬（アルツハイマー型認知症治療薬・抗精神病薬・抗うつ薬・睡眠導入薬など）を確実に服用できているのかを確認する。認知症（疑い）である本人に，薬袋に入れたままの薬を時間通りに正確に内服してくださいと言うことは難しい。飲むことを忘れてしまったり，飲んだということを忘れて重ねて服用してしまったり，薬ということを忘れてしまい込んでしまったり，「今日正確に飲めたから明日も大丈夫」という安心もできないのである。では介護者が同居している場合はどうだろうか？　ここでも確認が必要なのである。老老介護の場合，たとえはっきり受け答えができる介護者であっても視力の低下などにより，細かくて，見た目が似たような薬の管理は難しく，また本人が「家族には薬を触らせない」というケースもある。

　「**Q3 コンプライアンス良好**」がNOであるならば，まずは内服管理方法の調整である。これをそのままにしておくと，内服の効果がないばかりか副作用が強く出る危険性もあるため，早急な介入が必要となる。内服薬を正確に飲むためには，その人の行動パターンを熟知する必要がある。それにより様々な工夫を凝らし，また場合によっては看護師が薬を内服カレンダーにセットし，ヘルパーに内服確認をしてもらうというような連携・調整を行うこともある。いずれにしても，本人の自尊心を傷つ

けないような配慮が重要となる。

　さて，これで「医療的なアプローチの有無」，「認知症の客観的指標」，「内服コンプライアンス状況」という3つの判断は終了した。しかし，問題になるのはこの先，行動障害への対応なのである。診断が確定し，治療方針が決まり，内服コンプライアンスも良好となっても，これだけでは根本の解決にはならない。このフローチャートに入ってきた原因となる行動障害に対するアプローチをどのように判断し，介入をするのかということも重要な問題なのである。そこでこのフローチャートは，判断から導き出されたプロトコル『a』と『b』，加えて「**Q3**→YES」が，『c. 行動障害』に紐づくという，他とは違う構造としたのである。

　認知症の行動障害は，道具使用の失行，人物誤認，異食，被害妄想，清潔の拒否など多様である。そして，その背景にある行動障害の原因となるものも，あたりをつけることはできても決定はできない。なぜならば，行動障害はそれまでの出来事や思い出の記憶，人生観から宗教観，金銭感覚までも含めて，その人を形づくるすべてのものと現在の環境が複雑に絡まり合って，発生するからなのである。いつもと同じような介護状況，環境であっても，行動障害の程度や内容は異なる。どのような要因が行動障害の増悪因子となり緩和因子となりうるのかは，日々の対応の積み重ねでしか見えてこない。乱暴な言い方であるが，このような対応をすれば必ずこの行動障害は落ち着くという標準回答は，今の科学では存在しないのである。

　そうは言っても現場がほしいのはこの部分のプロトコルである。そこで，それぞれの生活行動の中でよくある「行動障害（BPSD）のケース（表3-4）」を一覧にし，それぞれの「対応例」を添えた。これはあくまでも「対応例」であるから，そのすべてが行動障害を改善させることはできないであろう。しかし該当する項目に✓点を入れるという運用を行うことで経験値がデータとして蓄積され，より訪問看護に特化した「対応例」へと成長させることが可能なのである。もちろん，「このような方法で行動障害が鎮静化した」というような新たな情報も，追加更新をしていく方向で考えている。

　また，どのような対応をしても行動障害が落ち着かない，悪化するということもある。そのような場合，薬物療法という手段がある。もちろん看護師が薬を処方できるわけではないので，医師に現状を報告し指示を仰ぐことになるのだが，この報告が正鵠を得ていなければ医師は判断がつかない。どのような時間帯に，どのような状態になるのか，その頻度や程度はどうなのか。介護の状況は？　そして眠気，嘔気，倦怠感の有無など内服の影響と思われるものなどの情報を整理して，医療職として，生活を支える者として，客観的な状況を報告する必要があるのだ。

　以上のような構造で認知症のアセスメントを行うわけだが，大前提として認知症に対する基礎学習と理解がある。そもそも認知症はどのような原因疾患から引き起こされるものなのか，代表的な症状，対応方法，家族支援の方法などはしっかりと頭に入れて，プラスαとしてこのフローチャートを活用してほしい。

a

問題領域	看護計画
＃認知症の疑い ＃行動障害	☆　医師へ報告　A O‐P　①精神症状の有無・程度 　　　　　（眠気・ふらつき・嘔気・脱力・興奮）
看護目標	
1. 医療の受診 2. 行動に応じた危険予測 3. 家族支援 4. 社会資源の活用 5. 薬物療法	T‐P　①受診を勧める 　　　　②症状に対応した生活調整・支援 　　　　③精神支援 　　　　④家族支援 　　　　⑤薬剤管理 　　　　⑥関係機関と連携・調整 E‐P　①情報提供 　　　　②家族指導

b

問題領域	看護計画
＃内服コンプライアンス不良 ＃行動障害	☆　医師へ報告　A O‐P　①精神症状の有無・程度 　　　　　（眠気・ふらつき・嘔気・脱力・興奮）
看護目標	
1. 正しい服用 2. 行動に応じた危険予測 3. 家族支援 4. 社会資源の活用 5. 薬物療法	T‐P　①服薬方法確認・提案・調整 　　　　②症状に対応した生活調整・支援 　　　　③精神支援 　　　　④家族支援 　　　　⑤薬剤管理 　　　　⑥関係機関と連携・調整 E‐P　①情報提供 　　　　②家族指導

C

問題領域

♯ 行動障害

看護目標

1. 行動に応じた危険予測
2. 家族支援
3. 社会資源の活用
4. 薬物療法

看護計画

☆　医師へ報告　A

O-P　①精神症状の有無・程度

　　　　（眠気・ふらつき・嘔気・脱力・興奮）

T-P　①症状に対応した生活調整・支援

　　　②精神支援

　　　③家族支援

　　　④薬剤管理

　　　⑤関係機関と連携・調整

E-P　①情報提供

　　　②家族指導

表3-4. 行動障害（BPSD）のケース

番号	場面	行動障害（BPSD）	考えられる原因・対応策
C-1	食事	☐食事の手順がわからない	食事動作が始められない（わからない）。または食事をしたくない
		☐箸やスプーンなどの使い方がわからない	道具の使用方法がわからない。または食べる行為の失行
		☐目の前のものばかり食べる	注意が目前に偏る。または視野欠損などの疾患との鑑別
		☐紙オムツを食べる	異食。危険物を認識できない。安全の確保
		☐食後に「食べてない」と言う	近時記憶の障害。自覚（満腹・空腹）情報の伝達障害
		☐食べたくないと頑なに断る	「面倒」などの理由、または食事行為の失行。不安
		☐他の人のものを食べたがる	本能的な捕食行動。欲動行動
		☐食べ物で遊ぶ	道具（食べ物）の使用方法がわからない。または食べる行為の失行
		☐その他（　　　　　）	
C-2	トイレ	☐トイレの位置がわからない	場所の見当識障害
		☐トイレの使用方法がわからない	道具の使用目的が曖昧になる。実行機能の障害
		☐便器の水に手を入れる	道具の使用目的が曖昧になる。実行機能の障害
		☐トイレに物を詰め込む	道具の使用目的が曖昧になる。実行機能の障害
		☐失禁をする	機能的な失禁、または場所の見当識障害など他の理由
		☐汚物を持ち帰る	認知機能の低下。時間をおいて気分の良い時に声をかける
		☐その他（　　　　　）	
C-3	入浴	☐入浴をしたがらない	「面倒」などの理由、または入浴行為の失行
		☐脱衣を頑なに拒む	着脱の失行。衣類の意味がわからない。失行している部分の見極め
		☐着衣の手順がわからない	着脱の失行。衣類の意味がわからない。失行している部分の見極め
		☐泡だらけのまま浴室を出ようとする	入浴行為の失行。失行している部分の見極め
		☐介助を拒否する	拒否する理由を考える。被害的な感情が想起していることもある
		☐その他（　　　　　）	
C-4	外出	☐杖を使わずに歩こうとする	道具使用の失敗。習慣化した動作を忘れる。配慮のある声かけ
		☐障害があっても、こだわりの道順を進もうとする	海馬の萎縮は不安を大きくさせ自己主張を強くする
		☐いつまでも帰ろうとしない	海馬の萎縮は不安を大きくさせ自己主張を強くする。居場所の確保
		☐座り込んで動かない	自分の行動の目的や意味がわからなくなる

	分類	観察項目	アセスメント・ケア
		□部屋から出たり入ったり、落ち着かない	焦燥感。体力消耗を考慮する
	その他	□その他（　　　　）	
C-5		□物を集めてしまい込む	不安。性格の先鋭化（こだわりが強くなる）
		□ひとこもる	うつとの鑑別。その時の感情を受け入れる。無理強いしない
		□時間や日付がわからない	見当識障害。おおまかな季節感を確認する程度にする
		□季節や温度がわからない	見当識障害。否定せず散歩や写真などで見当識を確認する
		□物が盗られたと執拗に騒ぎをする	物とられ妄想。不安による執拗な訴え。見つけることを最優先する
		□ぼーっとしている	寝ぼけているのかせん妄か安かの判断
		□何かをつまむ動作を繰り返す	周囲と隔絶した自分の世界にいる。疾患との鑑別
		□自発的な発語が出にくい	脳の萎縮・変性によって生じる失語。短く念を押すような声かけ
		□発語と状況の意味・目的が合わない	脳の萎縮・変性によって生じる失語。実害がなければ見守る
		□言葉が理解できない	脳の萎縮・変性によって生じる失語。こちらの言葉を理解できているか確認
		□何かを訴えている言葉にならない	失語。ジャーゴン（新造語）。言葉以外から訴えを読み取る
		□ベッド柵を乗り越える	その時の気持ちに対応する（空腹、口渇、排泄など）
		□ガスや電気の消し忘れ、鍵を忘れるなどがある	記憶障害による危険。不安の軽減。家族指導
		□昼夜逆転	過覚醒の可能性。疲労の蓄積がないか確認。水分・栄養補給
		□「帰りたい」と帰宅願望がある	短期記憶障害。納得できる気持ちの先送りを考える
		□徘徊	混乱している気持ちを理解。孤独感を感じさせない配慮
		□嫁を妻と間違える	認知機能低下による人物誤認。間違えられた側への配慮
		□息子を「知らない人」と怖がる	認知機能低下による人物誤認。間違えられた側への配慮
		□奇声をあげる	易怒的行動。幻聴、ジレンマ。安全確保
		□急に怒り出す	易怒的行動。幻聴、ジレンマ。安全確保
		□物を投げる	易怒的行動。幻聴、ジレンマ。安全確保
		□動物を虐待する	易怒的行動。幻聴、ジレンマ。人間性とは切り離す
		□誰かが悪口を言っていると言い張る	被害妄想。否定的感情の理由を考える。話題を変えて否定的感情の連鎖を断つ。薬物療法
		□誰かが忍び込んでいると言い張る	被害妄想。幻視。孤独感、生活上の混乱がないか検討
		□看護師に抱きついてこようとする	衝動障害。抱きつかれた側の自身の感情を意識する
		□その他（　　　　）	

Column コラム

日々是疾走

セントケア訪問看護ステーション六甲
濵岡　幹子

　例えばこんなとき。
　「はぁ，それは大変でしたね。」
　訪問看護ステーションの一日の始まりである。
　お客様のご家族様から前夜発熱し，どうしたらよいかとの相談の電話だ。幸い微熱とのこと。急は要しないが……
　「今日は訪問日ではありませんが，ケアマネジャーさんと相談して，おうかがいしてもよろしいですか？ご心配ですよね。」
　電話の向こうで安堵のため息が聞こえる。
　それからこんなとき。
　「まだステーションにいたの？　一か八かで電話してみたんだけど，じつは母が……」
　「すぐにうかがいます!!」
　こんなときだ，訪問看護を選んでよかったと思えるのは。

　病院の看護師時代，ベッドサイドに行くのはバイタルサインチェックと処置のみということがほとんどだった。本当は不安で泣いている患者さんのベッドサイドに行きたかった。行って手を取り一緒に過ごしたかった。病いを恐れるあまり，湧き上がる怒りを抑えきれない患者さんの側へ行き，大丈夫だと声をかけたかった。
　救急搬送，バイタルサインチェック，点滴準備，検査準備，薬品の点検，処置，処置，処置。どこにもそんな余裕はなかった。清拭さえも「ケア」ではなく「処置」と呼ばれるような毎日を過ごしていた。
　一人前に医師の介助ができるようになったころ，私はいっぱしの看護師を気取るようになっていた。リーダー業務をこなし，新人の教育を担当し，夜中に救急搬送があっても慌てず対処できる。何か急なことが起き対応できたとき，心の中で「やるじゃん，あたし」と思っていた。それと相反するように，ベッドサイドへ行きたい，という思いは遠ざかった。
　阪神淡路大震災が起きたのはそんなときだ。私自身被災者となり，実家は震源地だった。勤務地は激震地から車で30分。通勤手段を絶たれ，知人の車に便乗し2時間以上かけ何とか病院までたどり着いたのは2日後だった。それから病院の寮に泊まり込む日々が始まった。
　幸い病院設備には問題がなかったため，通常業務は可能だった。透析設備のある総合病院ということがNHKのニュースで流れ，1週間後から病院は戦場と化した。CCU病床数の1.5倍の数の人工呼吸器が運び込まれ，毎晩深夜まで透析機器が稼働した。30分ごとのバイタルサインチェックが指示され，ラウンドを終えると次のバイタルサインチェックの時間が迫っている。その渦中にいながらも，私は就業後テレビで映し出される避難所の様子を毎日呆然と観ていた。暖房もつかず，咳込みながら横たわる姿。校庭に書かれたSOSの文字。水を汲みに日に何度も自宅と自衛隊の設営場所を往復する姿。あそこに身ひとつで行って，看護師として何ができるだろう。家族を亡くし，家をなくし，職を失った人たちに何を言えるだろう。病院の医療機器に囲まれていることで，何かできている気になっていた。処置を合理的に行うことが看護師の役割と勘

違いをしていた。いっぱしの看護師だと思っていた私は，単に医師の介助員にすぎなかった。腕ひとつでだれかを助ける手段など，私にはないように思え，無力感を募らせる毎日だった。温かいお風呂につかりながら，寒空の下で過ごしている人たちを思い，「ごめんなさい」と何度も泣いた。

そんなとき，心筋梗塞で運ばれてきた40代の男性がいた。彼は生協の配達員をしているという。震災当時，自分の担当地区のお客様の安否を確認するために，実に十数か所の避難所とお客様宅を自転車と徒歩で回ったとのこと。無理がたたった，と笑いながら「でも全員安否確認できたんですよ！」と誇らしげに胸を張った。配達するものがなくても心配という気持ちだけを胸に，偉業とも思える仕事を成し遂げる人がいる。胸が熱くなった。

「もしかしたら何かできるかもしれない。」
いや，やりたい。できるかどうか分からない。医師がそばにおらず，検査機器も何もない環境。血圧計と体温計だけしか頼るものはないかもしれない。どれだけのことができるか分からない。でも自分を試してみたい。熱い思いだけを支えに，訪問看護に飛び込んでみたい。

訪問看護のプロトコルがまだほとんど確立されていない，介護保険開始前のことだった。

多くの挫折があった。何度も壁に突き当たった。お客様から嫌われたことも，泣いたこともあった。理由も分からず，突然訪問を拒否されたこともあった。まるで看護師扱いしてもらえず，「何かあったら先生に聞きますから，決まったことだけやってちょうだい」とはっきり言われたこともあった。

しかし，そのお客様が半年後に「あなたがいって言うならやってみるわ」と，信頼を寄せてくださるようになったとき，初めて訪問し続けてよかったと喜びをかみしめた。

今振り返れば当時の私は看護師として役に立ちたい，そのためには看護師として認められなければならないということばかり考えていたように思う。自分の人格や人間性は二の次で，看護師としてどう振る舞うかにばかり固執していた。

お客様は立派な看護師を求めているのではなく，人間味あふれ，自分の苦しみや悲しさ喜びをともに感じ，ともに歩んでくれる人を求めているのではないか。看護師という職業は単に役割でしかない。その思いに至ったとき，本当の意味での訪問看護の醍醐味を知った。

「いつも明るくて，元気いっぱい。礼儀正しくて親しくなってもなれなれしくはない。悲しいことはともに悲しみ，喜びは家族以上に喜んでくれる。話していると気取りのない，隣のお姉さんみたい。だけどこの人は看護師さんで，困っていることをさりげなくサポートしてくれる。そしてそれはいつも役に立っている。私たち家族を強い力で支えてくれる」

私が憧れる訪問看護師像だ。長い月日をかけて近づけているだろうか。回り道や暗い道，悪路を通りながら，いつか明るい草原にたどり着けるよう，訪問看護師は今日も街を疾走するのだ。

付録：新しいアセスメント手法をシステムで実現する

　IT化が進んだ現在，訪問看護業務においてもパソコンやタブレットを使用したシステムが登場しつつある。そこで，セントケア・ホールディング（株）では，訪問看護におけるアセスメントのシステム開発を行った。

　システム上でアセスメントをすることにより，アセスメントの可視化はもちろんのこと書面では表現しきれなかった前回訪問者の思考の過程や，個別性を考慮した判断を付加することに成功。日々の業務の中で，モバイル化により現場において自然とアセスメントを用いる習慣を身につけることが可能となり，スタッフ1人ひとりのアセスメント力向上を期待できるツールとなった。

1) 触れてみたくなるシステムを目指して

　初めに，本アセスメントをシステム化するにあたり，用紙上に描かれたアセスメントチャート図と同様の図柄を画面上に再現することにした。これは新しいアセスメント手法による思考の視覚化およびパターン認識がもつメリットを失わないためである。

　次に，容易で直感的な操作によって問題領域が導き出されることも重要とした。システム上での操作を簡易なものとしなければ，多くの看護師に継続して利用してもらうことは難しく，結果としてこの新しいアセスメント手法の有用度が利用者（システムユーザー）に伝わらないと考えたためである。

　また，上述の機能に加え，システムに「温もりをもたせること」もまた重要な要素と位置づけた。通常，ビジネス用途である業務支援システムの多くは無駄を排した効率的な画面を用い，無機質であり，「事務的」，「冷たい」といった印象を利用者（ユーザー）に与えることが多い。しかし，本アセスメントシステムのユーザーとなる看護師は他者との「コミュニケーションを尊び」，「温もり」に喜びを見出す人びとである。この相反する2つの存在を結びつける要素をシステムが内包しない限り，ユーザーに受け入れられることは難しいと予想された。

　こうした背景を元に，「直感的に操作が可能であること」，「アセスメント手法のメリットを失わないこと」，「温もりを持たせること」をシステム設計思想の根本として掲げ，後述する機能や画面操作を実現するに至ったのである。

①チャート図を指でなぞるように操作する

　紙に印刷されたアセスメントチャート図を用いて問題領域→看護計画を導き出す作業のうち，1つの設問に回答し，次の設問へ進んでいく際の看護師の意識プロセスを想像してみたい。

　ユーザーは以下のような順序によってプロセスを進めるであろう。

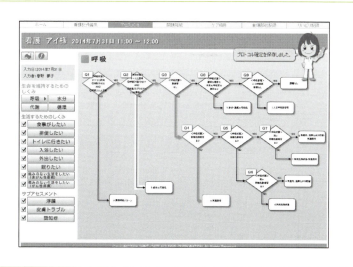

図1.

① 対象設問の判断BOXに視線を向かわせる。
② 設問の文章を読む。
③ 設問に対してYES/NOを考える。
④ 自身が選択したYES/NO矢印の先に視線を移す。

用紙上では，紙の上に指を置きながら，上述の思考の流れとともに，矢印をなぞって問題領域へたどり着くことが考えられる。また，アセスメントチャート図に慣れた者ならば直感的に判断を下し直接いくつかの設問に答えた後の設問BOXへたどり着くことも考えられる。このようなユーザーの意識の流れをシステム利用時においても再現するために，アセスメントチャート図全体を常に表示させるものとした。

また設問の上にマウスポインタを置いた場合に設問文章を吹き出しとして拡大表示する機能や，矢印をクリックすることで自身の判断経路を示す機能，問題領域BOXをクリックすることで問題領域の確定が直接に行える等の機能を有している。これら機能は，すべてアセスメントチャート図内の絵柄をクリックするマウス動作のみで操作を完了することが可能である。

②前回訪問者の思考が引き継げる

訪問看護では前回に訪問を行った看護師と今回訪問を行う看護師が異なる場合や，理学療法士・言語聴覚士など他職種スタッフが訪問をするなどのケースが想定できる。この際，本システムを使用する利点として，前回訪問者の思考過程が見えるということが挙げられる。

図1は，黄色のラインが前回訪問者の選択した思考過程，オレンジのラインが今回訪問者の選択した思考過程，というように実際の画面上では色分けされている。

また判断BOX上でクリックを行うことで，コメントを付加するといった機能も設けている。これは訪問者がYES/NOの判断に至った理由（その人独自の，判断材料を集めるためのポイントといった情報）を共有するための機能で，これにより訪問者が前回と違う場合にも同様の判断が可能となった。また，「どのように考え，そして判断をするのか？」といった無意識に頭の中で判断をしていたことを言語化

することとなるため，根拠を明確にする習慣が身に付くという効果もある。

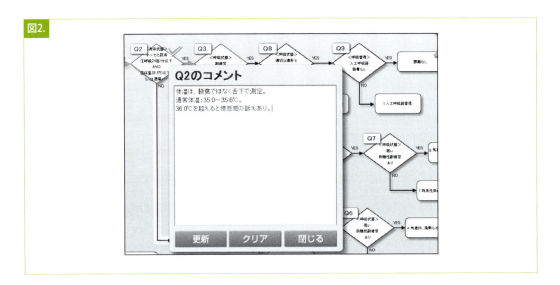

図2.

③プロトコル＝看護計画の絞り込みが行える

　アセスメントチャート図により問題領域が確定すると，次のステップは問題解決のための看護計画の立案である。

　それぞれの問題領域には，それを解決するための標準的な看護目標および看護計画（O-P，T-P，E-P）が用意されている。このことにより，白紙の用紙を眺めて一から看護計画を策定するということではなく，根拠を元にたどり着いた看護計画案をスタートとして質の高い看護計画を短時間で作成することを可能とした（もちろんこの先の訪問看護計画書作成画面において，優先順位の変更や文言の変更・追加など，自由に行える機能もある。）

　また，標準的なプランを簡単に閲覧できるということで，現時点では問題にはならなかったが今後状態が変化した際の観察ポイント等を事前に確認しておくといった活用法もある。

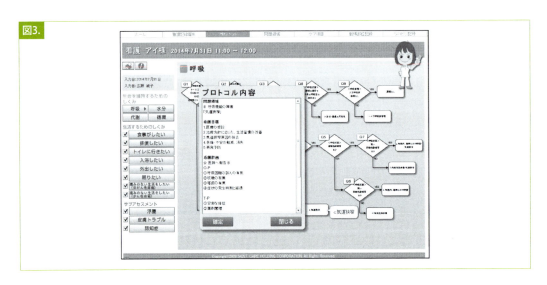

図3.

④キャラクターを用いてシステムに生命感を与える

　本システムでは，キャラクターを用いてメッセージを表示することで，無機質になりがちなメッセージに温もりを加えている。また，キャラクターは時間の経過とともに瞬きを行い，そこに生命が存在するかのような演出も行っている。

　さらにユーザーは，キャラクターに話しかけるように入力をしていくことで，自然と「（他者に）伝える」といった記録本来の意味を踏まえた文章を作成できるようになるのである。

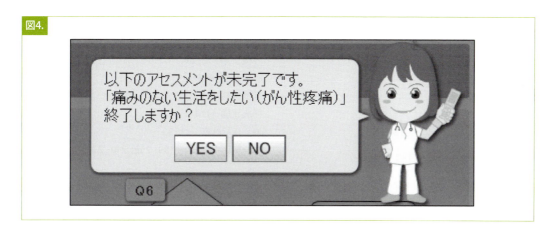

図4.

2）アセスメント手法と共に進化するシステム

　本システムはＡＳＰと呼ばれるインターネット回線を利用したサービス形態を採用している。このサービスの特徴として，機能の拡張がサービス開始以降でも比較的に導入しやすいという点が挙げられる。このため，多くのサービス利用者の声を反映させたり，今後とも継続されるアセスメント手法の発展や進化に伴ったシステムの拡張をすることで，訪問看護業務を行うことが可能となっている。

　また，本システムではデータが個々のパソコンではなくインターネット回線につながるサーバーにあることから，訪問先で入力されたデータをステーションにいる管理者が確認しアドバイスをするということも可能にした。

　加えて，機微な情報を扱う訪問看護であるからこそ個人情報の取扱いには慎重であるべきだが，依然として紙ファイルで緊急時用個別情報を持ち出しているという声も多く耳にする。この問題もモバイル端末を活用することで解決するのである。

　「他職種連携」や「情報の共有化」が声高に叫ばれている今だからこそ，目先のネットワーク機能だけではなく，命と生活を預かるプロとしてのアセスメント力を磨き，真の情報共有と質の高い訪問看護の実現を期待したい。

索引

あ
アセスメント　54, 55, 65, 122, 148, 158
アセスメント全体図　76
異常呼吸音　49
異常呼吸パターン　85, 90
痛みの因子　197
移動困難　149, 154, 161, 166
異物刺激　220
異物挿入　220
医療費　20
イレウス　138, 143
飲水量　96, 97
飲水量不足　97, 99, 101
インフォームド・コンセント　188
栄養状態　107, 108
栄養不良　107, 110
嚥下機能　124
嚥下障害　126
嚥下反射　123, 131
汚染　222, 226

か
介護保険制度　13
外出　78, 168, 170
介入　49
掻き傷　223
画一化　58
拡散　84
家族　27
感覚器障害　173, 175
換気　84
環境　179, 182
看護計画　72, 79, 190
看護目標　79
看護理論　51
観察　46, 49
がん性疼痛　79, 194, 196
感染　85, 90, 116, 118, 221, 225
緩和目標　201
器質性便秘　138, 143
気道狭窄　88, 90
機能性便秘　139, 143
共通言語化　60
局所性浮腫　209, 215

経営　15
血圧　149, 154, 159, 170
下痢　109, 111, 145
健康障害　107, 111
拘束性肺疾患　88, 91
行動障害　233, 235
行動障害のケース　236
高齢化　19
高齢者　137
呼吸　74, 82, 84
呼吸音　48, 86
呼吸困難　115, 119
呼吸状態　114
寿・育児退職　32, 39
コンプライアンス　189, 202, 210, 232

さ
座位困難　149, 154, 161, 166
在宅療養　26
社会的入院　14, 20
社会保障　8
習慣性便秘　139, 144
腫瘍　87, 93
循環　74, 84, 112, 114
循環機能障害　114, 115, 118
循環不全　223, 227
上肢機能障害　128, 133
処遇退職　32, 38
食事　78, 120, 122
食事環境　128, 133
食事量　106
食欲低下　128, 133
所得格差　12
自立した判断　24
人工呼吸器管理　87, 93
診断　48
心理的ストレス　178, 181
水分　74, 94, 96
水分喪失　97, 99, 100
水分貯留　88, 91
睡眠　78, 176
スキルアップ退職　31, 37
生活　75
生活機能の階層モデル　52

生活者　50
生活リズム　179, 182
正常　64
精神疾患　180, 182
生命　74
生命維持　85
洗身行為困難　163, 167
全身性浮腫　209, 214
搔痒　222, 226

た
代謝　74, 102, 104
代謝水　96
脱水　98, 100
断続性副雑音　86, 88, 89, 116
知的水準　125, 152, 163, 172
調整能力　27
腸蠕動音　63
トイレ　78, 146, 148
疼痛緩和　186, 199

な
入浴　78, 156, 158
尿量　96, 97
人間関係退職　31, 36
認知症　121, 228, 230, 234
眠り　176, 178
年金制度　10

は
肺炎　87, 93
排泄動作困難　152, 155
排便　78, 134, 136
長谷川式テスト　231
判断　47
反復唾液嚥下テスト　124
非がん性疼痛　78, 184, 186
皮膚トラブル　216, 218
標準化　58, 70
不安　173, 175
フィジカルアセスメント　46, 56
副雑音　87
浮腫　97, 114, 206, 208
フローチャート　79

プロトコル　72
平均在院日数　20
便秘　136
訪問看護アセスメント　70
訪問看護事業経営　29
訪問看護ステーション数　18
訪問看護の重要性　24
訪問看護の性質　22
歩行困難　172, 174

ま
末梢冷感　223
見た目　105
無尿・乏尿　96, 101
燃え尽き退職　30, 33
問題領域　71, 79

や
優先順位　61
優先度　54

ら
連続性副雑音　86, 88

監修・編集・執筆者一覧

■監修

山内豊明 やまうち・とよあき 【第2章】

名古屋大学大学院医学系研究科基礎・臨床看護学講座教授

1985年新潟大学医学部卒業，1991年同大学院博士課程修了，内科医・神経内科医として臨床経験後，カリフォルニア大学医学部勤務。1996年ペース大学看護学部卒業，1997年同大学院看護学修士課程修了，同年米国ナースプラクティショナー免許取得，1998年ケース・ウェスタン・リザーヴ大学看護学部大学院博士課程修了。2002年より現職。主な著書に『フィジカルアセスメントガイドブックー目と手と耳でここまでわかる』（医学書院，2005年）など多数。

■編集

岡本茂雄 おかもと・しげお 【第1章3，第3章】

一般財団法人オレンジクロス理事長，セントケア・ホールディング株式会社執行役員・医療企画本部長

1983年東京大学医学部保健学科卒業。クラレ，三菱総合研究所，明治生命FS研究所，明治安田生命保険相互会社にて医療・介護分野の研究開発および起業を担当。介護ショップ，ケアプラン策定システム，疾病予防のそれぞれを主事業とする事業会社を設立。2006年よりセントケアに転職し，2014年にオレンジクロス理事長を兼任。主な著書に『介護ビジネス"勝ち組"の秘訣』（厚生科学研究所）など。

■執筆（執筆順）

西村周三 にしむら・しゅうぞう 【第1章1】

一般社団法人医療経済研究・社会保険福祉協会医療経済研究機構所長

1969年京都大学経済学部卒業，1971年同大学大学院経済学研究科修士課程修了，1972年同博士課程中退。京都大学経済研究所助手，横浜国立大学経済学部助教授等を経て京都大学大学院経済学研究科教授，2006年より同大学副学長を兼任，2010年より国立社会保障・人口問題研究所所長。2014年より現職。前医療経済学会会長。主な著書に『現代医療の経済学的分析』（メヂカルフレンド社，1977年）など多数。

山本則子 やまもと・のりこ 【第1章2】

東京大学大学院医学系研究科健康科学看護学専攻成人看護学分野教授

1986年東京大学医学部保健学科卒業，1991年同大学院医学系研究科保健学専攻修士課程修了。1994年カリフォルニア大学サンフランシスコ校看護学部博士課程修了，2003年同大学ロサンゼルス校看護学部Post Master Nurse Practitioner Program修了。2012年より現職。主な著書に『高齢者訪問看護の質指標ーベストプラクティスを目指して』（共著，日本看護協会出版会，2008年）など。

松浦志野 まつうら・しの 　【第1章2】
上智大学総合人間科学部看護学科助教
1999年聖路加看護大学（現聖路加国際大学）看護学部看護学科卒業，2008年千葉大学大学院看護学研究科博士前期課程修了。2009年より東京医科歯科大学大学院保健衛生学研究科博士後期課程に在籍。2011年より現職。著書に『家族看護学を基盤とした在宅看護論Ⅱ実践編』（共著，日本看護協会出版会，2007年）など。

セントケア訪問看護アセスメント開発チーム 　【第3章】

坂本由美	さかもと・ゆみ	ららら訪問看護ステーション管理責任者・看護師
岩城馨子	いわき・けいこ	セントケア東京（株）アルタクラッセ支配人・看護師
広瀬純子	ひろせ・じゅんこ	セントワークス・営業部課長・看護師
谷口奈央	たにぐち・なお	セントケア・ホールディング（株）医療戦略室室長・看護師
藤原祐子	ふじわら・ゆうこ	セントケア千葉（株）課長・看護師
吉井朋代	よしい・ともよ	セントケア・ホールディング（株）事業支援室課長・緩和ケア認定看護師

■**コラム執筆**（執筆順）

臼田志緒	うすだ・しお	セントケア訪問看護ステーション三鷹管理責任者・看護師
長島　愛	ながしま・あい	エフリオ訪問看護ステーション管理責任者・看護師
濵岡幹子	はまおか・みきこ	セントケア訪問看護ステーション六甲管理責任者・看護師
森　　恵	もり・めぐみ	訪問看護ステーションかりん

■**付録執筆**

広瀬純子	ひろせ・じゅんこ	セントワークス・営業部課長・看護師

（所属・肩書きは執筆当時）

| 生命・生活の両面から捉える
訪問看護アセスメント・プロトコル　改訂版

2009年9月20日　初　版　発　行
2015年8月1日　改 訂 版 発 行
2021年8月20日　改訂版第4刷発行

監　　修　山内豊明
編　　集　岡本茂雄

発 行 者　荘村明彦
発 行 所　中央法規出版株式会社
　　　　　〒110-0016　東京都台東区台東3-29-1　中央法規ビル
　　　　　営　　業　TEL. 03-3834-5817　FAX. 03-3837-8037
　　　　　取次・書店担当　TEL. 03-3834-5815　FAX. 03-3837-8035
　　　　　https://www.chuohoki.co.jp/

装　　丁　mg-okada
印 刷 所　新日本印刷株式会社

本書のコピー，スキャン，デジタル化等の無断複製は，著作権法上での例外を除き禁じられています。また，本書を代行業者等の第三者に依頼してコピー，スキャン，デジタル化することは，たとえ個人や家庭内での利用であっても著作権法違反です。
本書の内容に関するご質問については，下記URLから「お問い合わせフォーム」にご入力いただきますようお願いいたします。
https://www.chuohoki.co.jp/contact/

落丁本・乱丁本はお取り替えいたします。
定価はカバーに表示してあります。
ISBN978-4-8058-5199-9